河南中医药大学重点学科建设资助项目

古代名医学术争鸣丛书

总主编 王 琳 李成文

太平惠民和剂局方

原著 宋·太平惠民和剂局

局方发挥

原著 元·朱震亨

主 编 王 琳 李成文 马艳春

副主编 杨艳芳 申旭辉

编 委 黄 哲 黄爱娟 霍 静

U0392112

人民卫生出版社

图书在版编目（CIP）数据

太平惠民和剂局方；局方发挥 / 王琳，李成文，马艳春主编.
—北京：人民卫生出版社，2017
（古代名医学术争鸣丛书）
ISBN 978-7-117-25624-7

Ⅰ. ①太… ②局… Ⅱ. ①王… ②李… ③马… Ⅲ. ①方书 -
中国 - 宋代 ②方书 - 中国 - 元代 Ⅳ. ①R289. 344 ②R289. 347

中国版本图书馆 CIP 数据核字（2018）第 001181 号

人卫智网	www.ipmph.com	医学教育、学术、考试、健康，购书智慧智能综合服务平台
人卫官网	www.pmph.com	人卫官方资讯发布平台

古代名医学术争鸣丛书
《太平惠民和剂局方》《局方发挥》

主　　编：王　琳　李成文　马艳春
出版发行：人民卫生出版社（中继线 010-59780011）
地　　址：北京市朝阳区潘家园南里 19 号
邮　　编：100021
E - mail：pmph @ pmph.com
购书热线：010-59787592　010-59787584　010-65264830
印　　刷：北京汇林印务有限公司
经　　销：新华书店
开　　本：710×1000　1/16　印张：19
字　　数：291 千字
版　　次：2017 年 12 月第 1 版　2017 年 12 月第 1 版第 1 次印刷
标准书号：ISBN 978-7-117-25624-7/R·25625
定　　价：48.00 元

打击盗版举报电话：**010-59787491**　E-mail：**WQ @ pmph.com**
（凡属印装质量问题请与本社市场营销中心联系退换）

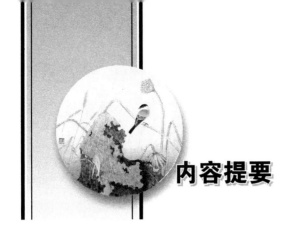

内容提要

　　《太平惠民和剂局方》初刊于 1151 年，收录 788 方，乃宋政府诏令天下名医进得效秘方，经验试确有良效者。系宋代陈师文等撰，全书 10 卷，分为诸风、伤寒、一切气、痰饮、诸虚、痼冷、积热、泻痢、眼目疾、咽喉口齿、杂病、疮肿伤折、妇人诸疾及小儿诸疾十四门，每方备述主症、组成、剂量、服法、禁忌，并详著药物炮制法及药列修制法。由于中成药可据证检方，即方用药，不必求医，不必修制，服用方便，病痛痊安，携带容易，深受青睐，以致形成了"官府守之以为法，医门传之以为业，病者恃之以立命，世人习之以为俗"的局面。

　　《局方发挥》初刊于 1347 年，系元代朱震亨针对《太平惠民和剂局方》进行争鸣之作，全书 1 卷。

　　朱震亨针对《局方》盛行，温燥之方偏多，只列各方主治证候，不载病源，不加辨证，滥用成方，积习成弊，贻误病人现状，著《局方发挥》，对《局方》配伍原则与辨证论治等提出 30 多个问题，设问答形式，剖析《局方》得失，并依《内经》宗旨，仲景之训，详论病源病机，着重阐发了滋阴降火的治疗法则，指出《局方》常以温补、辛香燥热之剂治病的偏向，主张戒用温补燥热之法，倡导养阴。批驳一方通治诸病，主张辨证用方，灵活加减，方能应对万变。

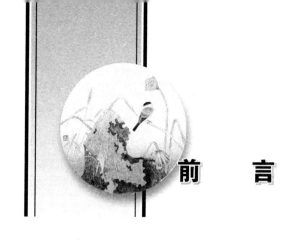

前　言

学术争鸣主要是批驳谬误、阐述新说、考辨质疑，或对特定的内容进行专门讨论或辩论，有助于纠正谬误，揭示真理，深化认识，活跃学术气氛，是推动学术发展与进步的强大动力。

中医学术争鸣自古就有，宋元以降，中医学术理论创新与争鸣发展兴盛，以"补偏救弊"的方式展开的学术争鸣成为主流。尤其是著名医家刘完素针对一些时医、庸医墨守《伤寒论》成规，不思辨证，偏执《太平惠民和剂局方》成方治疗温热病，以致因滥用温燥而造成伤阴劫液流弊，首先提出"六气皆从火化""热极生风"观点，自制双解、防风通圣之剂，开创辛凉或甘寒解表之风，为中医病机理论、治则治法、内科感冒风热证、温病辨治奠定了坚实的基础，开创了金元中医学术争鸣的新局面。张元素则提出"运气不齐，古今异轨，古方今病不想能也"，阐发脏腑辨证理论与归经学说，指导临床用药。张从正主张"病由邪生，攻邪已病"，强调祛邪为要。刘完素三传弟子元代著名医家朱震亨受其影响，根据《局方》"可以据证检方，即方用药，不必求医，不必修制，寻赎见成丸散，病痛便可安痊。仁民之意，可谓至矣！自宋迄今，官府守之以为法，医门传之以为业，病者恃之以立命，世人习之以成俗"的现状，著《局方发挥》以批判《局方》一方通治，用药燥焊、香窜的弊端为突破，提出30多个问题，进行论辩和质疑，纠其偏颇，并创立了"阳常有余，阴常不足"的理论。这些医家的学术创新与争鸣对后世产生了重要的影响，因此，清代纪昀在《四库全书总目提要·医家类》中评价说："儒之门户分于宋，医之门户分于金元。"

明清时期中医学术争鸣更加繁荣，针对明代医界河间学说、丹溪"火热论"、"相火论"占据统治地位,更有时医偏执一说,保守成方,不善吸取精华,反而滥用寒凉,多致滋腻伤脾苦寒败胃,出现了由滥用温燥之品向妄用苦寒之药转变的时弊,进行反思。明代医家孙一奎以"凡证不拘大小轻重,俱有寒、热、虚、实、表、里、气、血",且病变多有始同而终异之况,故治法不可执一而无权变的指导思想,对内伤发热、虚损、血证等滥用苦寒,畏投甘温的偏弊予以批驳,强调重视三焦元气的保护和治疗。"医术杰士"张介宾善辨八纲,探病求源,擅长温补,对于妄用苦寒时弊的批判最为激烈,认为滥用苦寒之法,甚至误以寒凉直折之方治疗虚火等证,常常导致"大伐生机",著《景岳全书》以纠正"宁受寒凉而死,不愿温补而生"(《景岳全书·辨丹溪》)的错误倾向;提出"阳非有余阴亦不足论",形成了别具特色的温补学说,对阴阳学说、命门学说的丰富和发展有着积极的作用和影响。赵献可法从薛己,力主温补,特别针对朱丹溪之"阳有余阴不足"创"阳非有余,真阴不足"的学说,创制了许多著名的补肾方剂。清代中期,温补则又已成了一种新的流弊,从而引发了一些医家奋起而抨之,学术争鸣尤为活跃。徐大椿在《慎疾刍言》中批判清代中期相习六味丸、八味汤温补成风,著《医贯砭》,针对赵献可《医贯》逐一辩驳。叶桂著《景岳全书发挥》,对"用热药误人"的流弊进行纠正,"辨宗信景岳偏执温补之误也,非辨崇信景岳也,辨天下后世受偏执温补之害有莫知其非者,以致贻误于无穷也"。陈念祖著《新方八阵砭》,认为张景岳"不论何方,加入熟地,即云补肾治真阴;加入人参,即云补气治元阳衰乏,流俗喜其便捷,其邪说至今不熄也"。章楠撰写《医门棒喝》更是对刘完素、李杲、朱震亨、张介宾、尤在泾、吴有性、叶桂、吴瑭等医家学说之偏颇,进行反驳,评论得失。何梦瑶著《医碥》则大声疾呼"后人动议刘朱偏用寒凉,矫以温补,立论过当,遂开酷烈之门。今日桂附之毒,等于刀锯,梦瑶目睹时弊,不得不救其正"。众多著名医家对前人之论及其某一专著进行学术争鸣,甚至是批判或批评,观点尖锐或甚至偏激,言辞犀利,一针见血,直指要害,争鸣激烈,见仁见智,酣畅淋漓,学术影响巨大;对促进中医学术发展、丰富完善中医理论起到了重要的作用。

　　本丛书汇集《太平惠民和剂局方》与朱震亨《局方发挥》,赵献可《医贯》与徐大椿《医贯砭》,叶桂《景岳全书发挥》与陈念祖《景岳新方贬》六部著作,勒为三编,重新校点注释,寻踪中医学术争鸣研究历程,以期拓展学术视野,古为今用。

宋代太平惠民和剂局组织编写的《太平惠民和剂局方》十卷。本次校注以元建安宗文书堂郑天泽刻本为底本,以南宋绍兴年间(1131—1162)吴珽吴直阁刻本(简称绍兴本)为主校本,以故宫珍本日本享保十五年(1730)橘亲显刻本(简称享保本)为参校本,以清代文渊阁《四库全书》本(简称四库本)为旁校本。

元代朱震亨所著《局方发挥》一卷。本次校注以明万历二十九年(1601)《古今医统正脉全书》本为底本,以清乾隆四十六年(1781)《四库全书》本(简称四库本)为主校本,以民国三年(1914)《东垣十书》本(简称十书本)为参校本。此外,尚以《黄帝内经素问》《金匮要略》《太平惠民和剂局方》(简称《局方》)通行本等进行他校。

明代赵献可所著《医贯》六卷。本次校注以明崇祯元年(1628)金陵天章阁视履堂刻本为底本,以清乾隆四年己未(1739)保生堂刻本(简称保生堂本)为主校本校勘整理而成。

清代徐灵胎所著《医贯砭》二卷。本次校注以清乾隆二十二年丁丑(1757)《徐氏医书六种》半松斋刻本为底本,以清光绪十九年癸巳(1893)《徐氏医书八种》上海图书集成印书局本(简称光绪本)为主校本、以民国元年(1912)《徐灵胎医书三十二种》上海锦文堂刻本(简称锦文堂本)为参校本。此外,尚以《医贯》盖天楼本进行他校。另外,原书中赵献可《医贯》原文排宋体字,徐灵胎语文排仿宋体字,吕氏评注用楷体字编排。

清代叶桂所著《景岳全书发挥》四卷。本次校注以清光绪五年己卯(1879年)吴氏醉六堂刻本为底本,以1936年上海千顷堂书局石印本(简称千顷堂本)为校本。此外,尚以《景岳全书》《黄帝内经素问》通行本等进行他校。

清代陈念祖所著《景岳新方砭》四卷。本次校注以清咸丰八年戊午(1858)光霁堂刻本为底本,以清咸丰十年庚申(1860)经纶堂刻本(简称经纶堂本)、清光绪十八年壬辰(1892)上海图书集成印书局本(简称集成本)为主校本,以民国五年(1916)上海广益书局本(简称广益本)、民国(1911—1949)上海锦章书局本(简称锦章本)为参校本校勘整理而成。此外,尚以《景岳全书》通行本等进行他校。

　　承蒙河南中医药大学、北京中医药大学、黑龙江中医药大学及人民卫生出版社有限公司的大力支持，使本丛书得以付梓，在此一并表示感谢。

王　琳　李成文

丙申年孟冬

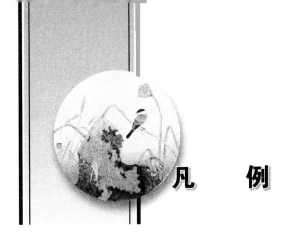

凡　例

1. 采用现代标点方法，对原书进行句读。

2. 原书中繁体字、异体字、俗写字，径改为规范简体字，不出校记。

3. 原书通假字、古今字一般予以保留，分别以"…通…"和"…同…"出注说明。

4. 对难字、生僻字词加以注音及注释。若原文为冷僻字而未经规范简化者，则保留原文不予校改。

5. 同一含义（用法）的字、词需多次出注者，只在首见处出注。

6. 原书中有些药物现属国家禁止使用的，为保持古籍原貌，不作删改，仅供参考。

7. 原书中药物名均以现代规范名称律齐。

8. 原书中属于封建迷信的内容，为保持古籍原貌，不作删改，使用时当甄别取舍。

9. 因书改横排，原"右""左"现为方位词上、下之义者，径改为"上""下"。原书"藏""府"字义为"脏""腑"时，以"脏""腑"律齐。

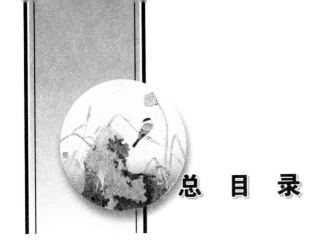

总 目 录

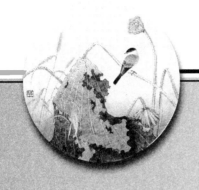

太平惠民和剂局方

原著　宋·太平惠民和剂局

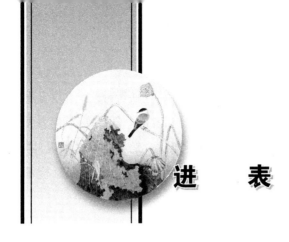

进　表

　　昔神农尝百草之味，以救万民之疾；周官设疾医之政，以掌万民之病。著在简编，为万世法。我宋勃兴，神圣相授，咸以至仁厚德，涵养生类，且谓札瘥①荐臻②，四时代有，救恤之术，莫先方书。故自开宝以来，早敕③近臣雠校④本草，厥后纂次《神医普救》。刊行《太平圣惠》，重定《针艾俞穴》，校正《千金》《外台》，又作《庆历善救》《简要济众》等方，以惠天下。或范金揭石，或镂板联编，是虽神农之用心，成周之政治，无以过也。天锡神考⑤，睿圣⑥承统，其好生之德，不特见于方论而已。又设（太医局熟药所）于京师，其恤民瘼⑦，可谓勤矣。主上天纵深仁，孝述前烈，爰自崇宁增置七局，揭以（和剂）、（惠民）之名，俾夫修制给卖，各有攸司。又设（收卖药材所），以革伪滥之弊。比诏会府，咸置药局。所以推广祖考之德泽，可谓曲尽。然自创局以来，所有之方，或取于鬻⑧药之家，或取于陈献⑨之士，未经参订，不无舛讹，虽尝镂板颁行，未免传疑承误。故有药味脱漏，铢两过差，制作多不依经，祖袭间有伪妄，至于贴榜，谬戾尤多，殆不可以一二举也。顷因条具，上达朝廷，继而被命，遴选通医，俾之刊正。于是请书监之秘文，采名贤之别录，公私众本，搜猎靡遗，事阙所从，无不研核。

---

①　札瘥（zhácuó 闸痤）：瘟疫，疫病。札：瘟疫。瘥：病；疫病。
②　荐臻：频仍，屡次。荐，屡次。
③　敕（chì 赤）：皇帝的诏令。
④　雠（chóu 仇）校：校对文字。《说文》曰："雠，犹应也。"
⑤　神考：宋神宗赵顼的代称。
⑥　睿圣：指宋哲宗赵煦。
⑦　民瘼（mò 末）：人民大众的疾苦。瘼：病，疾苦。
⑧　鬻（yù）：卖。
⑨　陈献：上贡。

或端本以正末，或溯流以寻源，订其讹谬，折其淆乱。遗佚者补之，重复者削之，未阅岁^①而书成，缮写^②甫毕，谨献于朝。将见合和者得十全之效，饮饵者无纤芥之疑，颁此成书，惠及区宇，遂使熙丰惠民之美意，崇观述事之洪规，本末巨细，无不毕陈。纳斯民于寿康，召和气于穹壤^③，亿万斯年，传之无极，岂不韪^④钦！

将仕郎措置药局检阅方书　陈　承
奉议郎守太医令兼措置药局检阅方书　裴宗元
朝奉郎守尚书库部郎中提辖措置药局　陈师文谨上

---

① 阅岁：经过一年。阅：经历。
② 缮写：誊写；抄写。缮：修补。
③ 穹壤：指天地。
④ 韪（wěi委）：是，对。

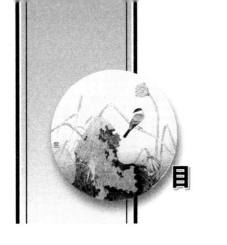

目　录

---

① 圆：即"丸"，避宋钦宗赵桓讳改。下同。

② 煎：四库本无此字。下同。

目　录

_____

① 排：四库本作"挑"。

16

目　录

① 钓：四库本作"钩藤"。义胜。下同。

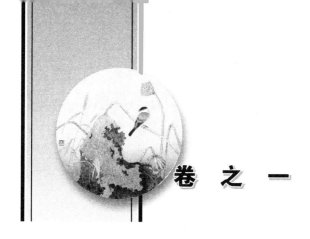

卷 之 一

治诸风_{附脚气}

至宝丹

疗卒中急风不语,中恶气绝,中诸物毒暗风,中热疫毒,阴阳二毒,山岚瘴气毒,蛊毒水毒,产后血晕,口鼻血出,恶血攻心,烦躁气喘,吐逆,难产闷难(一本作"乱"),死胎不下。

已①上,并用童子小便一合,生姜自然汁三五滴,入于小便内温过,化下三圆至五圆,神效。又疗心肺积热,伏热呕吐,邪气攻心,大肠风秘,神魂恍惚,头目昏眩,睡眠不安,唇口干燥,伤寒狂语,并皆疗之。

生乌犀屑_研 朱砂_{研,飞} 雄黄_{研,飞} 生玳瑁屑_研 琥珀_{研,各一两} 麝香_研龙脑_{研,各一分} 金箔_{半入药,半为衣} 银箔_{研,各五十片} 牛黄_{研,半两} 安息香_{一两半,为末,以无灰酒搅澄飞过,滤去沙土,约得净数一两,慢火熬成膏}

上将生犀、玳瑁为细末,入余药研匀,将安息香膏重汤煮凝成后,入诸药中和搜成剂,盛不津器②中,并旋圆如桐子大,用人参汤化下三圆至五圆。又疗小儿诸痫急惊心热,卒中客忤③,不得眠睡,烦躁风涎搐搦。每二岁儿服二圆,人参汤化下。

灵宝丹(有三名,一名归命丹,又名返魂丹,入芒硝者名破棺丹)

治中风手足不仁,言语謇涩。或痛连骨髓,或痹袭皮肤,瘙痒如虫行,顽

---

① 已:同"以"。下同。

② 不津器:指不漏、不溢、不渗水的容器。

③ 客忤:病证名。指小儿骤见生人、突见闻异声异物而引起惊吓啼哭,甚或面色变异,状如惊痫的病证。

痹如铁石，或多痰好睡；或健忘多嗔，血脉不行，肉色干瘦；或久在床枕，起便须人，语涩面浮，惟觉不健；或偶萦疾苦，卒暴而终，并皆治之。

硫黄打如皂荚子大，绢袋盛，以无灰酒煮三伏时，取出研如粉，一两　自然铜打碎，研细如粉，一两　雄黄打如皂荚子大，绢袋盛，以米醋煮三伏时，取出研如粉，一两　光明砂打如皂荚子大，绢袋盛，以荞麦灰汁煮三伏时，取出研如粉，一两半

上四味，用一有盖瓷瓶子，先以金箔三片铺于瓶子底上，便入硫黄，又以金箔两片盖之。次入雄黄，又金箔两片盖之。次入朱砂，又金箔两片盖之。次入自然铜，又金箔三片盖之。以瓶子盖合却，不用固济，于灰池内坐瓶子令稳，以火养三日三夜。第一日，用熟炭火半斤，围瓶子三寸。第二日，用熟火十两，去瓶子二寸半。第三日，用火一斤，去瓶子二寸，以火尽为度。候冷，取药出瓶子，以纸三重裹药，于净湿土中培至来旦取出，更研令细。

磁石烧，以醋淬二十遍，捣罗，研如粉　紫石英研如粉　阳起石研如粉　长理石研如粉

已上四味，各三分，用一有盖瓷瓶子，先入磁石，次入阳起石，次入长理石，次入紫石英。其所入金箔，一依前法，重重入之，以盖子合其口，不固济。用火养三日三夜，第一日，用熟炭火一斤，去瓶子三寸。第二日，用火半称，去瓶子二寸半。第三日，用火半称，去瓶子二寸。一日至夜，任火自消。候冷，取出药，用纸裹，入湿土中培至来旦取出，更研令极细。

虎胫骨酒涂，炙令黄　腽肭脐酒刷，微炙　龙齿　龙脑　麝香　牛黄

已上六味，各一两，捣罗为末，更细研如粉。

钟乳十两，绢袋盛。先以长流水煮半日，弃其水，别用五斗，煎取一斗，煮诸草药。留钟乳水三合，磨生犀角三分，天麻去苗　远志去心　仙灵脾　巴戟　乌蛇酒浸，微炙，去皮、骨用肉苦参各一两一分

已上七味，捣为粗散，以前钟乳水一斗，煎至七升，用生绢滤去滓澄清。

肉桂去粗皮　鹿茸去毛，酥炙微黄　木香　肉豆蔻各一两半　延胡索　胡桐律各三分

已上六味，捣粗罗为末，以前钟乳汁七升，煎至四升，以生绢滤去滓澄清。

半夏汤[①]洗七遍去滑　当归去苗，各一两

已上二味，捣粗罗为末，以前钟乳汁四升，煎至三升，以生绢滤去滓澄清。

生地黄汁　童子小便　无灰酒各一升　皂荚仁打、罗如粉，一两半

[①] 汤：热水。

上件地黄汁等,合前药汁,都计六升,内银锅中,于静室内,以文武慢火养至一升。下金石药末在内,以柳木篦搅,勿令住手,看稀稠得所,去火。然后入牛黄等六物,搅令极匀,即下皂荚仁末,及磨了犀角水,以绵滤过,入在药内。然后乳钵内以锤令力士研三五千下,研讫分为三分,内一分入芒硝一两,更研匀(名破棺丹)圆如绿豆大。凡治风病及扑伤肢节,不问轻重年月浅深,先以茶清调下红雪通中散一二钱(方见卷之六)。须臾,以热茶投令宣泻一两行,便依法煎生姜黑豆汤,下三粒。当以他人热手更摩所患处,须觉热彻,当觉肉内有物如火至病所。一二百日及一年内风疾下床不得者,十服后便可行步。如患至重者,每利一度后,隔日服五粒,又住三五日即更利,不过三十粒,平复如故。若打扑损多年,每遇天阴疼痛动不得者,可五七服。如患风疾及扑伤肢节,十年五岁运动不能者,但依法服之,十粒便效,重者不过三十粒。有人患卒中恶暴亡者,但心头未冷,取药五粒,以醋调,摩脐中一千余遍,当从脐四面渐暖,待眼开后,以热醋研下十圆,入口即活。如有中一切风,牙关紧急及尸厥暴亡者,以热醋研三两圆,灌在口中,下得咽喉即活。如要常服,空心,温酒下二圆,服十粒许,寿限之内,永无风疾。此药神验,功非人智能测。

润体圆

治诸风手足不遂,神志昏愦,语言謇涩,口眼喎僻,筋脉挛急,骨节烦疼,头旋眩运[1],恍惚不宁,健忘怔忪,痰涎壅滞,及皮肤顽厚,麻痹不仁。

防风去芦及叉,一两半 白龙脑别研 乳香别研如麻 羚羊角末别研如粉 附子炮,去皮、脐 白僵蚕微炒 槟榔 肉豆蔻仁 沉香 蒺藜子微炒 丁香 蔓荆子去白皮 牛黄别研如粉 藿香叶 麻黄去节、根 生犀角末别研 雄黄研飞 麝香研如粉 木香 辰砂研飞,各一两 茯苓去皮 白附子炮 羌活去芦 原蚕蛾微炒 人参去芦 肉桂去粗皮 芎䓖各一两半 真珠末别研如粉 独活去芦,各三分 干蝎微炒 半夏水煮三十沸,薄切焙干,生姜汁炒 川乌头炮,去皮、脐、捣碎,炒黄,各二两 白花蛇酒浸炙,去皮、骨取肉 天麻去苗,各三两 琥珀别研如粉 腻粉研 白豆蔻仁各半两 金箔六十片,为衣

上为细末,入研药令匀,炼蜜搜和,圆如鸡头[2]大。每服一圆,细嚼,温酒下,荆芥茶下亦得。加至二圆。如破伤中风,脊强手搐,口噤发痫,即以热豆

---

① 运:通"晕"。《灵枢·经脉》:"五阴气俱绝,则目系转,转则目运。"
② 鸡头:芡实的别称。

淋酒化破三圆，斡口开灌下，少时再服，汗出乃愈。若小儿惊风诸痫，每服半圆，薄荷汤化下，不拘时。

乌犀圆

治丈夫、妇人卒中诸风，牙关紧急，膈上多痰，或语言謇涩，口眼㖞斜。用薄荷汁与酒各少许，化三圆服之，良久再服，立有大效。又治瘫缓，暗风痫病，手足潮搐，心神不安，遍身烦麻，肠风痔瘘，肾脏风毒，上攻下注。妇人血风，头旋吐逆，皮肤肿痒，遍身疼痛。

白术米泔浸一宿，切，焙干，微炒　白芷　干姜炮　枳壳去瓤，麸炒　天竺黄细研　虎骨酒醋涂，炙令黄　厚朴去粗皮，姜汁涂，炙令熟　何首乌米泔浸一宿，煮过，切，焙　败龟酒醋涂，炙令黄　桑螵蛸微炒　缩砂仁　蔓荆子去白皮　丁香　晚蚕蛾微炒，各三分　萆薢微炙　细辛去苗　藁本去土　槐胶　阿胶杵碎，炒　陈皮去白，微炒　天南星浸洗，生姜自然汁煮软，切，焙干，炒黄　羌活去芦　麝香别研　天麻酒洗，切，焙　半夏汤洗七次，姜汁浸三日，炒　茯苓去皮　独活去苗　人参去芦　羚羊角镑　藿香叶去土　槟榔　川乌烧令通赤，留烟少许，入坑内，以盏覆，新土围，食顷出　肉桂去粗皮　沉香　麻黄去根、节　白僵蚕去丝、嘴，微炒　白附子炮　干蝎微炙　防风去芦　白花蛇酒浸一宿，炙熟用肉　乌蛇酒浸一宿，炙，去皮、骨，令熟，用肉　木香各一两　石斛去根　水银　蝉壳去土，微炒　川芎　肉豆蔻去壳，微炮　硫黄末，用瓷盏盛，慢火养成汁，入前水银，急炒如青泥，细研　附子水浸后，炮，去皮、脐　龙脑别研　朱砂研飞　雄黄研飞　牛黄别研，各半两　狐肝三具，腊月采取，同乌鸦一只，入新瓦罐内，以瓦盆子盖头，用泥固济，用炭火一称，烧令通赤，待烟尽取出，候冷，研令极细用　乌鸦一只，腊月采取，去嘴、翅、足　腻粉别研，一分　当归去芦，酒浸，焙，炒　乌犀镑，各二两

上五十八味，并须如法修事，捣研令细，炼白蜜合和。入酥，再捣五千下，圆如梧子大。常服一圆，不计时，薄荷汤或茶嚼下。

牛黄清心圆

治诸风缓纵不随，语言謇涩，心忪健忘，恍惚去来，头目眩冒，胸中烦郁，痰涎壅塞，精神昏愦。又治心气不足，神志不定，惊恐怕怖，悲忧惨戚，虚烦少睡，喜怒无时，或发狂颠，神情昏乱。

白芍药　麦门冬去心　黄芩　当归去苗　防风去苗　白术各一两半　柴胡　桔梗　芎䓖　白茯苓去皮　杏仁去皮、尖，双仁，麸炒黄，别研，各一两二钱半　神曲研

蒲黄炒　　人参去芦,各二两半　　羚羊角末　　麝香研　　龙脑研,各一两　　肉桂去粗皮　　大豆黄卷碎炒　　阿胶碎炒,各一两七钱半　　白蔹　　干姜炮,各七钱半　　牛黄研,一两二钱　　犀角末二两　　雄黄研飞,八钱　　干山药七两　　甘草锉,炒,五两　　金箔一千二百箔,内四百箔为衣　　大枣一百枚,蒸熟,去皮、核,研成膏

上除枣、杏仁、金箔、二角末及牛黄、麝香、雄黄、龙脑四味外,为细末。入余药和匀,用炼蜜与枣膏为圆,每两作一十圆,用金箔为衣。每服一圆,温水化下,食后服之。小儿惊痫,即酌度多少,以竹叶汤温温化下。

摩挲圆

治中风瘫缓,半身不遂,口眼㖞斜,言语謇涩,精神昏塞,步履艰难,或肌肉偏枯,手足亸曳①,或筋脉拘挛,不得屈伸及气痹,并诸风身体疼痛。

黑参拣润者洗,焙干　　地榆去苗　　川乌炮,去皮、脐　　木香　　丁香各八两　　天台乌药　　薰陆香用滴乳香别研　　雄黄研飞　　乌犀镑,别研细　　龙脑别研　　辰砂研飞　　自然铜烧赤,醋淬　　麝香别研,各四两　　天麻去苗,一斤　　真珠末细研,二两,缺以龙齿代

上一十五味,为末研匀,炼蜜和圆如楮实大。每服一圆,温酒化下,不拘时候。服讫,避风处,衣被盖覆令汗出。患重者服一月全安,轻者半月瘥,初患五七服可安。

透冰丹

治一切风毒上攻,头面肿痒,痰涎壅塞,心胸不利,口舌干涩,风毒下注,腰脚沉重,肿痛生疮,大便多秘,小便赤涩。及治中风瘫缓,一切风疾。

蔓荆子去白皮　　白茯苓去皮　　川大黄去粗皮　　山栀子去皮　　益智子去皮　　威灵仙去芦头,洗,焙干　　白芷各半两　　香墨烧酒淬讫,细研　　麝香研,各一钱　　茯神去木,半两　　川乌二两,用河水浸半月,切作片,焙干,用盐炒　　天麻去苗　　仙灵脾叶洗,焙,各半两

上细末,入药研匀,炼蜜搜和,如麦饭相似,以真酥涂杵臼,捣万杵,如干,旋入蜜令得所,和搜成剂,每服旋圆如梧子大。用薄荷自然汁同温酒化下两圆。如卒中风,涎潮昏塞,煎皂荚白矾汤放温,化四圆灌之,瘫缓风,每日服三五圆,渐觉有效,常服一圆。疏痰利膈,用温酒下,食后服。小儿惊风,入腻粉少许,薄荷汁化下半圆,立效。治瘰疬用葱汤下一圆。忌动风、毒物。

---

① 亸曳(duǒ yè 朵页):肢体疲困,迟缓无力,或瘫痪。亸则偏而不举,曳则弛而不随。

龙脑天麻煎

治一切风及瘫缓风，半身不随，口眼㖞斜，语涩涎盛，精神昏愦。或筋脉拘挛，遍身麻痹，百节疼痛，手足颤掉。及肾脏风毒上攻，头面虚肿，耳鸣重听，鼻塞口干，痰涎不利，下注腰腿，脚膝缓弱，肿痛生疮。又治妇人血风攻注，身体疼痛，面浮肌瘦，口苦舌干。头旋目眩，昏困多睡。或皮肤瘙痒，瘾疹生疮。暗风夹脑风，偏正头痛，并皆治之。

甜瓜子汤洗令净　浮萍草拣，洗净　川乌炮、去皮、脐　地榆去苗，刮削令净　黑参洗净，焙，各五十两　天麻去苗，一百两

已上六味，为细末，用雪水、白沙蜜各一十五斤零一十两同化开，用绢袋子滤过，银、石器内慢火熬成稠膏。

生龙脑研，八两　麝香研，四两

上为细末，除龙、麝外，用天麻乌头膏和搜令匀，放冷，入龙、麝再搜令匀。入臼内捣千百杵，搓为挺子。每服一皂荚子大，与薄荷同嚼，茶酒任下，不计时候。治瘫缓风，并服见效。如破伤风，黑豆淋酒下。要发汗，用煨葱、热酒并服三服，常服亦得。

牛黄小乌犀圆

治诸风筋脉拘急，手足麻痹，语言謇涩，口面㖞斜，心忪恍惚，痰涎壅滞，头目昏眩，肢节烦疼。及中风瘫缓，暗风痫病。肾风上攻，面肿耳鸣，下注腰脚，沉重疼痛。妇人血风，头旋吐逆，皮肤肿痒，遍身疼痛。

天麻去苗，二十两　川乌炮，去皮、脐　地榆去苗，洗，焙　玄参洗，焙，各十两

已上四味，为细末，以水少许化蜜，同于石锅内，慢火熬搅成稠膏，放冷，次入后药。

浮萍草净洗，焙　龙脑　薄荷叶去土　甜瓜子各十两　生犀　朱砂研，飞，各五两　龙脑研　牛黄研　麝香研，各一两

上为细末，与前膏子一处搜和，圆如鸡头大。每服一圆，细嚼，荆芥茶下，温酒亦得，不计时候。

娄金圆

治诸风神志不定，恍惚去来，舌强语涩，心忪烦闷，口眼㖞僻，手足瘫曳，及风虚眩冒，头目昏痛，或旋运僵仆，涎潮搐搦，卒中急风，不省人事。小儿惊

风诸痫，并皆治之。

甘菊去土，四两　黄芪去芦头　藁本洗　白僵蚕去丝、嘴，煏①　甘草煏　羌活去苗　麻黄去根、节　茯苓去皮　芍药　犀角镑，各二两　白芷洗　南星末，以牛胆汁和作饼，阴干　细辛去苗，洗，焙　人参去芦　防风去芦　川芎各一两半　龙脑研　牛黄研　麝香研　白附子炮　天竺黄各一两　白花蛇酒浸，去皮、骨，炙　天麻去苗，各三两　生地黄汁五升，入蜜一两，酒二升，酥一两半，慢火熬成膏，放冷　金箔一百片，为衣

上为细末，以地黄汁膏子搜和，每两作五十圆，以金箔为衣。每服一圆，细嚼，温酒下。若中风涎潮不语，昏塞甚者，加至三圆，用薄荷自然汁同温酒共半盏，化药灌之，常服一圆，浓煎人参汤嚼下，薄荷汤亦得。小儿每服皂荚子大，薄荷汤化下。

龙虎丹

治丈夫、妇人新得、久患急、缓风，半身不遂，手脚筋衰；及风毒攻注，遍身疮疥，头风多饶白屑，毒风面上生疮，刺风状如针刺，痫风急倒作声，顽风不认痛痒，疬风颈生斑驳，暗风头旋眼黑，皴②风面生赤点，肝风鼻闷眼睏，偏风口眼㖞斜，节风肢节断续，脾风心多呕逆，酒风行步不前，肺风鼻塞项疼，胆风令人不睡，气风肉似虫行，肾风耳内蝉鸣，阴间湿痒。

黑牵牛煏　藿香叶生　天麻去苗　牛膝去苗，酒浸，切，焙，微炒　硫黄结沙　天竺黄生研　细辛去苗，洗　半夏汤洗七次，生姜汁制　附子炮，去皮、脐　何首乌去粗皮　羌活去苗，洗，焙　独活去苗　柴胡去苗　川芎洗　桔梗生，各二两　寒水石烧通赤，研，飞，一斤　茴香淘，去土，焙　甘松洗去土，焙　肉桂去粗皮　五灵脂生　白芷生　菊花去土　川乌炮，去皮、脐　白僵蚕去丝、嘴，炒　缩砂仁生，各五两　牙硝研　木香生　水银与硫黄用慢火结成沙子　雄黄研，飞　麝香研，各一两　地龙去土，煏　白干姜炮　朱砂研，飞　白蒺藜炮　防风去苗，各三两　乌蛇酒浸，炙，去皮、骨，八两　龙脑研，半两

上为细末，炼蜜为剂。每服一圆，如鸡头大，用薄荷酒嚼下。日进一服，重即两服。产后惊风，乱道见物，朱砂酒磨下。产后身多虚肿，血风，频增昏沉，身如针刺，发随梳落，面黄心逆，并煎当归酒嚼下，日进两服。若治伤寒，炒葱、豉，酒嚼下一二服，盖覆出汗立愈。小儿惊风，薄荷酒化下少许。大人

---

① 煏(làn 烂)：古代炮制方法。焚烧，烘烤。

② 皴(cǔ)风：皮肤受风寒或凉燥之邪所致的疾患。皴，皮肤粗糙皲裂。

急风,口噤失音等,薄荷酒化灌之。常服茶、酒任下,不拘时候服。

麝香天麻圆

治风痹手足不随,或少力颤掉,血脉凝涩,肌肉顽痹,遍身疼痛,转侧不利,筋脉拘挛,不得屈伸。

紫背干浮萍草_{去土},四两　麻黄_{去根、节,二两}　防风_{去芦、叉}　天麻_{去芦,郓州者}佳,各一两

已上四味,依法事持了,碾为细末。

没药_{别研极细}　朱砂_{研,飞,各二两}　安息香_{别研细}　乳香_研　麝香_{研,各一两}血竭_{别研极细,三两}　槐胶_{别研细,一两半}

上件药,除研药外,将碾出药同研拌匀,炼滤白沙蜜与安息香同熬过,搜成剂,入臼捣杵熟,为圆如弹子大。每服一圆,以温酒或荆芥汤化下,空心服,患处微汗为效。如不欲化服,即圆如梧桐子大,每服三十圆,依前汤使下。

龙脑芎犀圆

消风化痰,除心肺邪热,去头面诸风。治偏正头痛,心忪烦郁,面热目瞤,鼻塞脑昏,痰热咳嗽,咽膈不利。

石膏_{细研}　川芎_{各四两}　生龙脑_{别研}　生犀角　山栀子_{去皮,各}　两　朱砂_{研,}飞,四两,内一两为衣,　人参_{去芦}　茯苓_{去皮,用白者}　细辛_{去苗}　甘草_{炙,各二两}　阿胶_{碎炒,一两半}　麦门冬_{去心,三两}

上除别研、后入外,并捣、罗为细末,炼蜜为圆。每服一圆至二圆,细嚼,茶、酒任下,食后服。

银液丹

治诸风痰涎蕴结,心膈满闷,头痛目运,面热心忪,痰唾稠粘,精神昏愦,及风痫潮搐,涎潮昏塞,并宜服之。

黑铅_{炼十遍,称三两,与水银结沙子,分为小块,同甘草十两,水煮半日,候冷,取出研用}铁粉　水银_{结沙子,各三两}　朱砂_{研飞,半两}　天南星_{炮,为末,三分}　腻粉_{研,一两}

上同研匀,以面糊为圆,梧桐子大。每服二圆,用薄荷蜜汤下,生姜汤亦得,微利为度,食后服。如治风痫,不计时候服。

和太师牛黄圆

治卒暴中风,眩运倒仆,精神昏塞,不省人事,牙关紧急,目睛直视,胸

膈、喉中痰涎壅塞，及诸痫潮发，手足瘛疭，口眼相引，项背强直，并皆治之。

石燕　蛇黄　磁石已上三味，并火烧醋淬九遍，细研　雄黄研，飞　辰砂研，飞　石绿研，飞，各一两　牛黄　粉霜研　轻粉细研　麝香细研，各半两　银箔研，一百片　金箔一百片，为衣

上件都研匀细，用酒煮面糊和圆，如鸡头大。每服一圆，煎薄荷酒磨下。老人可服半圆。小儿十岁以下，分为四服，蜜水磨下。四岁以下，分为五服。未满一岁，可分为七服。如牙关紧急，以物斡开灌之。

碧霞丹

治卒中急风，眩运僵仆，痰涎壅塞，心神迷闷，牙关紧急，目睛上视，及五种痫病，涎潮搐搦。

石绿研，九度飞，十两　附子尖　乌头尖　蝎梢各七十个

上将三味为末，入石绿令匀，面糊为圆，如鸡头大。每服急用薄荷汁半盏化下一圆，更入酒半合温暖服之，须臾吐出痰涎，然后随证治之。如牙关紧急，斡开灌之立验。

雄朱圆①

治中风涎潮，咽膈作声，目眩不开，口眼㖞斜，手足不随。应是一切风疾并宜服之。

雄黄研　朱砂研　龙脑研　麝香研，各一钱　白僵蚕去丝、嘴，生　白附子生　天南星洗，生　乌蛇去皮、骨，生，各半两

上除研外，余皆为末，炼蜜为圆，如梧桐子大。如中风涎潮，牙关不开，先用大蒜一瓣捣拦，涂在两牙关外腮上，次用豆淋酒化一圆，揩牙龈上即开，续用薄荷酒化下一两圆。如丈夫风气、妇人血风，牙关紧急者，只用豆淋酒化药，揩牙龈上即开。如头风目眩，暗风眼黑欲倒者，急嚼一两圆，用薄荷酒下。

八风丹

治诸风及痰热上攻，头痛面赤，目眩旋运，鼻塞咽干，颈项不利，痰唾稠浊，神情如醉，百节疼痛，耳啸蝉鸣，面上游风，口眼蠕动。

滑石细研　天麻酒浸，各一两　龙脑研　麝香研，各一分　白僵蚕微炒　白附

---

① 雄朱圆：四库本作“雄朱丹”。

子炮,各半两　半夏_{白矾制,二两}　寒水石_{火烧通赤,细研,水飞,半斤}

上件药,捣罗为细末,入研者药同研令匀,炼蜜和圆如樱桃大。每服一圆,细嚼,温荆芥汤下,茶清亦得,食后服。

牛黄生犀圆

治风盛痰壅,头痛目眩,咽膈烦闷,神思恍惚,心忪面赤,口干多渴,睡卧不安,小便赤涩,大便多秘。

黄丹_研　雄黄_{研,飞}　腻粉_研　羚羊角_镑,各五两　铅水银_{与铅同结沙子}　朱砂_{研,飞}　龙齿_{研,飞,各十两}　天麻_{去苗}　牙硝_研　半夏_{白矾制,各二十两}　生犀_镑　龙脑_{研,各二两半}　牛黄_{研,二钱半}

上为末,炼蜜为圆,每两作二十圆。每服一圆,温薄荷汤化下。中风涎潮,牙关紧急,昏迷不省,用腻粉一钱,药三圆,生姜自然汁七点,薄荷水同化下,得吐或利,逐出痰涎即愈。小儿风热痰壅,睡卧不安,上窜龈齿,每服半圆。如急惊风,涎潮搐搦,眼目戴上,牙关紧急,用腻粉半钱,生姜自然汁三五点,薄荷水同化下一圆。更看岁数大小加减。

辰砂天麻圆

治诸风痰盛,头痛目眩,旋运欲倒,呕哕恶心,恍惚健忘,神思昏愦,肢体疼倦,颈项拘急,头面肿痒,手足麻痹。常服除风化痰,清神思,利头目。

川芎_{二两半}　麝香_研　白芷_{各一两一分}　辰砂_{研飞,一半入药,一半为衣}　白附子_{炮,各五两}　天麻_{去苗,十两}　天南星_{韭汁浸,切,焙干,二十两}

上末,面糊圆如梧桐子大。每服二十圆,温荆芥汤下,不拘时。

青州白圆子

治男子、妇人半身不遂,手足顽麻,口眼㖞斜,痰涎壅塞,及一切风,他药所不能疗者。小儿惊风、大人头风、洗头风、妇人血风,并宜服之。

半夏_{白好者,水浸洗过,七两,生用}　川乌头_{去皮、脐,生用,半两}　南星_{生,三两}　白附子_{生二两}

上捣罗为细末,以生绢袋盛,用井花水摆,未出者更以手揉令出。如有滓,更研,再入绢袋摆尽为度,放瓷盆中,日中晒,夜露至晓,弃水,别用井花水搅,又晒,至来日早,再换新水搅。如此春五日、夏三日、秋七日、冬十日,去水晒干,候如玉片,碎研,以糯米粉煎粥清为圆,如绿豆大。初服五圆,加至十五圆，生姜汤下，不拘时候。如瘫缓风，以温酒下二十圆，日三服，至三日后，浴当有汗，便能舒展。服经三五日，呵欠是应。常服十粒已来、永无风痰隔壅之患。小儿惊风，薄荷汤下两三圆。

辰砂圆

治诸风痰盛，头痛恶心，精神昏愦，目眩心忪，呕吐痰涎，胸膈烦闷。

硼砂研　牛黄研，各一钱　白附子炮　白僵蚕去丝、嘴，爁　天南星炮裂，研　蝎梢爁，各一分　辰砂研，半两　半夏汤洗七遍，一两

上为细末，同研令匀，水煮，面糊为圆，如梧桐子大。每服二十圆，用生姜荆芥汤下，不计时候。

牛黄金虎丹

治急中风，身背强直，口噤失音，筋脉拘急，鼻干面黑，遍身壮热，汗出如油，目瞪唇青，心神迷闷，形体如醉，痰涎壅塞，胸膈、喉中如拽锯声。

天雄炮，去皮、脐，十二两半　白矾枯过　天竺黄研　天南星汤洗，焙，为末，用牛胆和作饼，焙热。如无牛胆，用法酒蒸七昼夜　腻粉研，各二十五两　牛黄研，二两半　生龙脑研，五两　金箔八百片，为衣　雄黄研飞，一百五十两

上为末，炼蜜搜和，每一两半作十圆，以金箔为衣。每服一圆，以新汲水化灌之，扶坐使药行化。良久，续以薄荷自然汁，更研化一圆灌之，立愈。肥盛体虚，多涎有风之人，宜常以此药随身备急。忽觉眼前暗黑，心膈闷乱，有涎欲倒，化药不及，急嚼一圆，新汲水下。小儿急惊风，一岁儿服绿豆大一圆，薄荷自然汁化灌之，更量岁数临时加减。有孕妇人不得服。

防风圆

治一切风，及痰热上攻，头痛恶心，项背拘急，目眩旋运，心怔烦闷，手足无力，骨节疼痹，言语謇涩，口眼瞤动，神思恍惚，痰涎壅滞，昏愦健忘，虚烦少睡。

防风洗　川芎　天麻去苗，酒浸一宿　甘草炙，各二两　朱砂研，为衣，半两

上为末，炼蜜为圆，每两作十圆，以朱砂为衣。每服一圆，荆芥汤化服。茶、酒嚼下亦得，不拘时候。

川芎圆

消风壅，化痰涎，利咽膈，清头目。治头痛旋运，心忪烦热，颈项紧急，肩

背拘倦,肢体烦疼,皮肤瘙痒,脑昏目疼,鼻塞声重,面上游风,状如虫行。

川芎　龙脑　薄荷叶焙干,各七十五两　细辛洗,五两　防风去苗,二十五两
桔梗一百两　甘草燧,三十五两

上为细末,炼蜜搜和,每一两半,分作五十圆。每服一圆,细嚼,腊茶清
下,食后、临卧。

薄荷煎圆

消风热,化痰涎,利咽膈,清头目。治遍身麻痹,百节酸痛,头昏目眩,鼻
塞脑痛,语言声重,项背拘急,皮肤瘙痒,或生瘾疹。及治肺热喉腥,脾热口甜,
胆热口苦。又治鼻衄、唾血,大小便出血,及脱着伤风。并沐浴后,并可服之。

龙脑　薄荷取叶,十斤　防风去苗　川芎各三十两　缩砂仁五两　桔梗五十两
甘草炙,四十两

上为末,炼蜜为圆,每两作三十圆,每服一圆。细嚼,茶、酒任下。

天南星圆

治风化痰,清神爽气,利胸膈,消酒毒,止痰逆恶心,中酒呕吐。

天南星一斤,每个重一两上下者,用温汤浸洗,刮去里外浮皮并虚软处令净。用法酒浸一
宿,用桑柴蒸,不住添热汤,令釜满,甑内气猛,更不住洒酒,常令药润,七伏时满取出,用铜刀切开
一个大者,嚼少许,不麻舌为熟,未即再炊,候熟,用铜刀切细,焙干　辰砂研飞,一半为衣,二两
丁香　麝香研,各一两　龙脑研,一两半

上为细末,入研药匀,炼蜜并酒搜和为圆,每两作五十圆,以朱砂末为衣。
每服一圆,烂嚼,浓煎生姜汤下,不计时候。酒后含化,除烦渴,止呕逆。

犀角圆

除三焦邪热,疏一切风气。治风盛痰实,头目昏重,肢节拘急,痰涎壅滞,
肠胃燥涩,大小便难。

黄连去须　犀角镑,各十两　人参去芦,二十两　大黄八十两　黑牵牛一百二十两,
炒,别捣取粉六十两

上与牵牛粉合和为细末,炼蜜为圆,如梧桐子大。每服十五圆至二十圆,
临卧温水下。更量虚实加减。

皂角圆

治风气攻注,头面肿痒,遍身拘急,痰涎壅滞,胸膈烦闷,头痛目眩,鼻塞

口干,皮肤瘙痒,腰脚重痛,大便风秘,小便赤涩,及咳嗽喘满,痰唾稠浊,语涩涎多,手足麻痹,暗风痫病,偏正头痛,夹脑风,妇人血风攻注遍身疼痛,心忪烦躁,瘾疹瘙痒,并宜服之。

皂角捶碎,以水一十八两六钱揉汁,用蜜一斤,同熬成膏　干薄荷叶　槐角煨,各五两　青橘皮去瓤　知母　贝母去心,炒黄　半夏汤洗七次　威灵仙洗　白矾枯过　甘菊去枝,各一两　牵牛子煨,二两

上为末,以皂角膏搜和为圆,如梧桐子大。每服二十圆,食后,生姜汤下。痰实咳嗽,用蛤粉韭汁下,手足麻痹,用生姜薄荷汤下,语涩涎盛,用荆芥汤下,偏正头疼、夹脑风,用薄荷汤下。

小续命汤

治卒暴中风,不省人事,渐觉半身不遂,口眼㖞斜,手足战掉,语言謇涩,肢体麻痹,神情气乱,头目眩重,痰涎并多,筋脉拘挛,不能屈伸,骨节烦疼,不得转侧,及治诸风,服之皆验。若治脚气缓弱,久服得差[①]。久病风人,每遇天色阴晦,节候变更,宜预服之,以防暗哑。

防己　肉桂去粗皮　黄芩　杏仁去皮、尖,炒黄　芍药白者　甘草煨　芎䓖　麻黄去根、节　人参去芦,各一两　防风去芦,一两半　附子炮,去皮、脐,半两

上除附子、杏仁外,捣为粗末,后入二味令匀。每服三钱,水一盏半,生姜五片,煎取一盏,去滓,稍热服。食前,加枣一枚尤好。

防风汤

治风虚发热,项背拘急,肢节不遂,恍惚狂言,来去无时,不自觉悟。亦治脚气缓弱甚效。此药温和,不虚人。

秦艽去苗土　独活去芦　麻黄去节　半夏汤洗七次,切片　防风去芦,各二两　升麻防己　白术　石膏煅　芍药白　黄芩　甘草　当归去芦　远志去心　人参去芦,各一两

上粗末,入半夏片令匀。每服四钱,水二中盏,生姜七八片,煎至一盏,去滓,取清汁六分,入麝香末少许,食后、临卧带热服。

排风汤

男子、妇人风虚冷湿,邪气入脏,狂言妄语,精神错乱。肝风发则面青心闷,吐逆呕沫,胁满头眩重,耳不闻人声,偏枯筋急,曲拳而卧。心风发则面赤

① 差:同"瘥"。痊愈,病愈。

33

翕然而热，悲伤嗔怒，目张呼唤。脾风发则面黄，身体不仁，不能行步，饮食失味，梦寐倒错，与亡人相随。肺风发则面白，咳逆唾脓血，上气奄然而极。肾风发则面黑，手足不随，腰痛难俯仰，痹冷骨疼。若有此候，令人心惊，志意不定，恍惚多忘。服此汤安心定志，聪耳明目，通脏腑诸风疾。

白鲜皮　当归去芦，酒浸一宿　肉桂去粗皮　芍药白者　杏仁去皮、尖，麸炒　甘草炒　防风去芦　芎䓖　白术各二两　独活去芦　麻黄去根、节　茯苓去皮，白者，各三两

上为粗末。每服三钱，水一盏半，入生姜四片，同煎至八分，去滓，温服，不计时候。

大通圣白花蛇散

大治诸风，无问新久，手足蝉曳，腰脚缓弱，行步不正，精神昏冒，口面㖞斜，语言謇涩，痰涎壅盛，或筋脉挛急，肌肉顽痹，皮肤瘙痒，骨节烦疼，或痛无常处，游走不定。及风气上攻，面浮耳鸣，头痛目眩；下注腰脚，腰疼腿重，肿痒生疮，并宜服之。

海桐皮去粗皮　杜仲锉，炒　天麻去苗　干蝎炒　郁李仁　赤箭　当归去芦头，酒浸　厚朴生姜汁制　蔓荆子去白皮　木香　防风去苗　藁本去土　白附子炮　肉桂去粗皮　羌活去芦头　萆薢酒浸一宿　虎骨醋炙　白芷　山药　菊花去枝、梗　牛膝去苗　甘草炙　威灵仙去土　白花蛇酒浸，炙，去皮、骨，用肉，各一两

上等分，为末。每服一钱至二钱，温酒调下，荆芥汤亦得，空心服之。常服祛逐风气，通行荣卫，久病风人，尤宜常服，轻可中风，不过二十服，平复如故。

消风散

治诸风上攻，头目昏痛，项背拘急，肢体烦疼，肌肉蠕动，目眩旋运，耳啸蝉鸣，眼涩好睡，鼻塞多嚏，皮肤顽麻，瘙痒瘾疹。又治妇人血风，头皮肿痒，眉棱骨痛，旋运欲倒，痰逆恶心。

荆芥穗　甘草炒　芎䓖　羌活　白僵蚕炒　防风去芦　茯苓去皮用白底　蝉壳去土，微炒　藿香叶去梗　人参去芦，各二两　厚朴去粗皮，姜汁涂，炙熟　陈皮去瓤，洗，焙，各半两

上为细末。每服二钱，茶清调下。如久病偏风，每日三服，便觉轻减。如脱着沐浴，暴感风寒，头痛身重，寒热倦疼，用荆芥茶清调下，温酒调下亦得，

可并服之。小儿虚风，目涩昏困，及急、慢惊风，用乳香荆芥汤调下半钱，并不计时候。

羌活散

治风气不调，头目昏眩，痰涎壅滞，遍身拘急，及风邪寒壅，头痛项强，鼻塞声重，肢节烦疼，天阴风雨，预觉不安。

前胡_{去芦} 羌活_{去芦} 麻黄_{去根、节} 白茯苓_{去皮} 川芎 黄芩 甘草_爁 蔓荆子_{去白皮} 枳壳_{去瓤，麸炒} 细辛_{去苗} 石膏_{别研} 菊花_{去梗} 防风_{去芦，各一两}

上为末，入石膏研匀。每服二钱，水一大盏，入生姜三四片，薄荷三两叶，同煎至七分，稍热服，不拘时候。

八风散

治风气上攻，头目昏眩，肢体拘急烦疼，或皮肤风疮痒痛，及治寒壅不调，鼻塞声重。

藿香_{去土，半斤} 白芷 前胡_{去芦，各一斤} 黄芪_{去芦} 甘草_爁 人参_{去芦，各二斤} 羌活_{去芦} 防风_{去芦，各三斤}

上为细末。每服二钱，水一中盏，入薄荷少许，同煎至七分，去滓，食后温服。腊茶清调一大钱亦得。小儿虚风、乳香腊茶清调下半钱，更量儿大小加减服。

清神散

消风壅，化痰涎。治头昏目眩，心忪面热，脑痛耳鸣，鼻塞声重，口眼瞤动，精神昏愦，肢体疼倦，颈项紧急，心膈烦闷，咽嗌不利。

檀香_锉 人参_{去芦} 羌活_{去苗} 防风_{去苗，各一十两} 薄荷_{去土} 荆芥穗 甘草_{爁，各二十两} 石膏_{研，四十两} 细辛_{去苗洗，焙，五两}

上为末。每服二钱，沸汤点服，或入茶末点服亦得，食后服。

虎骨散

治风毒邪气，乘虚攻注皮肤骨髓之间，与血气相搏，往来交击，痛无常处，游走不定，昼静夜甚，少得眠睡，筋脉拘急，不能屈伸。一名乳香趁痛散。

苍耳子_{微炒} 骨碎补 自然铜_{酒淬，细研} 麒麟竭_{细研} 白附子_炮 赤芍药_{各三两} 当归_{去苗} 肉桂_{去粗皮} 白芷 没药 防风_{去苗，各三分} 牛膝_{去苗，酒浸一宿} 五加皮 天麻_{去芦} 槟榔 羌活_{去芦，各一两} 虎胫骨_{酥炙} 败龟_{酥炙，各二两}

上件捣罗为末，入研药匀。每服一钱，温酒调下，不拘时候。

骨碎补圆

治肝肾风虚，上攻下注，筋脉拘挛，骨节疼痛，头面浮肿，手臂少力，腰背强痛，脚膝缓弱，屈伸不利，行履艰难，并宜服。

荆芥穗　白附子炮　牛膝酒浸，焙干　肉苁蓉酒浸一宿，切作片，焙，各一两　骨碎补去毛，炒　威灵仙去苗　缩砂仁各半两　地龙去土，微炒　没药各二钱半　自然铜酒淬九遍　草乌头炮，去皮、脐　半夏汤洗七次，各半两

上同为细末，酒煮面糊，圆如梧桐子大。每服五圆至七圆，温酒下，妇人醋汤或当归酒下，妊娠不宜服之。不计时候。

〔绍兴续添方〕①

乌荆圆

治诸风缓纵，手足不遂，口眼㖞斜，言语謇涩，眉目眴动，头昏脑闷，筋脉拘挛，不得屈伸，遍身麻痹，百节疼痛，皮肤瘙痒，抓成疮疡。又治妇人血风，浑身痛痒，头疼眼晕。又肠风脏毒，下血不止，服之尤效。久服令人颜色和悦，力强轻健，须发不白。

川乌炮，去皮、脐，一两　荆芥穗二两

上为细末，醋、面糊，圆如梧桐子大。每服二十粒，酒或热水下。有疾食空时，日三四服，无疾早晨一服。（有少府郭监丞，少病风挛搐，头额宽䐺不收，手承额，然后能食，服此六七服即瘥。遂长服之，已五十余年。年七十余，强健，须发无白者。此药疗肠风下血尤妙，屡有人得效。予所目见，下血人服而瘥者，一岁之内，已数人矣）

加减三五七散

治八风、五痹，瘫痪㿃曳，口眼㖞斜，眉角牵引，项背拘强，牙关紧急，心中愦闷，神色如醉，遍身发热，骨节烦痛，肌肉麻木，腰膝不仁，皮肤眴动或如虫行。又治阳虚头痛，风寒入脑，目旋运转，有似舟船之上，耳内蝉鸣或如风雨之声。应风寒湿痹，脚气缓弱等疾，并能治之。（即系大三五七散）

山茱萸　干姜炮　茯苓去皮，各三斤　附子炮，去皮、脐，三十五个　细辛一斤八两

---

① 绍兴续添方：原无，据目录补。

防风_{去芦,四斤}

上为细末。每服二钱,温酒调下,食前。

太阳丹_{方见伤寒类}

如圣饼子_{方见一切气类}

没药降圣丹_{方见疮肿伤折类}

乳香没药圆[①]

治男子妇人一切风气,通经络,活血脉。治筋骨疼痛,手足麻痹,半身不遂,暗风头旋,偏正头风,小中急风,手足疼痛,牙关紧急,四肢软弱。肾脏风毒,上攻头面,下注腰脚,生疮,遍体疼酸,并宜服之。

抚芎_{一百八两} 踯躅花_炒 木鳖仁 白胶香_{拣净} 藿香_{拣,炒} 白僵蚕_{洗,焙} 五灵脂_拣 白芷_拣 当归_{各七十二两} 地龙_{一百四十四两} 何首乌_{二百四十四两} 威灵仙_{洗,二百二十二两} 草乌头_{炒,六百四十八两}

上为末,醋糊圆如梧桐子大。每服五圆,不可多服,食后,用薄荷茶吞下,温酒亦得。有孕妇人不可服。

白龙圆

治男子、妇人一切风,遍身疮癣,手足顽麻,偏正头疼,鼻塞脑闷,大解伤寒,治头风。

藁本_{去土} 细辛 白芷 川芎 甘草

上为细末,各等分,用药四两,入石膏末一斤,系煅了者,水搜为圆,每两八粒。薄荷茶嚼下,每服一粒,食后服。风蚛牙,一粒分作三服,干揩后用盐汤漱之,更用葱茶嚼下。

七圣散

治风湿流注经络间,肢节缓纵不随;或脚膝疼痛,不能步履。

续断 独活 防风 杜仲 草薢 牛膝_{酒浸一宿} 甘草_{等分}

上件各修事净,焙干半两,为细末。每服二钱,温酒调下。

活血应痛圆

治风湿客于肾经,血脉凝滞,腰腿重疼、不能转侧,皮肤不仁,遍身麻木。上攻,头面虚肿,耳内常鸣;下注,脚膝重痛少力,行履艰难。亦治项背拘挛,

---

① 乳香没药圆:此方中"乳香、没药"二药缺如。待考。

不得舒畅。常服活血脉,壮筋骨,使气脉宣流。

狗脊去毛,四斤　苍术米泔浸一宿,去皮,六斤　香附子去毛,炒,七斤半　陈皮洗,去蒂,五斤半　没药别研,一十二两　威灵仙洗,二斤　草乌头一斤半,半炮

上为细末,用酒煮面糊为圆,如梧桐子大。每服十五粒至二十粒,温酒或熟水任下,不拘时候。久服忌桃、李、雀、鸽、诸血物。

四生散

治男子、妇人肝肾风毒,上攻,眼赤痒痛,不时羞明多泪;下注,脚膝生疮,及遍身风癣,服药不验,居常多觉两耳中痒,正宜服此,无不取效。

黄芪　川羌活　蒺藜沙苑　白附子各等分,生用

上为细末。每服二钱,薄荷酒调下。如肾脏风毒下注生疮,以腰子批开,以药末二钱合定,裹煨香熟,空心,细嚼,以盐酒送下。

通关散

治中风、伤寒,发热恶风,头痛目眩,鼻塞声重,肩背拘急,身体酸痛,肌肉瞤动,牙关紧急,久新头风,攻痰眼暗,并宜服之。

抚芎二两　川芎一两　川乌二两　龙脑　薄荷一两半　白芷　甘草各二两　细辛半两

上为细末。每服一大钱,葱白、茶清调下,薄荷汤亦得,不拘时。

四斤圆

治肾经不足,下攻腰脚,腿膝肿痒,不能屈伸,脚弱少力,不能踏地,脚心隐痛、行步喘乏,筋脉拘挛,腰膝不利,应风寒湿痹,脚气缓弱,并宜服之。

宣州木瓜去瓤　牛膝去芦,锉　天麻去芦,细锉　苁蓉洗净,切,各焙干,称一斤

已上四味,如前修事了,用无灰酒五升浸,春秋各五日,夏三日,冬十日足,取出焙干,再入:

附子炮,去皮、脐　虎骨涂酥炙,各二两

上同为细末,用浸前药酒打面糊为圆,如梧桐子大。每服三五十圆,空心,煎木瓜酒下,或盐汤吞下亦得。此药常服,补虚除湿,大壮筋骨。

铁弹圆

治卒暴中风,神志昏愦,牙关紧急,目睛直视,手足瘫疾,口面㖞斜,涎潮语塞,筋挛骨痛,瘫痪偏枯,或麻木不仁,或瘙痒无常,应是风疾及打扑伤损,

肢节疼痛皆治之。通经络,活血脉。

乳香别研　没药别研,各一两　川乌头炮,去皮、尖、脐,为末,一两半　麝香细研,一钱
五灵脂酒浸,淘去沙石,晒干,为末,四两

上先将乳香、没药于阴凉处细研,次入麝香,次入药末再研,滴水和药,如
弹子大。每服一圆,薄荷酒磨化下,食后、临卧服。

〔宝庆新增方〕

大圣一粒金丹

治男子、妇人急患中风,左瘫右痪,手足瘫痪,口眼㖞斜,涎潮语涩,遍身
疼痛,偏正头风。凡属风疾悉皆疗之。

大黑附子炮,去皮尖　大川乌头炮,去皮尖　新罗白附子炮,各二两　白蒺藜炒、
去尖刺　白僵蚕洗,去丝,微炒　五灵脂研,各一两　没药别研　白矾枯,别研　麝香净
肉研　细香墨磨汁　朱砂研,各半两　金箔二百箔,为衣

上前六味同为细末,后四味研停合和,用井花水一盏,研墨尽为度,将墨
汁搜和,杵臼内捣五百下,圆如弹子大,金箔为衣,窨干。每服一粒,食后、临
卧,生姜自然汁磨化,入热酒服,再以热酒随意多少饮之,就无风暖处卧,衣盖
被覆,汗出即瘥。病少者每粒分二服。忌发风物,孕妇不可服。

乳香应痛圆

治一切风气,左瘫右痪,口眼㖞斜,半身不遂,语言謇涩、精神恍惚,
痰涎壅塞,筋脉拘挛,或遍身顽痹,走注疼痛,脚膝缓弱,行步艰难。又
治打扑伤损,瘀血不散,痛不可忍,或行路劳伤,脚膝浮肿疼痛,或肾脏
风毒,上攻,面肿耳鸣;下注,脚膝沉重。及治偏正头痛,攻注眼目,并皆
疗之。

龙骨酒浸一宿,焙干,研粉水飞三度,日干,四两半　蜈蚣六条,去尾针,以薄荷叶裹,煨熟
赤小豆生用　虎骨酥炙焦,各六两　白僵蚕炒,去丝、嘴　草乌头炮,去皮、尖,各十二两
白胶香拣净,炼过　天麻去芦,洗　川牛膝酒浸,去芦　川当归去芦,酒浸,各三两　全蝎去
尾针,微炙,七十个　乳香研,六钱　木鳖仁七十二只,别研

上为细末,用醋糊圆,如梧桐子大。每服五圆至七圆,冷酒吞下,或冷茶
清下亦得,不计时候,忌诸热物一时辰久。此药但临睡服尤妙,忌湿、面、炙

煿、鲊脯^①、发热、动风等物。

省风汤

治卒急中风，口噤全不能言，口眼㖞斜，筋脉挛急，抽掣疼痛，风盛痰实，旋晕僵仆，头目眩重，胸膈烦满，左瘫右痪，手足麻痹，骨节烦疼，步履艰辛，恍惚不定，神志昏愦。应一切风证可预服之。

防风去芦　南星生用,各四两　半夏白好者,水浸洗,生用　黄芩去粗皮　甘草生用,各二两

上㕮咀^②。每服四大钱，用水二大盏，生姜十片，煎至一中盏，去滓，温服，不拘时候。

追风散

治年深日近，偏正头痛。又治肝脏久虚，血气衰弱，风毒之气上攻头痛，头眩目晕，心忪烦热，百节酸疼，脑昏目痛，鼻塞声重，项背拘急，皮肤瘙痒，面上游风，状若虫行，及一切头风。兼治妇人血风攻注，头目昏痛，并皆治之。常服清头目，利咽膈，消风壅，化痰涎。又方见后

川乌炮,去皮、脐、尖　防风去芦、又　川芎洗　白僵蚕去丝、嘴,微炒　荆芥去梗　石膏煅,烂研　甘草炙,各一两　白附子炮　羌活去芦,洗,锉　全蝎去尾针,微炒　白芷　天南星炮　天麻去芦　地龙去土,炙,半两　乳香研　草乌炮,去皮、尖　没药细研　雄黄细研,各一分

上为细末。每服半钱，入好茶少许同调，食后及临睡服。

乳香圆

治一切风疾，左瘫右痪，口眼㖞斜，半身不遂，语言謇涩，精神恍惚，痰涎壅塞，手足瘑曳，筋脉拘挛，或遍身顽痹，走注疼痛，脚膝缓弱，行步艰辛。又治打扑损伤，瘀血不散，痛不可忍；或行路劳伤，脚膝浮肿疼痛；或肾脏风毒，上攻面肿耳鸣；下注，脚膝沉重，并皆治之。

糯米炒　川乌头炮,去皮、尖　五灵脂去砂土,各二两　乳香研　白芷锉　藿香叶洗　天南星炮　没药研　荆芥去枝、梗　赤小豆生　骨碎补去毛　白附子炮,各一两　松脂研,半两　香墨煅　草乌头炮,去皮、脐,各五两

上为细末，酒煮面糊圆，如梧桐子大。每服十圆至一十五圆，冷酒吞下，

---

① 鲊脯(zhǎfǔ 眨府)：腌制的鱼干。鲊：一种用盐和红曲腌的鱼。

② 㕮咀(fǔjǔ 府举)：一种药物炮制法。最早是指用牙直接将药物咬碎成粗粒入剂。

茶清亦得，不拘时。忌热物一时辰。

黑神圆

治男子、女人左瘫右痪，脚手顽麻，腰膝疼痛，走注四肢百节皆痛，并宜服之。又方见后

熟干地黄净洗　赤小豆生　干姜炮　藁本洗，去芦　麻黄锉，去节，汤去沫　川芎各六两　羌活不见火　甘松洗去土　当归洗，去芦，各三两　川乌炮，去皮、脐　甘草锉，各十八两　藿香洗去土　香墨烧醋淬，各半斤　草乌炮，去皮、尖，一斤　白芷十二两

上为细末，以水煮面糊圆，如龙眼大。每服一二粒，细嚼，茶酒任下。如妇人血风，脚手疼痛，打扑损伤，亦宜服之。

拒风丹

治一切风，寻常些小伤风，头痛鼻塞，项强筋急，皆可服。

荜拨半两　防风去芦、又，一两半　川芎四两　细辛洗，去叶，三钱半　天麻去芦　甘草锉，各一两

上为细末，炼蜜圆如龙眼大。每服一粒，细嚼，荆芥汤或温酒送下亦得，食后服之，立效。

急风散

治男子、妇人偏正头痛，夹脑风，太阳穴痛，坐卧不安。

生川乌炮，去皮、脐　辰砂研飞，各二两　生南星洗，去皮，四两

上为细末，每用酒调涂痛处。兼治小儿伤风，鼻塞清涕，酒调涂囟门上，不可服之。

〔淳祐新添方〕

三生饮

治卒中，昏不知人，口眼㖞斜，半身不遂，咽喉作声，痰气上壅。无问外感风寒，内伤喜怒，或六脉沉伏，或指下浮盛，并宜服之。兼治痰厥、气厥，及气虚眩晕，大有神效。

南星生用，一两　木香一分　川乌生，去皮　附子生，去皮，各半两

上㕮咀。每服半两，水二大盏，姜十五片，煎至八分，去滓，温服，不拘时候。

大醒风汤

治中风痰厥，涎潮昏运，手足搐搦，半身不遂，及历节痛风，筋脉挛急，并皆治之。

南星_{生，八两}　防风_{生，四两}　独活_生　附子_{生，去皮、脐}　全蝎_{微炒}　甘草_{生，各二两}

上㕮咀。每服四钱重，水二大盏，生姜二十片，煎至八分，去滓，温服，不拘时候，日进二服。

五痹汤

治风寒湿邪，客留肌体，手足缓弱，麻痹不仁；或气血失顺，痹滞不仁，并皆治之。

片子姜黄_{洗去灰土}　羌活　白术　防己_{各一两}　甘草_{微炙，半两}

上㕮咀。每服四钱重，水一盏半，生姜十片，煎至八分，去滓。病在上，食后服；病在下，食前服。

寿星圆

治心腹因惊，神不守舍，风涎潮作，手足抽掣，事多健忘，举止失常，神情昏塞，并宜服之。

天南星_{一斤，先用炭火三十斤，烧一地坑通红，去炭，以酒五升倾坑内，候渗酒尽，下南星在坑内，以盆覆坑，周回用灰拥定，勿令走气，次日取出为末}　朱砂_{别研，二两}　琥珀_{别研，一两}

上研停，生姜汁煮面糊圆，如梧桐子大。每服三十圆，加至五十圆，煎石菖蒲人参汤送下，食后，临卧服。

左经圆

治筋骨诸疾，手足不遂，不能行步运动，但不曾针灸伤筋脉者，四五圆必效。此药尤能通行荣卫、导经络。专治心、肾、肝三经，服后小便少淋涩，乃其验也。又方见后。

木鳖子_{去壳，别研}　白胶香_研　五灵脂　草乌头_{生，去皮、脐，各三两半}　当归_{去土，一两}　斑蝥_{一百个，去头、足、翅，少醋炙熟}

上后四味为末，与前二味和停，用黑豆去皮生杵粉一斤，醋煮为糊和药，圆如鸡头大。每服一圆，酒磨下。

〔吴直阁增诸家名方〕

活络丹

治丈夫元脏气虚，妇人脾血久冷，诸般风邪湿毒之气，留滞经络，流注脚手、筋脉挛拳，或发赤肿，行步艰辛，腰腿沉重，脚心吊痛，及上冲腹胁膨胀，胸膈痞闷，不思饮食，冲心闷乱，及一切痛风走注，浑身疼痛。

川乌炮，去皮、脐　草乌炮，去皮、脐　地龙去土　天南星炮，各六两　乳香研　没药研，各二两二钱

上为细末，入研药和匀，酒面糊为圆，如梧桐子大。每服二十圆，空心、日午冷酒送下，荆芥茶下亦得。

七生圆

治丈夫、妇人三十六种风，五般腰疼，打扑伤损，入骨疼痛，背膊拘急，手足顽麻，走注不定，筋脉挛缩，久患风疾，皆疗之。

地龙去土　五灵脂去石　松脂去木　荆芥去枝、梗　川乌炮，去皮、脐　天南星炮，各一两　草乌炮，去皮、尖，二两

上为细末，醋煮面糊为圆，如梧桐子大。每服五圆至七圆，茶酒任下。孕妇不可服。

川芎茶调散方见伤寒类

乳香趁痛散方与虎骨散同

黑龙圆

治一切中风头疼。

白芷锉　藁本洗，各二两　软石膏细研　川乌去皮、尖，乌豆蒸三次　南星洗，各半斤　麻黄去根、节　干薄荷叶各四两　京墨不烧，一两半

上为细末，炼蜜杵，圆如弹子大。每服一圆，薄荷汤嚼下。

惊气圆

治惊忧积气，心受风邪，发作牙关紧急，涎潮昏塞，醒则精神若痴，大宜服之。

紫苏子炒，一两　橘红　南木香　附子生，去皮、脐　麻黄去根、节　花蛇酒浸，炙，去皮、骨　白僵蚕微炒　南星洗浸，薄切，姜汁浸一宿　天麻去苗，各半两　朱砂研，为衣，一

分半 干蝎去尾针,微炒,一分

上为末,入研脑、麝少许,同研极停,炼蜜杵,圆如龙眼大。每服一粒,用金银薄荷汤化下,温酒亦得。(此方,戊申年军中一人犯法,褫衣将受刃,得释,神失如痴,与一粒服讫而寐,及觉,疾已失。江东提辖张载阳妻避寇,失心数年,受此方,不终剂而愈。又,巡检黄彦妻狂厥逾年,授此方去附子加铁粉,不终剂而愈。铁粉,化痰、镇心、抑肝邪,若多恚怒,肝邪大盛,铁粉能制伏之。《素问》言:"阳厥狂怒,治以铁粉",金克木之意也)

乳香宣经圆

治体虚为风、湿、寒、暑进袭,四气相搏,半身不遂,手足顽麻,骨节烦疼,足胫浮肿,恶寒发热,渐成脚气;肝肾不足,四肢挛急,遍身攻注;或闪肭打扑,内伤筋骨;男子疝气,妇人经脉不调。常服活血止痛,补虚,壮筋骨。

川楝子锉,炒 牵牛子炒 乌药去木 茴香淘去沙土,炒 橘皮去白 草薢微炙 防风各二两 乳香研 草乌乌豆一合同煮,竹刀切透黑,去皮、尖,焙 五灵脂酒浸,淘去沙石,晒干,研,各半两 威灵仙去芦,洗,二两

上为细末,酒糊为圆,如梧桐子大。每服五十圆,盐汤、盐酒任下,妇人醋汤下。

换腿圆

治足三阴经虚,为风、寒、暑、湿进袭,挛痹缓弱,上攻胸胁肩背,下注脚膝疼痛,渐成风湿脚气,行步艰辛,足心如火,上气喘急,食不思食。

薏苡仁炒 石南叶 石斛去苗,酒浸 草薢微炙 川牛膝去苗,酒浸 天南星炮 羌活去芦 防风去芦,又 黄芪去芦头,蜜炙 当归去苗,酒浸 天麻去苗 续断各一两半 槟榔二两半 木瓜四两

上为末,酒煮面糊圆,如梧桐子大。每服五十圆,温酒、盐汤任服。

〔续添诸局经验秘方〕

大圣保命丹

治丈夫、女人一切风疾,气血俱虚,阴阳偏发,卒暴中风,僵卧昏塞,涎潮搐搦,脚手颤掉,不省人事,舌强失音,手足弹曳,口眼㖞斜,或瘫痪偏枯,半身不遂,语言謇涩,举止错乱,四肢麻木,又治癫痫倒卧,目瞑不开,涎盛作

声，或角弓反张，目睛直视，口禁闷绝，牙关紧急。又治风搏于阳经，目眩头痛，耳作蝉声，皮肤瞤搐，频欠好睡，项强拘急，不能回顾，及肾脏风虚，脚膝疼痛，步履艰辛，偏风流注一边，屈伸不得，无问久新，并皆治之。

方与前大圣一粒金丹同。

上为细末拌匀，用上件墨汁和药，每一两分作六圆，窨干，用金箔为衣。每服一圆，用生姜半两和皮擦取自然汁，将药圆于姜汁内化尽为度，用无灰酒半盏暖热，同浸化，温服，量病人酒性多少，更吃温酒一二升，投之以助药力。次用衣被盖覆便卧，汗出为度。势轻者，每服半圆，不拘时。如有风疾，常服尤佳，补五脏，固真元，通流关节，祛逐风邪，壮筋骨，活血驻颜。

四生圆

专治左瘫右痪，口眼㖞斜，中风涎急，半身不遂，不能举者，悉皆疗之。

五灵脂去石　骨碎补　川乌头去皮、尖　当归各等分

上为细末，用无灰酒打面糊为圆，如梧桐子大。每服七圆，渐加至十圆至十五圆，温酒下。服此药莫服灵宝丹，恐药无效。

轻脚圆

治左瘫右痪，脚弱不能行履。

木鳖子别研　白胶香别研　白芍药各二两　草乌去皮、尖，四两　赤小豆一两，别研为末，打糊

上末，赤小豆糊为圆，如梧子大。每七圆，旋加至十圆，温酒或木瓜汤下。病在上，食后临卧服；病在下，空心服。忌热物少时。

大防风汤

祛风顺气，活血脉，壮筋骨，除寒湿，逐冷气。又治患痢后脚痛瘫弱，不能行履，名曰"痢风"；或两膝肿大痛，髀胫枯腊，但存皮骨，拘挛蜷卧，不能屈伸，名曰"鹤膝风"，服之气血流畅，肌肉渐生，自然行履如故。

川芎抚芎不用　附子炮，去皮、脐，各一两半　熟干地黄洗　白术防风去芦　当归洗，去芦，酒浸，焙炒　白芍药　黄芪　杜仲去粗皮，炒令丝断，各二两　羌活去芦　人参去芦　甘草炙　牛膝去芦，酒浸，切，微炒，各一两

上为粗末。每服五钱，水一盏半，入姜七片，大枣一枚，同煎八分，去滓，温服，空心、食前。

经进地仙丹

治男子五劳七伤，肾气虚惫，精神耗减，行步艰辛，饮食无味，眼昏耳焦，面色黧黑，皮肤枯燥；女子血海虚冷，月经不调，脏寒少子，下部秽恶。又治诸痔瘘疮，肠风泻血，诸风诸气，并皆疗之。

人参　黄芪各一两半　附子炮　川椒去目，并闭口者，少炒出汗　苁蓉酒浸，焙，各四两　川乌炮　茯苓白　甘草　白术各一两　菟丝子酒浸　覆盆子　天南星汤洗，姜汁制焙　防风去芦　白附子　何首乌各二两　牛膝去芦，酒浸二宿，四两　狗脊去毛　赤小豆　骨碎补去毛　乌药　羌活　萆薢各二两　木鳖子去壳　地龙去土，各三两

上为细末，煮酒面糊为圆，如梧桐子大。每服三十圆，加至四十圆，空心，温酒吞下。（此方陶隐居编入《道藏经》，云：是时有人母幼年得风气疾，后作发挛结疼痹，久不能起，百治不瘥，卧床五十余年，脂肉消尽，止有筋骨。乃于居士处得此方，依方修合，日进二服，才至五百余服，是母病顿除，发白再黑，齿落更生。至八十岁，颜色如二十岁人，筋力倍壮，耳聪目明。时有老奴，常偷服其药，严冬御稀葛，履霜雪，无寒色，负荷倍重于常时，行步如飞。疑为鬼物所凭，遂打杀埋于水傍沙中。久复为怪，而里俗且云：凡奴婢死为鬼，但折其胫，令不得动作。遂掘出，折其胫，见其骨尽实，如金黄色，折其臂亦然，其效颇异。隐居云：此奴若不打杀，成地仙矣[①]）

伏虎丹

专治左瘫右痪。（张徽猷方）

生干地黄　蔓荆子去白　白僵蚕炒，去丝，各一分　五灵脂去皮，半两　踯躅花炒　天南星　白胶香　草乌头炮，各一两

上为细末，酒煮半夏末为糊，圆如龙眼大。每一圆分作四服，酒吞下，日进二服。（此方乃建康府乌衣巷有一老人姓钟，平生好道，朝夕瞻仰茅山，缘多酒，偶患风疾，百治无效。一日，忽有一道人至，言其困酒太过，教服此药，道人遂不见，服之果验，乃知仙方）

乌药顺气散

治男子、妇人一切风气，攻注四肢，骨节疼痛，遍身顽麻，头目旋晕。及疗瘫痪，语言謇涩，筋脉拘挛。又治脚气，步履艰难，脚膝软弱。妇人血风，老人

---

① 疑为鬼物所凭……成地仙矣：此属迷信之语。

冷气,上攻胸臆,两胁刺痛,心腹膨胀,吐泻肠鸣。

麻黄_{去根、节} 陈皮_{去瓤} 乌药_{去木,各二两} 白僵蚕_{去丝、嘴,炒} 川芎 枳壳_{去瓤,麸炒} 甘草_炒 白芷 桔梗_{各一两} 干姜_{炮,半两}

上为细末。每服三钱,水一盏,姜三片、枣一枚,煎至七分,温服。如四时伤寒,憎寒壮热,头痛肢体倦怠,加葱白三寸,同煎并服,出汗见效。如闪挫身体疼痛,温酒调服。遍身瘙痒,抓之成疮,用薄荷三叶煎服。孕妇不可服。常服疏风顺气。

秘方换腿圆

治肾经虚弱,下注腰膝,或当风取凉,冷气所乘,沉重少力,移步迟缓,筋脉挛痛,不能屈伸,脚心隐痛,有妨履地。大治干、湿脚气,赤肿痛楚,发作无时,呻吟难忍,气满喘促,举动艰难。面色黧黑,传送秘涩,并皆疗之。

薏苡仁 石南叶 天南星_{洗,姜制、炒} 川牛膝_{酒浸、焙} 肉桂_{去粗皮} 当归_{去芦} 天麻_{去苗} 附子_{炮,去皮、脐} 羌活 防风_{去叉} 石斛_{去根} 草薢_{微炙} 黄芪_{蜜炙} 续断_{各一两} 苍术_{米泔浸,一两半} 槟榔_{半两} 干木瓜_{四两}

上为细末,面糊为圆,如梧桐子大。每服三十圆至五十圆,空心,温酒或木瓜汤吞下,日进二三服。常服舒筋轻足、永无脚气之患。(昔人有此疾,服之一月,脚力顿健,委有换腿之功)

左经圆

治左瘫右痪,手足颤掉,言语謇涩,浑身疼痛,筋脉拘挛,不得屈伸,项背强直,下注脚膝,行履艰难,骨节烦痛,不能转侧,跌扑闪肭,外伤内损,并皆治之。常服通经络,活血脉,疏风顺气,壮骨轻身。

生黑豆_{一斤,以斑蝥二十一个,去头、足同煮,候豆胀为度,去斑蝥不用,取豆焙干} 川乌_{炮,去皮、脐,二两} 乳香_{研,二两} 没药_{一两半} 草乌_{炮,四两}

上为末,醋糊为圆,如梧桐子大。每服三十圆,温酒下,不拘时。

木瓜圆

治肾经虚弱,下攻腰膝,沉重少力,腿部肿痒,疰破生疮,脚心隐痛,筋脉拘挛;或腰膝缓弱,步履艰难,举动喘促,面色黧黑,大小便秘涩,饮食减少,无问久新,并宜服之。

熟干地黄_{洗,焙} 陈皮_{去瓤} 乌药_{各四两} 黑牵牛_{炒,三两} 石南藤 杏仁_{去皮尖}

当归　苁蓉_{酒浸，焙}　干木瓜　续断　牛膝_{酒浸，各二两}　赤芍药_{一两}

上为细末，酒糊为圆，如梧桐子大。每服三五十圆，空心，木瓜汤吞下，温酒亦可。

追风应痛圆

一切风疾，左瘫右痪，半身不遂，口眼㖞斜，牙关紧急，语言謇涩，筋脉挛急，百骨节痛，上攻下注，游走不定，腰腿沉重，耳鸣重听，脚膝缓弱，不得屈伸，步履艰难，遍身麻痹，皮肤顽厚。又，妇人血风攻注，身体疼痛，面浮肌瘦，口苦舌干，头旋目眩，昏困多睡；或皮肤瘙痒，癜疹生疮，暗风夹脑，偏正头疼，并治之。

威灵仙　狗脊_{去毛，各四两}　何首乌　川乌_{炮，去皮、脐，各六两}　乳香_{研，一两}五灵脂_{酒浸，淘去沙石，五两半}

上为末，酒糊为圆。每服十五圆，加至二十圆，麝香温酒吞下，只温酒亦得，食稍空服。常服轻身体，壮筋骨，通经活络，除湿去风。孕妇不可服。

磁石圆

治肾脏风毒上攻，头面浮肿，耳鸣眼暗，头皮肿痒，太阳穴痛，鼻塞脑闷，牙齿摇动，项背拘急，浑身瘙痒，癜疹生疮，百节疼痛，皮肤麻痹，下注脚膝，筋脉拘挛，不能屈伸，脚下隐痛，步履艰难，并宜服之。常服能补益，去风明目，活血驻颜。

磁石_{烧，醋淬二十遍，捣罗如粉，一十两}　牛膝_{酒浸，焙，六两}　黄踯躅_{炒，八两}　川芎肉桂_{去粗皮}　赤芍药　黑牵牛_{炒，各四两}　草乌_{炮，去皮、脐，十四两}

上为细末，酒糊为圆。每服三十圆，煨葱盐酒吞下，煨葱茶下亦得；偏正头疼，生葱茶下；妇人血风，浑身疼痛，头目眩晕，面浮体瘦，淡醋汤下，日进三服，大有神效。

胡麻散

治脾、肺风毒攻冲，遍身皮肤瘙痒，或生疮疥，或生癜疹，用手搔时，浸淫成疮，久而不瘥，愈而复作，面上游风，或如虫行；紫癜、白癜、顽麻等风；或肾脏风攻注，脚膝生疮，并宜服之。

胡麻_{十二两}　荆芥　苦参_{各八两}　何首乌_{洗，焙，十两}　甘草_炙　威灵仙_{各六两}

上为细末。每服二钱，薄荷茶点，食后服，或酒调蜜汤点亦得。服此药后,频频洗浴,贵得汗出而立效。

黑神圆

治一切风疾,及瘫痪风,手足颤掉,浑身麻痹,肩背拘急,骨节疼痛。兼治妇人血风,头旋眼晕,精神困倦。

牡丹皮　白芍药　川芎　麻黄去根、节,各四两　赤芍药　甘草各十两　荆芥草乌炮,各六两　乌豆八两　何首乌米泔浸,切,焙,十二两

上为细末,水糊为圆,如鸡头大。每服一圆,细嚼,茶酒任下,不计时候。妇人血风流注,用黑豆淋酒下。小儿惊风,煎金银汤下。伤风咳嗽,酒煎麻黄下。头痛,葱茶下。

追风散

治证与前追风散同。

白僵蚕去丝、嘴,炒　全蝎微炒　甘草炙　荆芥各二两　川乌炮,去皮脐　防风去芦、又　石膏研,各四两　川芎三两　麝香研,一两

上为细末。每服半钱,好茶调下,食后,临卧服。清头目,利咽膈,消风壅,化痰涎。

苦参圆

治心肺积热,肾脏风毒攻于皮肤,时生疥癣,瘙痒难忍,时出黄水,及大风手足烂坏,眉毛脱落,一切风疾,并皆治之。

苦参三十二两　荆芥去梗,十六两

上为细末,水糊为圆,如梧桐子大。每服三十圆,好茶吞下,或荆芥汤下,食后服。

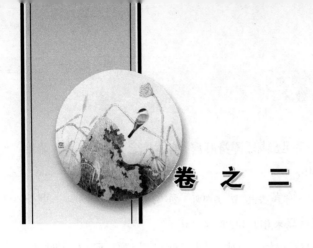

卷 之 二

治伤寒 附中暑

人参败毒散

治伤寒时气，头痛项强，壮热恶寒，身体烦疼，及寒壅咳嗽，鼻塞声重，风痰头痛，呕哕寒热，并皆治之。

柴胡去苗　甘草爁　桔梗　人参去芦　芎藭　茯苓去皮　枳壳去瓤，麸炒　前胡去苗，洗　羌活去苗　独活去苗

上十味，各三十两，为粗末，每服二钱，水一盏，入生姜、薄荷各少许，同煎七分，去滓，不拘时候，寒多则热服，热多则温服。

小柴胡汤

治伤寒、温热病，身热恶风，颈项强急，胸满胁痛，呕哕烦渴，寒热往来，身面皆黄，小便不利，大便秘硬，或过经未解，或潮热不除；及瘥后劳复，发热疼痛；妇人伤风，头痛烦热；经血适断，寒热如疟，发作有时；及产后伤风，头痛烦热，并宜服之。

半夏汤洗七次，焙干，二两半　柴胡去芦，半斤　人参　甘草炙　黄芩各三两

上为粗末。每服三大钱，水一盏半，生姜五片，枣一个（擘破），同煎至七分，去滓，稍热服，不拘时。小儿分作二服，量大小加减。

林檎散

治伤寒及时行疫疠，头痛项强，壮热恶寒，腰背四肢拘急烦疼，面赤咽干，呕逆烦渴。

麻黄去节　肉桂去粗皮　苍术去皮　川大黄　干葛　石膏　山栀子去皮，各一两半　木通　瞿麦　甘草炙　前胡　川芎各一两　藿香用叶　川乌头炮，去皮、脐，各半两

上为粗末。每服二钱,水一盏,入林檎糁十数片,新者亦得,煎至七分,去滓,稍热服,不计时,相次再服。衣被盖覆,汗出为度。

柴胡石膏散

治时行瘟疫,壮热恶风,头痛体疼,鼻塞咽干,心胸如满,寒热往来,痰实咳嗽,涕唾稠粘。

赤芍药　柴胡_{去苗}　前胡_{去苗}　石膏_煅　干葛_{各五十两}　升麻_{二十五两}　黄芩　桑白皮_{各三十七两半}　荆芥穗_{去土,三十七两}

上为粗末。每服二钱,水一盏,入生姜三片,豉十余粒,同煎七分,去滓,稍热服。小儿分作三服,更量大小加减,不计时候。

麻黄汤

治伤寒头痛,发热恶风,骨节疼痛,喘满无汗。

麻黄_{去节,三两}　甘草_{炙,一两}　肉桂_{去粗皮,二两}　杏仁_{七十枚,去皮尖,炒,别研膏}

上为粗末,入杏仁膏令匀。每服三钱,水一盏半,煎至八分,去滓,温服,以汗出为度。若病自汗者,不可服。不计时候。

小青龙汤

治伤寒表不解,心下有水气,干呕发热,咳嗽微喘。又治溢饮,身体疼重,及咳逆倚息不得安卧;或因形寒饮冷,内伤肺经,咳嗽喘急,呕吐涎沫,并宜服之。

干姜_炮　细辛_{去叶}　麻黄_{去节、根}　肉桂_{去粗皮}　芍药　甘草_{锉,炒,各三两}　五味子_{二两}　半夏_{汤洗七次,切作片,二两半}

上将七味为粗末,入半夏令匀。每服三钱,水一盏半,煎至一盏,去滓,温服,食后。

圣散子

治伤寒、时行疫疠、风温、湿温,一切不问阴阳两感,表里未辨,或外热内寒,或内热外寒,头项腰脊拘急疼痛,发热恶寒,肢节疼重,呕逆喘咳,鼻塞声重;及食饮生冷,伤在胃脘,胸膈满闷,腹胁胀痛,心下结痞,手足逆冷,肠鸣泄泻,水谷不消,时自汗出,小便不利,并宜服之。

厚朴_{去粗皮,姜汁炙}　白术　防风_{去芦头}　吴茱萸_{汤洗七次}　泽泻　附子_{炮裂,去皮、脐}　藁本_{去土}　高良姜　猪苓_{去皮}　藿香_{去枝、土}　苍术　麻黄_{去根、节}　细辛_{去苗}

芍药　独活_{去芦}　半夏_{汤洗七次，姜汁制}　茯苓_{去皮}　柴胡_{去芦}　枳壳_{去瓤，麸炒，各半两}
甘草_{炙，一两}　草豆蔻仁_{十个，去皮}　石菖蒲_{半两}

　　上为粗散。每服四钱，水一盏半，煎取一盏，去滓，热服，不计时候，取遍身微汗即愈。时气不和，空腹饮之，以辟邪疫。

五积散

　　调中顺气，除风冷，化痰饮。治脾胃宿冷，腹胁胀痛，胸膈停痰，呕逆恶心；或外感风寒，内伤生冷，心腹痞闷，头目昏痛，肩背拘急，肢体怠惰，寒热往来，饮食不进；及妇人血气不调，心腹撮痛，经候不调，或闭不通，并宜服之。

　　白芷　川芎　甘草_炙　茯苓_{去皮}　当归_{去芦}　肉桂_{去粗皮}　芍药　半夏_{汤洗七次，各三两}　陈皮_{去白}　枳壳_{去瓤，炒}　麻黄_{去根、节，各六两}　苍术_{米泔浸，去皮，二十四两}
干姜_{煨，四两}　桔梗_{去芦头，十二两}　厚朴_{去粗皮，四两}

　　上除肉桂、枳壳二味别为粗末外，一十三味同为粗末，慢火炒令色转，摊冷，次入桂、枳壳末令匀。每服三钱，水一盏半，入生姜三片，煎至一中盏，去滓，稍热服。如冷气奔冲，心、胁、脐、腹胀满刺痛，反胃呕吐，泄利清谷，及疝癖癥瘕，膀胱小肠气痛，即入煨生姜三片、盐少许同煎。如伤寒时疫，头痛体疼，恶风发热，项背强痛，入葱白三寸、豉七粒同煎。若但觉恶寒，或身不甚热，肢体拘急，或手足厥冷，即入炒茱萸七粒、盐少许同煎。如寒热不调，咳嗽喘满，入枣煎服。妇人难产，入醋一合同煎服之。并不拘时候。

升麻葛根汤

　　治大人、小儿时气温疫，头痛发热，肢体烦疼；及疮疹已发及未发，疑贰之间，并宜服之。

　　升麻　白芍药　甘草_{炙，各十两}　葛根_{十五两}

　　上为粗末。每服三钱，用水一盏半，煎取一中盏，去滓，稍热服，不计时候，日二三服，以病气去，身清凉为度。小儿量力服之。

葛根解肌汤

　　治伤寒、温病、时行寒疫，头痛项强，发热恶寒，肢体拘急，骨节烦疼，腰脊强痛，胸膈烦闷。

　　葛根_{四两}　麻黄_{去节，三两}　肉桂_{去粗皮，一两}　甘草_炙　黄芩　芍药_{各二两}

上为粗末。每服三钱,水一盏半,入枣一枚剥破,煎至八分,去滓,稍热服,不拘时候,取汗出为度。

金沸草散

治风化痰,除头目昏痛,颈项强急,往来寒热,肢体烦疼,胸膈满闷,痰涎不利,咳嗽喘满,涕唾稠粘,及治时行寒疫,壮热恶风。

旋覆花去梗　麻黄去节　前胡去芦,各三两　荆芥穗四两　甘草炒　半夏汤洗七次,姜汁浸　赤芍药各一两

上为粗末。每服三钱,水一盏半,入生姜三片,枣一个,同煎至八分,去滓,温服,不计时候。有寒邪则汗出,如风盛则解利。

大柴胡汤

伤寒十余日,邪气结在里,寒热往来,大便秘涩,腹满胀痛,语言谵妄,心中痞硬,饮食不下;或不大便五六日,绕脐刺痛,时发烦躁,及汗后如疟,日晚发热,兼脏腑实,脉有力者,可服。

枳实去瓤,炒,半两　柴胡去芦,半斤　大黄二两　半夏汤洗七次,切,焙,二两半　赤芍药　黄芩各三两

上五味,为粗末,入半夏拌匀。每服三大钱,以水一盏半,入生姜五片,枣一枚,煎至一中盏,滤去滓,温服,食后、临卧。此药治伤寒内热里实,若身体疼痛,是表证未解,不可服之。

术附汤

治风湿相搏,身体疼烦,不能转侧,不呕不渴,大便坚硬,小便自利。及风虚头目眩重,甚者不知食味。此药暖肌补中,助阳气,止自汗。

甘草炒,二两　白术四两　附子炮,去皮、脐,薄切片,一两半

上捣白术、甘草为粗末,入附子令匀。每服三钱,水一盏半,入生姜五片,枣一个擘破,同煎至一盏,去滓,温服,食前。

防己黄芪汤

治风湿相搏,客在皮肤,一身尽重,四肢少力,关节烦疼,时自汗出,洒淅恶风,不欲去衣。及治风水客搏,腰脚浮肿,上轻下重,不能屈伸。

防己四两　黄芪五两　甘草炙,二两　白术三两

上为粗末。每服三钱,水一盏半,入生姜三片,枣一个,同煎至一盏,去

滓,稍热服,不计时候,服讫盖覆温卧,令微汗,瘥。

姜附汤

治伤寒已经转下,又曾发汗,内外俱虚,邪气未解,表证不见,身无大热,昼日烦躁,不得眠睡,夜即安静,不呕不渴,脉候沉微者,宜服之。又治暴中风冷,久积痰水,心腹冷痛,霍乱转筋,一切虚寒,并皆治之。

干姜一两　附子生,去皮、脐,细切,一枚

上合匀。每服三钱,水一盏半,煎至一盏,去滓,温服,食前。

竹叶石膏汤

治伤寒时气,表里俱虚,遍身发热,心胸烦闷;或得汗已解,内无津液,虚羸少气,胸中烦满,气逆欲吐,及诸虚烦热,并宜服之。诸虚烦热,与伤寒相似,但不恶寒,身不疼痛,头亦不痛,脉不紧数,即不可汗下,宜服此药。

人参去芦头　甘草炙,各二两　石膏一斤　半夏汤洗七次,二两半　麦门冬去心,五两半

上为粗末,入半夏令匀。每服三钱,水两盏,入青竹叶、生姜各五六片,煎至一盏半,滤去滓,入粳米百余粒再煎,米熟去米,温服,不计时候。

五苓散

治伤寒、温热病,表里未解,头痛发热,口燥咽干,烦渴饮水,或水入即吐,或小便不利,及汗出表解。烦渴不止者,宜服之。又治霍乱吐利,躁渴引饮。

泽泻二十五两　白术　猪苓去皮　赤茯苓去皮,各十五两　肉桂去粗皮,十两

上为细末。每服二钱,热汤调下,不计时候,服讫多饮热汤,有汗出即愈。又治瘀热在里,身发黄疸,浓煎茵陈蒿汤调下,食前服之。疸病发渴,及中暑引饮,亦可用水调服之。小儿加白术末少许服之。如发虚热,加绵黄芪、人参末少许服之。

四逆汤

治伤寒自利不渴,呕哕不止,或吐利俱发,小便或涩、或利,或汗出过多,脉微欲绝,腹痛胀满,手足逆冷,及一切虚寒厥冷,并宜服之。凡病伤寒有此证候,皆由阳气虚,里有寒,虽更觉头痛体疼,发热恶寒,四肢拘急,表证悉具者,未可攻表,先宜服此药,助阳救里。

甘草炙,二两　干姜一两半　附子生,去皮、脐,细切,半两

上以甘草、干姜为粗末，入附子令匀。每服三钱，水一盏半，煎至一中盏，去滓，温服，不计时候，常服消暑气，分水谷。

大顺散

治冒暑伏热，引饮过多，脾胃受湿，水谷不分，清浊相干，阴阳气逆，霍乱呕吐，脏腑不调。

甘草_{锉长寸，三十斤}　干姜　杏仁_{去皮、尖，炒}　肉桂_{去粗皮，炙，四斤}

上先将甘草用白砂炒及八分黄熟，次入干姜同炒，令姜裂，次入杏仁又同炒，候杏仁不作声为度，用筛隔净，后入桂，一处捣，罗为散。每服二钱，水一中盏，煎至七分，去滓，温服。如烦躁，井花水调下，不计时候。以沸汤点服亦得。

白虎汤

治伤寒大汗出后，表证已解，心胸大烦，渴欲饮水，及吐或下后七八日，邪毒不解，热结在里，表里俱热，时时恶风，大渴，舌上干燥而烦，欲饮水数升者，宜服之。又治夏月中暑毒，汗出恶寒，身热而渴。

知母_{七十五两}　甘草_{炙，三十七两半}　石膏_{洗，十二斤半}

上为细末。每服三钱，水一盏半，入粳米三十余粒，煎至一盏，滤去滓，温服。小儿量力少与之。或加人参少许同煎亦得，食后服。此药立夏后、立秋前可服。春时及立秋后，并亡血虚家，并不可服。

香薷圆

治大人、小儿伤暑伏热，躁渴瞀闷，头目昏眩，胸膈烦满，呕哕恶心，口苦舌干，肢体困倦，不思饮食，或发霍乱，吐利转筋，并宜服之。

香薷_{去土}　紫苏_{茎叶，去粗梗}　干木瓜_{各一两}　丁香　茯神_{去木}　檀香_锉　藿香叶　甘草_{炙，各五钱}

上为细末，炼蜜和圆，每两作三十圆。每服一圆至二圆，细嚼，温汤下，或新汲水化下亦得。小儿服半圆，不计时候。

香薷散

治脏腑冷热不调，饮食不节，或食腥鲙[①]、生冷过度，或起居不节，或路卧湿地，或当风取凉，而风冷之气，归于三焦，传于脾胃，脾胃得冷，不能消化水

---

① 鲙（kuài 快）：鱼细切作的肴馔。

谷，致令真邪相干，肠胃虚弱，因饮食变乱于肠胃之间，便致吐利，心腹疼痛，霍乱气逆。有心痛而先吐者，有腹痛而先利者，有吐利俱发者，有发热头痛，体疼而复吐利虚烦者，或但吐利心腹刺痛者，或转筋拘急疼痛，或但呕而无物出，或四肢逆冷而脉欲绝，或烦闷昏塞而欲死者，此药悉能主之。

白扁豆微炒　厚朴去粗皮,姜汁炙熟,各半斤　香薷去土,一斤

上粗末。每三钱，水一盏，入酒一分，煎七分，去滓，水中沉冷，连吃二服，立有神效，随病不拘时。《活人书》方不用白扁豆，加黄连四两锉碎，以生姜汁同研匀，炒令黄色，名曰**黄连香薷散**。

枇杷叶散

治冒暑伏热，引饮过多，脾胃伤冷，饮食不化，胸膈痞闷，呕哕恶心，头目昏眩，口干烦渴，肢体困倦，全不思食，或阴阳不和，致成霍乱，吐利转筋，烦躁引饮。

枇杷叶去毛,炙　陈皮汤去瓤,焙　丁香各半两　厚朴去皮,涂姜汁炙,四两　白茅根　麦门冬去心,焙　干木瓜　甘草炙,各一两　香薷三分

上件药捣、罗为末。每服二钱，水一盏，入生姜二片，煎至七分，去滓，温服，温水调下亦得。如烦躁，用新汲水调下，不计时候。小儿三岁以下，可服半钱，更量大小加减。

〔**绍兴续添方**〕

僧伽应梦人参散

治伤寒体热头痛，及风壅痰嗽咯血等疾。

甘草炙,六两　人参　桔梗微炒　青皮去瓤　白芷　干葛　白术各三两干姜炮,五钱半

上为细末。每服二钱，水一盏，生姜二片，枣二个，煎七分，通口进。如伤寒，入豆豉同煎热进，大有神效，不计时候。（一方无甘草）

香苏散

治四时瘟疫、伤寒。

香附子炒香,去毛　紫苏叶各四两　甘草炙,一两　陈皮二两,不去白

上为粗末。每服三钱，水一盏，煎七分，去滓，热服，不拘时候，日三服。

若作细末，只服二钱，入盐点服。（尝有白发老人授此方与一富人家，其家合施，当大疫，城中病者皆愈。其后疫鬼问富人，富人以实告。鬼曰："此者^①教三人矣，稽颡^②而退。"）

加减三五七散

治证并方见诸风类。

大己寒圆

治久寒积冷，脏腑虚弱，心腹疗^③痛，胁肋胀满，泄泻肠鸣，自利自汗，米谷不化；阳气暴衰，阴气独胜，手足厥冷；伤寒阴盛，神昏脉短，四肢怠惰，并宜服之。

荜拨　肉桂各四斤　干姜炮　高良姜各六斤

上为细末，水煮面糊为圆，如梧桐子大。每服二十粒，米饮汤下，食前服之。

太阳丹

治头疼，伤寒、感风、气积，偏正、夹脑一切头疼。每服一粒，薄荷茶嚼下。风壅痰盛，咽膈不利，亦宜服之。

脑子二两，别研　川芎　甘草　白芷各一斤　石膏别研，二斤　大川乌炮，去皮、脐，一斤

上为细末，蜜同面糊为圆，每两作一十八粒，朱红为衣。

和解散

治男子、妇人四时伤寒头痛，憎寒壮热，烦躁自汗，咳嗽吐痢。

厚朴去粗皮，姜汁炙　陈皮洗，各四两　藁本　桔梗　甘草各半斤　苍术去皮，一斤

上同为粗末。每服三钱，水一盏半，入生姜三片，枣二枚，煎至七分，不计时候，热服。

正气散

治伤寒阴证，憎寒恶风，正气逐冷，胸膈噎塞，胁肋膨胀，心下坚痞，吐、痢，呕逆酸水，咳逆，怠惰嗜卧，不思饮食。

---

① 者：四库本作"老"。

② 稽颡（qǐsǎng 岂嗓）：古代的一种礼节。下跪，双手朝前，以额触地。后称"五体投地"。颡：额头。

③ 疗（jiǎo 绞）：挛急疼痛。

甘草炒,七钱　陈皮　藿香去梗　白术各一两　厚朴　半夏为末,生姜四两研烂,同为饼子,微炒,各三两

上为细末。每服二钱,生姜三片,枣一枚,水一盏,煎至七分,食前稍热服。又治久患疟疾,膈气心痛,日进三服。常服顺气宽中,辟除瘟疫。(一方无白术)

十华散

治丈夫五劳七伤,浑身疼痛,四肢拘急,腰膝无力,脾元气虚,不思饮食,霍乱吐泻,四肢冷麻。兼解二毒伤寒,疗脚气流注肿痛,行步不得,及虚劳等患,并皆治之。

五加皮　陈皮去白　干姜炮　甘草各六两　桔梗　羌活　黄芪　肉桂去粗皮
苍术去皮,炒,各八两八钱　附子六两　大川乌三两

上为细末。每服二钱,水一盏,姜二片,枣一枚,煎至六分,不拘时候,热盐酒调服亦得。

锉散

治男子、妇人五劳七伤,感冷冒寒气弱体虚,多倦少力。常服壮筋骨,肢体轻健,进食。

天仙藤　青蒿子炒　桑白皮炒　香附子炒　荆芥穗　前胡生姜汁制,炒　柴胡
桔梗　麻黄去根、节　苍术炒　干葛　陈皮各十斤　茴香炒　秦艽　川芎　白芍药
藁本　黄芪　半夏为粗末,姜汁炙　羌活各二斤半　甘草炒　肉桂去粗皮　白芷　厚
朴去粗皮,姜汁炒,各五斤

上二十四味,为粗末。每服三大钱,水一盏半,入生姜、乌梅、枣子,煎至七分,去滓,温服。并两滓作一服煎。

桂苓圆

大解暑毒。

肉桂去粗皮,不见火　茯苓去粗皮,各等分

上为细末,炼蜜为圆,每两作八圆。每服一圆,用新汲水或热水嚼下,化下亦得。

消暑圆

治伤暑,发热头疼。

半夏_{醋五升煮干}　甘草_生　茯苓_{去皮,各半斤}

上细末,生姜汁作薄糊为圆,如梧桐子大。每服五十粒,水下。《易简方》云,此药合时,须用好醋煎煮半夏,姜汁作糊,毋见生水,臻志修合,用之神效。中暑为患,药下即苏,伤暑发热头疼,用之尤验。夏月常服,止渴利便,虽多饮水,亦不为害,应是暑药皆不及此。若痰饮停积,并用姜汤咽下。入夏之后,不可缺此。

〔宝庆新增方〕

辰砂五苓散

治伤寒表里未解,头痛发热,心胸郁闷,唇口干焦,神思昏沉,狂言谵语,如见神鬼,及治瘴疟烦闷未省者。

辰砂_研　白术_{去芦}　木猪苓_{去黑皮}　泽泻_{洗,锉}　赤茯苓_{去皮,各十二两}　肉桂_{去粗皮,八两}

上为细末。每服二钱,沸汤点服,不拘时。如中暑发渴,小便赤涩,用新汲水调下。小儿五心烦热,焦躁多哭,咬牙上撺,欲为惊状,每服半钱,温熟水调下。

柴胡升麻汤

治时行瘟疫,壮热恶风,头痛体疼,鼻塞咽干,心胸烦满,寒热往来,痰盛咳嗽,涕唾稠粘。

柴胡_{去芦}　前胡_{去芦}　干葛　石膏_煅　赤芍药_{各十两}　升麻_{五两}　荆芥_{去梗,七两半}　黄芩_{去粗皮}　桑白皮_{各六两半}

上咬咀。每服三大钱,水一盏半,生姜三片,豉十余粒,同煎一盏,去滓,稍热服,不拘时。小儿更量大小加减。

缩脾饮

解伏热,除烦渴,消暑毒,止吐利。霍乱之后服热药大多致烦躁者,并宜服之。

缩砂仁　乌梅肉_净　草果_{煨,去皮}　甘草_{炙,各四两}　干葛_锉　白扁豆_{去皮,炒,各二两}

上咬咀。每服四钱,水一大碗,煎八分,去滓,以水沉冷服以解烦,或欲热欲温,并任意服。代熟水饮之极妙。

解暑三白散

治冒暑伏热,引饮过多,阴阳气逆,霍乱呕吐,小便不利,脏腑不调,恶心头晕,并皆治之。

泽泻　白术　白茯苓各等分

上㕮咀。每服一贴,水一盏,姜五片,灯心十茎,煎八分,去滓服,不拘时。每贴重半两。

保真汤

治四时伤寒,不问阴阳二证,才觉疾作,急服此药立效。

藁本去芦　川芎各四两　甘草炒,二两　苍术洗,锉,麸炒,十六两

上㕮咀为粗末。每服三钱,水一盏半,生姜三片,同煎七分,去滓,热服,不拘时,神效不可具述。

人参顺气散

治丈夫、妇人风虚气弱,荣卫不和,肢节疼痛,身体沉重,头目旋晕,肩背拘急,手足冷麻,半身不遂,口眼㖞斜,痰涎不利,言语謇涩;或脾胃不和,心腹刺痛,胸膈痞满,倦怠少力,霍乱转筋,吐泻不止,胎前产后,并宜服之。

干姜　人参各一两　川芎　甘草炙　苦梗去芦　厚朴去粗皮,姜汁制　白术　陈皮洗,去白　白芷　麻黄去节,各四两　干葛去粗皮,三两半

上为细末。每服二钱,水一盏,姜三片,枣一枚,薄荷五七叶,同煎八分,不拘时。如伤风感冷,头疼腰重,咳嗽鼻塞,加葱白煎。

消风百解散

治四时伤寒,头疼项强,壮热恶寒,身体烦疼,四肢倦怠,行步喘乏,及寒壅咳嗽,鼻塞声重,涕唾稠粘,痰涎壅盛,气急满闷,并宜服之。

荆芥　白芷　陈皮洗,去白　苍术　麻黄去节,各四两　甘草炙,二两

上细末,每二大钱,水一大盏,姜三片,乌梅一个,同煎七分,不拘时,温服,或茶酒调下。欲发散邪风,入连须葱白三寸同煎。

〔淳祐新添方〕

人参养胃汤

治外感风寒,内伤生冷,憎寒壮热,头目昏疼,肢体拘急,不问风寒二证及

内外之殊，均可治疗。先用厚被盖睡，连进此药数服，以薄粥汤之类佐之，令四肢微汗濈濈然。俟汗干，则徐徐去被，谨避外风，自然解散。若原自有汗，亦须温润以和解之，或有余热，则以参苏饮款款调之；或尚头疼，则以浓煎生姜葱白汤下如圣饼子。三证既除，则不必服药，但节其饮食，适其寒温，自然平治。大抵感冒，古人不敢轻发汗者，止由麻黄能开腠理，用或不能得其宜，则导泄真气，因而致虚，变生他证。此药乃平和之剂，止能温中解表而已，不致妄扰也。兼能辟山岚瘴气。四时瘟疫，常服尤佳。

半夏汤洗七次　厚朴去粗皮,姜汁制　苍术米泔浸一宿,洗、切、炒,各一两　藿香叶洗去土　草果去皮膜　茯苓去黑皮　人参各半两　甘草炙,二钱半　橘红七钱半

上为㕮咀。每服四钱，水一盏半，姜七片，乌梅一个，煎至六分，去滓，热服之。兼治饮食伤脾，发为痎疟[①]；或脾胃中脘虚寒，呕逆恶心，皆可化之。或发寒疟、寒疫及恶寒者，并加附子，是为十味不换金散。

参苏饮

治感冒发热头疼，或因痰饮凝结，兼以为热，并宜服之。若因感冒发热，亦如服养胃汤法，以被盖卧，连进数服，微汗即愈。面有余热，更宜徐徐服之，自然平治。因痰饮发热，但连日频进此药，以热退为期，不可预止。虽有前胡、干葛，但能解肌耳。既有枳壳、橘红辈，自能宽中快膈，不致伤脾，兼大治中脘痞满，呕逆恶心，开胃进食，无以逾此。毋以性凉为疑，一切发热皆能取效，不必拘其所因也。小儿、室女亦宜服之。

木香半两　紫苏叶　干葛洗　半夏汤洗七次,姜汁制,炒　前胡去苗　人参　茯苓去皮,各三分　枳壳去瓤,麸炒　桔梗去芦　甘草炙　陈皮去白,各半两

上㕮咀。每服四钱，水一盏半，姜七片，枣一个，煎六分，去滓，微热服，不拘时候。《易简方》不用木香，只十味。

神术散

治四时瘟疫，头痛项强，发热憎寒，身体疼痛，及伤风鼻塞声重，咳嗽头昏，并皆治之。

苍术米泔浸一宿,切、焙,五两　藁本去土　香白芷　细辛去叶土　羌活去芦　川芎　甘草炙,各一两

[①] 痎(jiē 接)疟：疟疾的通称。亦指经年不愈的老疟。

61

上为细末。每服三钱，水一盏，生姜三片，葱白三寸，煎七分，温服，不拘时。如觉伤风鼻塞，只用葱茶调下。

〔吴直阁增诸家名方〕

对金饮子

治诸疾无不愈者。常服固元阳，益气，健脾进食，和胃祛痰，自然荣卫调畅，寒暑不侵。此药疗四时伤寒，极有功效。

厚朴去皮，姜汁炙　苍术米泔浸一宿　甘草炙，各二两　陈皮去白，炒令黄色，半斤

上为粗末。每服三钱，空心，以水一盏，姜钱二片，如茶法煎取八分，余滓重煎两度服食。瘟疫时气，二毒伤寒，头痛壮热，加连须葱白五枚、豉三十粒同煎，服数剂汗出得安。如未得汗，以稀粥投之，厚盖衣服取汗立愈。五劳七伤，脚手心热，烦躁不安，肢节酸疼，加柴胡去芦头同煎。痰嗽发疟，加姜制半夏煎。本脏气痛，加茴香煎。水气肿满，加桑白皮煎。妇人赤白带下，加黄芪煎。酒伤，加丁香。食伤，加高良姜。四时泄泻，加肉豆蔻。风疾，加荆芥穗。腿膝冷疼，加牛膝。浑身拘急及虚壅，加地骨皮。腿痹，加菟丝子。白痢，加吴茱萸。赤痢，加黄连。头风，加藁本。转筋霍乱，加楠木皮。已上助使，止加一铢。此药不问老少，胎前产后，五劳七伤，六极八邪，耳鸣眼昏，梦泄盗汗，四肢沉重，腿膝酸疼妇人宫藏久冷，月水不调，若能每日空心一服，即出颜容，丰肌体，调三焦，壮筋骨，祛冷气，快心胸，神效莫述。

劫劳散

治五劳七伤，四时伤寒，山岚瘴疟，时行疫疠，心神烦躁，口苦舌干，憎寒壮热，头疼鼻塞，腰脚酸倦，背脊强急，浑身疼痛。

地骨皮二两半　前胡去芦　荆芥各二两七钱　香附子炒，去毛　苍术浸，去皮，焙甘草㸆，各三两六钱　麻黄去根、节　白芷各四钱半　川芎二两二钱半　桔梗去芦，七两二钱当归七两三钱半　肉桂去粗皮，一两三钱半　石膏九钱　陈皮去白，一两三钱　天仙藤二两半

上为细末。每服二钱，水一盏，乌梅半个，入盐同煎服。如要出汗，加葱白、姜钱煎，连进三服。常服，温盐酒调，热盐汤点亦得。

人参轻骨散

解利四时伤寒，头痛壮热，项背拘急，骨节烦疼，憎寒恶风，肢体困倦，大

便不调,小便赤涩,呕逆烦渴;或伤风感寒,头痛体热,鼻塞声重,咳嗽痰涎;及山岚瘴气,时行疫疠,潮热往来,及疗五劳七伤,中脘气滞,心腹痞闷,停痰呕逆,冷气奔冲,攻注刺痛。又治妇人血气撮痛,经候不调,并宜服之。

贝母去心　白茯苓焙　半夏煮,各一两　枳壳去瓤,炒,二两半　苍术浸一宿,六两　人参　白术焙　白芷不见火　陈皮去白　秦艽　赤芍药各二两　川芎　当归去芦,焙　肉桂去粗皮　干姜炮,各一两半　柴胡去芦　麻黄去根、节,各三两　桔梗去芦　甘草熦　厚朴各四两,姜汁浸

上件为细末。每服三钱,水一盏,生姜三片,同煎至七分,通口稍热服。身体倦怠加乌梅一个,咳嗽加枣二枚,同煎,不拘时。

葱白散

解四时伤寒,头痛壮热,项背拘急,骨节烦疼,憎寒恶风,肢体困倦,大便不调,小便赤涩,呕逆烦渴,不思饮食。又伤风感寒,头痛体热,鼻塞声重,咳嗽痰涎,山岚瘴气,时行疫疠,并皆治之。

川芎　苍术米泔浸　白术各二两　甘草熦　石膏煅　干葛焙,各一两　麻黄去根、节,三两

上件为细末。每服二钱,水一盏,生姜三片,葱白二寸,煎至七分,热服不拘时候。如要出汗,并煎三服,被盖,汗出为度。

桂枝汤

治太阳中风,阳浮而阴弱,阳浮者热自发,阴弱者汗自出,啬啬恶寒,淅淅恶风,翕翕发热,鼻鸣干呕。

桂枝去皮　芍药各一两半　甘草一两

上为粗末。每服二钱,以水一盏,入生姜三片,枣三枚擘破,同煎取七分,去滓,温服,不计时候。惟春初可行,自春末及夏至以前可加黄芩半两。夏至后加知母半两、石膏二两或升麻半两。若病人素虚寒者,不用加减。无汗休服。

黄龙圆

丈夫、妇人伏暑,发热作渴,呕吐恶心,年深暑毒不瘥者。

黄连去须,三十二两　好酒五升

上黄连以酒煮干为度,研为细末。用面水煮糊搜和为圆,如梧桐子大。

每服三十圆,热水吞下。又疗伤酒过多,壮毒下血,大便泄泻,用温米饮吞下,食前进,一日两服。

不换金正气散

治四时伤寒,瘴疫时气,头疼壮热,腰背拘急;五劳七伤、山岚瘴气,寒热往来,五膈气噎,咳嗽痰涎,行步喘乏,或霍乱吐泻,脏腑虚寒,下痢赤白,并宜服之。

厚朴去皮,姜汁制　藿香去枝、土　甘草燶　半夏煮　苍术米泔浸　陈皮去白

上等分为锉散。每服三钱,水一盏半,生姜三片,枣子二枚,煎至八分,去滓,食前稍热服。忌生冷、油腻、毒物。若四方人不伏水土,宜服之。常服能辟岚气,调和脾胃,美饮食。

川芎茶调散

治丈夫、妇人诸风上攻,头目昏重,偏正头疼,鼻塞声重;伤风壮热,肢体烦疼,肌肉蠕动,膈热痰盛,妇人血风攻注,太阳穴疼,但是感风气,悉皆治之。

薄荷叶不见火,八两　川芎　荆芥去梗,各四两　香附子炒,八两(别本作细辛去芦一两)
防风去芦,一两半　白芷　羌活　甘草燶,各二两

上件为细末。每服二钱,食后,茶清调下。常服清头目。

渗湿汤

治寒湿所伤,身重腰冷,如坐水中,小便或涩或出,大便溏泄。皆因坐卧湿处,或因雨露所袭,或因汗出衣裘冷湿,久久得之。腰下重疼,两脚疼痛,腿膝或肿或不肿,小便利,反不渴,悉能主之。

苍术　白术　甘草炙,各一两　茯苓去皮　干姜燶,各二两　橘红　丁香各一分
上㕮咀。每服四钱,水一盏半,枣一枚,姜三片,煎七分,食前温服。

冰黄散

治冒暑伏热,头目昏晕,呕吐泻痢,口干烦渴,背寒面垢。

赤茯苓去皮　甘草生,各四两　寒食面　生姜切碎,搜面匀,日干,各一斤
上为细末。每服二钱。新汲水或冷熟水调下,不拘时候。

〔续添诸局经验秘方〕

神仙百解散　一名神仙截伤寒四季加减百解散

治伤寒遍身疼痛,百节拘急,头目昏痛,肢体劳倦,壮热憎寒,神志不爽;

感冒瘟疫瘴气。常服辟瘟疫,治劳倦。

山茵陈　柴胡_{去芦}　前胡_{生姜制,炒}　人参　羌活　独活　甘草　苍术_{米泔浸,锉,炒}　干葛　白芍药　升麻　防风_{去苗}　藁本_{去芦}　藿香_{去梗}　白术　半夏_{姜汁炙,}各一两

立春已后不加减,立夏已后一料加:

柴胡_{一分}　赤茯苓　当归_{各半两}

立秋已后减柴胡_{一分},不用当归、茯苓,只加:

干姜_炮　肉桂_{去粗皮,各一分}　麻黄_{去节,半两}

立冬已后并无加减(一方无当归,有黄芩_{去芦,半两})。

上为细末。每服三钱,水一盏半,姜三片,枣二个,煎至一盏,热服,不计时候,并进二服。如要表散,加葱白三寸、淡豆豉三十粒,同煎服,以衣被盖覆,汗出而愈。

八解散

治四时伤寒,头疼壮热,感风多汗,及疗劳伤过度,骨节酸疼,饮食无味,四肢疼倦,行步喘乏,面色痿黄,怠惰少力,咳嗽寒热,羸弱自汗,胸膈不快,呕逆恶心。

人参　茯苓　甘草_炙　陈皮_{去白}　白术　藿香_{去土,各一两}　厚朴_{去粗皮,锉,}生姜自然汁浸一宿,炒紫色,二两　半夏_{汤洗七次,一两}

上为细末。每服二钱,水一盏,生姜三片,枣子一枚,葱白三寸,同煎至七分,温服,不拘时候。

白术散

治伤寒气脉不和,憎寒壮热,鼻塞脑闷,涕唾稠粘,痰嗽壅滞;或冒涉风湿,憎寒发热,骨节疼痛;或中暑呕吐眩晕;及大病后将理失宜,食复、劳复病证如初。又治五劳七伤,气虚头眩,精神恍惚,睡卧不宁,肢体倦怠,潮热盗汗,脾胃虚损,面色痿黄,饮食不美,口吐酸水,脏腑滑泄,腹内虚鸣反胃吐逆,心腹绞痛,久疟久痢;及膈气咽塞,上气喘促,坐卧不安;或饮食所伤,胸膈痞闷,腹胁膨胀;妇人胎前产后,血气不和;霍乱吐泻,气厥不省人事。常服辟四时不正之气,及山岚瘴疫,神效不可具述。

山药　桔梗　茯苓_{去皮}　甘草　白芷　陈皮_{去白}　青皮_{去白}　香附子_{各三两}

白术四两　干姜炮，二两

上为末。每服二钱，水一盏，姜三片，枣一枚，木瓜干一片，紫苏三叶，煎七分，食前服。若吐泻，入白梅煎。喘，入桑白皮、杏仁煎伤寒劳复，入薄荷。膈气，入木通三寸、麝香少许。中暑呕逆，入香薷。产前、产后血气不和，入荆芥煎。霍乱，入藿香煎。气厥，入盐汤调下。

人参顺气散

治证、服法并与前人参顺气散同。

人参　桔梗　甘草炙　干葛　白术　白芷各一两　麻黄去根、节，一两半干姜半两

服法见前。

藿香正气散

治伤寒头疼，憎寒壮热，上喘咳嗽，五劳七伤，八般风痰，五般膈气，心腹冷痛，反胃呕恶，气泻霍乱，脏腑虚鸣，山岚瘴疟，遍身虚肿；妇人产前、产后，血气刺痛；小儿疳伤，并宜治之。

大腹皮　白芷　紫苏　茯苓去皮，各一两　半夏曲　白术　陈皮去白　厚朴去粗皮，姜汁炙　苦梗各一两　藿香去土，三两　甘草炙，二两半

上为细末。每服二钱，水一盏，姜钱三片，枣一枚，同煎至七分，热服。如欲出汗，衣被盖，再煎并服。

三拗汤

治感冒风邪，鼻塞声重，语音不出；或伤风伤冷，头痛目眩，四肢拘倦，咳嗽多痰，胸满气短。

甘草不炙　麻黄不去根、节　杏仁不去皮、尖

上等分，㕮咀为粗散。每服五钱，水一盏半，姜钱五片，同煎至一盏，去滓，通口服，以衣被盖覆睡，取微汗为度。

来苏散

解利四时温疫，伤寒，身体壮热，头痛憎寒，项脊拘急，浑身疼痛，烦渴闷乱，大小便涩，嗜卧少力，全不思饮食，及诸气疾，五劳七伤，山岚瘴疟，寒热往来等疾，并皆治之。

柴胡去芦　甘草炙　干姜各二两　肉桂去粗皮，不见火　桔梗　防风　荆芥穗

五加皮各一两　芍药半两　麻黄去节　陈皮去白,各一两半　黄芪蜜水浸一宿,炙,一分

上为细末。每服二钱,水一盏,生姜三片,同煎至八分,热服,不拘时候。常服和顺三焦,辟瘴气,进饮食。

香薷汤

宽中和气,调荣卫。治饮食不节,饥饱失时,或冷物过多,或硬物壅驻,或食毕便睡,或惊忧恚怒,或劳役动气,便欲饮食,致令脾胃不和,三脘痞滞;内感风冷,外受寒邪,憎寒壮热,遍体疼痛,胸膈满闷,霍乱呕吐,脾疼翻胃;中酒不醒;四时伤寒头痛,并进三服,得汗即痊。常服益脾温胃,散宿痰停饮,能进食,辟风、寒、暑、湿、雾露之气。

白扁豆炒　茯神　厚朴去粗皮,锉,姜汁炒,各一两　香薷去土,二两　甘草炙,半两

上为细末。每服二钱,沸汤点服,入盐点亦得,不拘时。

十神汤

治时令不正,瘟疫妄行,人多疾病。此药不问阴阳两感,或风寒湿痹,皆可服之。

川芎　甘草炙　麻黄去根、节　升麻各四两　干葛十四两　赤芍药　白芷　陈皮去瓤　紫苏去粗梗　香附子杵去毛,各四两

上为细末。每服三大钱,水一盏半,生姜五片,煎至七分,去滓,热服,不以时候。如发热头痛,加连须葱白三茎。如中满气实,加枳壳数片同煎服。虽产妇、婴儿、老人皆可服饵。如伤寒,不分表、里证,以此导引经络,不致变动,其功效非浅。

水浸丹

治伏暑伤冷,冷热不调,霍乱吐利,口干烦渴,并宜服之。

巴豆大者二十五枚,去皮、膜,研,取油尽如粉　黄丹炒,研,罗过,取一两一分

上同研匀,用黄蜡熔作汁,别为圆如梧桐子大。每服五圆,以水浸少顷,别以新汲水吞下,不拘时候。

荆芥散

治伤寒头疼,鼻塞流涕,声重咽干,胸膈满闷,头痛如破。

天南星浸洗,生姜自然汁煮软,切,焙干　草乌头炮,去皮、脐　荆芥穗各半两　石膏研,一两

上为细末。每服二钱，陈茶末一钱，生姜自然汁半呷，薄荷三叶，水二盏，同煎八分，通口服。

六和汤

治心脾不调，气不升降，霍乱转筋，呕吐泄泻，寒热交作，痰喘咳嗽，胸膈痞满，头目昏痛，肢体浮肿，嗜卧倦怠，小便赤涩，并伤寒阴阳不分，冒暑伏热烦闷，或成痢疾，中酒烦渴畏食。妇人胎前、产后，并宜服之。

缩砂仁　半夏_{汤炮七次}　杏仁_{去皮、尖}　人参　甘草_{炙，各一两}　赤茯苓_{去皮}　藿香叶_{拂去尘}　白扁豆_{姜汁略炒}　木瓜_{各二两}　香薷　厚朴_{姜汁制，各四两}

上锉。每服四钱，水一盏半，生姜三片，枣子一枚，煎至八分，去滓，不拘时候服。

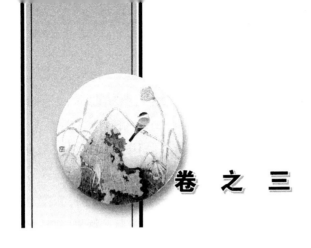

卷 之 三

治一切气 _{附脾胃、积聚}

苏合香圆

疗传尸骨蒸,殗殜①肺痿,疰忤②鬼气卒心痛,霍乱吐利,时气鬼魅瘴疟,赤白暴利,瘀血月闭,痃癖丁肿惊痫,鬼忤中人,小儿吐乳,大人狐狸等病。(麝香苏合香圆方见后)

白术　青木香　乌犀屑　香附子_{炒去毛}　朱砂_{研,水飞}　诃黎勒_{煨,去皮}白檀香　安息香_{别为末,用无灰酒一升熬膏}　沉香　麝香_研　丁香　荜拨_{各二两}龙脑_研　苏合香油_{入安息香膏内,各一两}　熏陆香_{别研,一两}

上为细末,入研药匀,用安息香膏并炼白蜜和剂,每服旋圆如梧桐子大。早朝取井华水,温冷任意,化服四圆。老人、小儿可服一圆。温酒化服亦得,并空心服之。用蜡纸裹一圆如弹子大。绯绢袋盛,当心带之,一切邪神不敢近。

安息香圆

治一切冷气,心腹疼痛,胸膈噎塞,胁肋膨胀,心下坚痞,腹中虚鸣,哕逆恶心,噫气吞酸,胃中冷逆,呕吐不止,宿饮不消,胸膈刺痛,时吐清水,不思饮食,并皆治之。

肉桂_{去粗皮,二两半}　诃子_{炮,取皮,二两}　阿魏_{细研,白面少许搜和作饼子,炙令香熟,一分}　茯苓_{白底}　当归_{汤洗,切片,焙干}　干姜_{炮,去皮}　肉豆蔻_{去壳}　川芎

---

① 殗殜(yèdié 页叠):病名,劳瘵之属。

② 疰忤(zhùwǔ 住午):病名,犹中恶。感受秽毒或不正之气,卒心腹胀满,吐利不行,如干霍乱状。疰:多指具有传染性和病程长的慢性病。

丁香皮　缩砂仁　五味子微炒　巴戟去心,麸炒　益智子,去皮　白豆蔻去皮,各一两半

硇砂酒半盏化,去石,入蜜中　槟榔炮　荜澄茄　芍药　莪茂　三棱炮　安息香酒半

盏化,去砂石,炼蜜中　香附子,去毛　茴香微炒,各一两半①　胡椒　高良姜　木香

沉香　乳香别研　丁香各一两

上件药,除安息香、硇砂外,并一处杵,罗为细末,用蜜三十两,入安息香、硇砂于蜜中炼熟,剂②上件药,杵一二千下,圆如鸡头肉大。每服一圆,细嚼,温酒下,浓煎生姜汤下亦得,食前服。

丁沉圆

治一切冷气攻心,腹、胁、肋胀满刺痛,胸膈噎塞,痰逆恶心,噫气吞酸,不思饮食,胃中冷逆,呕吐不止,及翻胃隔气,宿食留饮,心痛霍乱;妇人血气心腹痛,并皆治之。

甘草炙　青皮去瓤,锉,炒　丁香　白豆蔻仁　沉香　木香　槟榔　肉豆蔻仁各五两　白术锉,微炒,四十两　人参去芦　茯苓去皮　诃黎勒煨,取皮,各十两　肉桂去粗皮　干姜炮裂,各二两半③　麝香别研,一两

上为细末,入麝香令匀,炼蜜和圆,如酸枣大。每服一圆,细嚼,炒生姜盐汤下,温酒亦得,空心食前服。

大沉香圆

治一切冷气攻心腹刺痛,胸膈噎塞,呕吐痰水,噫气吞酸,口苦舌涩,不思饮食;膀胱、肾间冷气攻冲,腰背拘急,脐腹绞痛,手足逆冷,小便滑数。又治卒暴心痛,霍乱吐利,疝瘕气痛,妇人血气刺痛,并宜服之。

天台乌药锉　白芷　甘松洗,晒　甘草燠,各二斤半　姜黄去皮　沉香锉　檀香锉　干姜炮　肉桂去粗皮,各二十两　白豆蔻去皮,十两　香附子去毛,燠,五斤

上为末,炼蜜搜和,每一两作二十圆。每服一圆,嚼破,炒生姜盐汤下。元气发动,炒茴香热酒下,空心、食前服。

理中圆

理中焦不和,脾胃宿冷,心下虚痞,腹中疼痛,胸胁逆满,噎塞不通,呕

---

① 一两半:绍兴本作"半两"。

② 剂(qí 齐):量词,此处作"若干味药合起来"解。

③ 二两半:绍兴本作"二两"。

吐冷痰,饮食不下,噫醋吞酸,口苦失味,怠惰嗜卧,全不思食。又治伤寒时气,里寒外热,霍乱吐利,心腹绞痛,手足不和,身热不渴,及肠鸣自利,米谷不化。

白术　干姜炮　人参①　甘草燧,各二十两

上为末,炼蜜为圆,每一两作一十圆。每服一圆,食前,沸汤化下,嚼服亦得,或圆如梧桐子大服并得。大病新瘥,多睡②不止,及新产内虚,皆可服之。常服温脾暖胃,消痰逐饮,顺三焦,进饮食,辟风、寒、湿、冷邪气。

和胃圆

治脾胃不和,中脘气痞,心腹胀闷,不思饮食,呕吐痰逆,噫气吞酸,面色萎黄,肌肉消瘦,腹胁刺痛,便利不调,少力嗜卧,体重节痛,及治虚劳,脾胃虚弱,饮食不化,心腹痞满,并宜服之。此药老幼气弱皆可常服,能温和脾胃,调进饮食。

厚朴去粗皮,锉碎,以生姜二两,研烂,同炒　半夏③一半汤洗,日干,微炒;一半生姜汁制作饼,炙黄　鳖甲九肋,大者一枚,黄泥外固,米醋二碗,化硇砂一两,放鳖甲内,慢火熬干,细研　神曲碎,炒　麦芽微炒　白术锉,炒　肉桂去粗皮,各二两　枳壳去瓤,麸炒　三棱炮,锉　青橘皮去白,炒,三两　人参去芦头,各三两　陈橘皮去白　诃子去核,炮,各四两　槟榔当归各一两半　芍药　甘草炒,各一两　干姜炮　赤茯苓去皮,各三分

上为细末,蜜圆如小豆大。每服二十圆,加至三十圆,微嚼破,温水下,不计时候。

紫苏子圆

治一切气逆,胸膈噎闷,心腹刺痛,胁肋胀满,饮食不消,呕逆欲吐,及治肺胃伤冷,咳嗽痞满,或上气奔急,不得安卧。

紫苏子拣净　陈皮去白,各二两　肉桂去粗皮　人参去芦　高良姜炒,各一两

上五味为细末,炼蜜和圆,如弹子大。每服一圆,细嚼,温酒下,米饮亦得,不计时候。或作小圆服之亦得。若食瓜脍生冷,觉有所伤,噫气生熟,欲成霍乱者,含化一圆,细细咽汁,服尽应时立愈。常服此药,永不患霍乱,甚妙。

① 人参:此下绍兴本有"洗去芦头"四字。
② 睡:绍兴本作"唾"。义长可从。
③ 半夏:其炮制方法绍兴本作"一半用曲子,一半用生者汤洗过,炒"。

养脾圆

治脾胃虚冷，心腹绞痛，胸膈满闷，胁肋虚胀，呕逆恶心，噫气吞酸，泄泻肠鸣，米谷不化，肢体倦怠，不思饮食。

大麦芽炒　白茯苓去皮　人参去芦，各一斤　干姜炮　缩砂去皮，各二斤　白术半斤　甘草锉，爁，一斤半

上为细末，炼蜜和圆，每两作八圆。每服一圆，细嚼，生姜汤送下，食前服。此药养胃进食。

五膈圆

治因愁忧思虑，饮食不节，动气伤神，致阴阳不和，脏腑生病，结于胸膈，遂成忧膈、气膈、食膈、饮膈、劳膈之病。若食生冷即发，心胸痞满，气不得通，疼痛如刺，及引背脊，食即不下，心下坚痛，痛即欲吐，得吐即已，甚者手足逆冷，上气咳逆，喘息短气。

蜀椒去目并闭口者，微炒出汗　细辛去苗、土　肉桂去粗皮　远志去心，各三两　麦门冬去心，焙　甘草炙，各五两　干姜炮，二两　人参去芦，四两　附子炮，去皮、脐，一两半

上为细末，炼蜜和圆，如弹子大。每服一圆，含化咽之，胸膈喉中当热，药力稍尽，更服一圆，日三服，夜二服，服药七日即愈；或圆如梧桐子大，温酒服之亦得，食后服。

嘉禾散亦名谷神散

治中满下虚，五噎五膈，脾胃不和，胸膈痞闷，胁肋胀满，心腹刺痛，不思饮食，或多痰逆，口苦舌[①]酸，胸满短气，肢体怠惰，面色萎黄。如中焦虚痞，不任攻击，脏气虚寒，不受峻补，或因病气衰，食不复常，禀受怯弱，不能多食，尤宜服之。常服育神养气，和补脾胃，进美饮食。

枇杷叶去毛，尽涂姜汁，炙令香熟为度　薏苡仁微炒　白茯苓去皮　人参去芦　缩砂仁去皮，各一两　大腹子微炒　随风子如无，楝实、诃子亦得　杜仲去皮，用姜汁与酒合和涂，炙令香熟微焦　石斛细锉，用酒拌和，微炒　藿香叶　木香　沉香　陈皮[②]去白，各三分　谷芽微炒　槟榔炒　丁香　五味子微炒　白豆蔻微炒，去皮　青皮去瓤　桑白皮微炒，各半两　白术炒，二两　神曲微炒　半夏汤洗七遍，生姜一分，切作片子，与半夏同捣烂，作

---

① 舌：绍兴本作"吞"。

② 陈皮：绍兴本作"陈橘红"。

饼炙黄,各一分　甘草微炙黄,一两半

上捣、罗为末。每服二钱,水一盏,入生姜二片,肥枣三枚,同煎至七分,温服不计时候。及疗四时伤寒,能调治阴阳,使无变动,克日得安;如疗五噎,入干柿一枚同煎,十服见效。如疗膈气,吐气^①羸困,入薤白三寸、枣五枚同煎。妇人亦可服。

理中汤

脾胃不和,中寒上冲,胸胁逆满,心腹疞痛,痰逆恶心,或时呕吐,心下虚痞,隔塞不通,饮食减少,短气羸困,温中逐水,止汗去湿。又肠胃冷湿,泄泻注下,水谷不分,腹中雷鸣,伤寒时气,里寒外热,霍乱吐利,手足厥冷,胸痹心痛,逆气结气,并皆治之。

人参　甘草锉,炒　白术　干姜炮,各三两

上为粗末。每三钱,以水一盏半,煎取^②中盏,去滓,稍热服,空心、食前。

调中沉香汤

调中顺气,除邪养正。治心腹暴痛,胸膈痞满,短气烦闷,痰逆恶心,食饮少味,肢体多倦。常服饮食增进,腑脏和平,肌肤光悦,颜色光润。

麝香研,半钱　沉香锉,细,二两　生龙脑研,一钱　甘草炙黄,一分　木香　白豆蔻仁各一两

上为细末,入研药匀。每服半钱,用沸汤点服,或入生姜一片、盐少许亦得。酒食后服之大妙。

匀气散

治气滞不匀,胸膈虚痞,宿冷不消,心腹刺痛。除胀满噎塞,止呕吐恶心。常服调顺脾胃,进美饮食。

丁香　檀香　木香　白豆蔻仁各二两　藿香叶　甘草爁,各八两　缩砂仁四两

上为末。每服一钱,入盐末一字,用沸汤点服,不计时候。

乌沉汤

和一切气,除一切冷,调中补五脏,益精壮阳道,暖腰膝,去邪气。治吐泻转筋,癥癖疼痛,风水毒肿,冷风麻痹。又主中恶心腹痛,蛊毒疰忤鬼气,宿食

① 气:绍兴本作"逆"。
② 取:此下绍兴本有"一"字。

73

不消，天行瘴疫，膀胱、肾间冷气攻冲，背膂俯仰不利，及妇人血气攻击，心腹撮痛，并宜服之。

天台乌一百两　沉香五十两　人参三两　甘草爁，四两半

上为末。每服半钱，入生姜三片，盐少许，沸汤点服，空心、食前。

五膈宽中散

治因忧恚、寒热，动气伤神，致阴阳不和，腑脏生病，结于胸膈之间，遂成五膈之病，一曰忧膈，胸中气结，津液不通，饮食不下，羸瘦短气；二曰恚膈，心下实满，噫辄醋心，饮食不消，大小便不利；三曰气膈，胸胁逆满，噎塞不通，噫闻食臭；四曰寒膈，心腹胀满，咳嗽气逆，腹上苦冷雷鸣，绕脐痛，不能食肥；五曰热膈，五心中热，口中烂生疮，四肢烦重，唇口干燥，身体或热，腰背疼痛，胸痹引背，不能多食，及一切气疾，并皆治之。

白豆蔻去皮，二两　甘草炙，五两　木香三两　厚朴去皮，生姜汁炙熟，一斤　缩砂仁　丁香　青橘皮去白　陈橘皮去白，各四两　香附子炒去毛，十六两

上为细末。每服二钱，入生姜二片，盐少许，沸汤点服，不计时。

膈气散

治五种膈气，三焦痞寒[1]，胸膈满闷，背膂引疼，心腹膨胀，胁肋刺痛，食饮不下，噎塞不通，呕吐痰逆，口苦吞酸，羸瘦少力，短气烦闷。常服顺气宽中，消痃癖积聚，散惊忧恚气。

肉豆蔻仁　木香　干姜炮　厚朴生姜制爁　青皮去瓤　甘草爁，各五两　三棱炮　益智仁　蓬莪茂　肉桂去粗皮　陈皮汤浸去瓤　槟榔　枳壳去瓤，麸炒，各十两

上为细末。每服二钱，水一盏，入生姜二片、枣半个，同煎七分，和滓热服。如不及煎，入盐少许，沸汤点服亦得，不拘时候。

建中散

治脾胃不和，中脘气滞，宿寒留饮，停积不消，心腹刺痛，胁肋膨胀，呕吐痰逆，噫气吞酸，肠鸣泄利，水谷不化，肢体倦怠，不思饮食。

青州枣　厚朴姜汁制[2]，各一斤　干姜炮　半夏汤洗去滑　甘草各五两　陈皮去白[3]，八两

---

① 寒：绍兴本作"塞"。义胜。

② 姜汁制：此下绍兴本有"去粗皮"三字。

③ 去白：此下绍兴本有"汤浸去瓤焙"五字。

已上六味,用水三斗,煮令水尽,焙干。

草豆蔻去皮 人参 藿香 诃子炮,取皮 白茯苓去皮 白术各一两

上粗末。每服二钱,水一盏,生姜三片,煎六分,去滓,温服,食前。

平胃散

治脾胃不和,不思饮食,心腹胁肋胀满刺痛,口苦无味,胸满短气,呕哕恶心,噫气吞酸,面色萎黄,肌体瘦弱,怠惰嗜卧,体重节痛,常多自利,或发霍乱,及五噎八痞,膈气反胃,并宜服。

苍术去粗皮,米泔浸二日,五斤 厚朴去粗皮,姜汁制,炒香,三斤二两 陈皮去白,三斤二两 甘草锉,炒,三十两

上为细末。每服二钱,以水一盏,入生姜二片、干枣二枚,同煎至七分,去姜、枣,带热服,空心,食前。入盐一捻,沸汤点服亦得。常服调气暖胃,化宿食,消痰饮,辟风、寒、冷、湿四时非节之气。

三和散

治五脏不调,三焦不和,心腹痞闷,胁肋腹胀,风气壅滞,肢节烦痛,头面虚浮,手足微肿,肠胃燥涩,大便秘难,虽年高气弱,并可服之。又治背痛,胁痛,有妨饮食,及脚气上攻,胸腹满闷,大便不通。

羌活去芦 紫苏茎叶,去粗梗 沉香 宣州木瓜薄切,焙干 大腹皮炙焦黄,各一两 芎䓖 甘草炒 陈皮去白 木香 槟榔面裹,煨熟,去面 白术各三分

上为粗末。每服二大钱,水一盏,煎至六分,去滓,温服,不计时。

七气汤

治虚冷上气,及寒气、热气、怒气、恚气、喜气、忧气、愁气,内结积聚,坚牢如杯,心腹绞痛,不能饮食,时发时止,发即欲死,此药主之。

人参 甘草炙 肉桂去粗皮,各一两 半夏汤洗七次,切片,焙干,五两

上为粗末。入半夏令匀,每服三钱,水一大盏,入生姜三片,煎七分,去滓,稍热服,食前。

益智散

治伤寒阴盛,心腹痞满,呕吐泄利,手足厥冷,及一切冷气奔冲,心、胁、脐、腹胀满绞痛。

川乌炮,去皮、脐,四两　　益智去皮,二两　　干姜炮,半两　　青皮去白①,三两②

上件为散。每服三钱,水二盏,入盐一捻、生姜五片、枣二个(擘破),同煎至八分,去滓,温服,食前。

藿香半夏散

治胃虚中寒,停痰留饮,哕逆呕吐,胸满噎痞,短气倦怠,不入饮食。

丁香皮半两　　藿香叶一两　　半夏汤浸洗七遍,炒微黄色,二两

上为散。每服二钱,水一盏,入生姜七片,同煎七分,去滓,温服,食前。

草豆蔻散

治脾胃不调,胸膈满闷,饮食不化,呕逆恶心;或藿③乱呕吐,心腹刺痛,肠鸣泄利,水谷不分。

草豆蔻去皮,一斤　　生姜切作片,二斤　　甘草锉,八两

上件拌匀,入于银器内,用水过三指许,以慢火熬令水尽,焙令干,杵为细末。每服一钱,用沸汤点服,不计时候。夏月煎作熟水常服,调中止逆,除冷气,消饮食。

积气圆

治阴阳不和,脏腑虚弱,寒冷之气留滞于内,使气积不散,胸胁支满,食即气噎,心腹膨胀,气刺气急(一本做气急刺痛),宿食不化,心腹引痛,噎气吞酸,停饮浸渍,恶心呕逆,癖块疼痛,脏腑不调,饮食不进,往来寒热,渐觉羸瘦,以致着床,面黄肌热,精神困顿。

巴豆一百个,去皮、心、膜,出油取霜,三钱　　桃仁去皮、尖,麸炒,别研,一两半　　附子炮,去皮、脐,四两④　　米醋五升,与硇砂,大黄以慢火熬成膏　　大黄面裹煨去面,切焙,别为末　　干漆炒焦　　木香　　鳖甲醋炙黄,各一两　　三棱煨,乘热捣碎　　肉桂去粗皮　　硇砂研,各二两　　朱砂研飞　　麝香别研,各二钱半

上为细末,入研药匀,以醋膏为圆,如梧桐子大。每服二圆,炒生姜汤温下,或木香汤亦得,食后,临卧服。更看虚实,加减服之,忌生硬冷物。

---

① 去白:绍兴本作"汤浸去白,焙"。

② 三两:绍兴本作"一两"。

③ 藿:绍兴本作"霍"。义胜。

④ 四两:绍兴本作"半两"。

丁香圆

治积滞不消，心腹坚胀，痰逆呕哕，噫醋吞酸，胁肋刺痛，胸膈痞闷，或反胃恶心，食饮不下，气上冲胸，痞噎不通，及食癥酒癖，血瘕气块，时发刺痛，全不思食，并治之。常服消饮食，行滞气。

猪牙皂角去皮，炙焦黑，为细末　好墨烧，醋淬　肉桂去粗皮　干姜炮　丁香木香各一两　干漆碎，炒令烟尽，为细末　牵牛子炒，为细末　川大黄末　蓬莪茂炮，捣碎京三棱炮，捣碎　硇砂末　附子炮，去皮、脐，各二两　青橘皮去白，三两　巴豆霜先用醋煎硇砂令热，下巴豆霜，煎三两沸，下大黄末熬膏，一钱半

上以大黄、硇砂、巴豆膏和圆，如绿豆大。每服一两圆，茶、酒任下。如要取化癥瘕癖块，用生姜汤下七圆，并食后、临卧服之。

小丁香圆

消积滞生冷，留饮宿食，止痰逆恶心，霍乱呕吐。治心腹胀闷，胁肋刺痛，胸膈痞满，噎塞不通。常服顺脾胃，进饮食。

五灵脂十二两　丁香三两　木香一两半　肉豆蔻去壳，三十个　巴豆去皮出油，二百一十个

上为细末，入巴豆令匀，面糊和令得所，圆如黍米大。每服五圆至七圆，温生姜汤下，橘皮汤亦得，食后服。如霍乱吐逆，煎桃叶汤放冷下。小儿吐逆不定，三岁儿服三圆，五岁已下服四圆，用生姜桃叶汤下。

三棱煎圆

顺气宽中，消积滞，化痰饮。治中脘气痞，心腹坚胀，胁下紧硬，胸中痞塞，喘满短气，噫气不通，呕吐痰逆，饮食不下，大便不调，或泄或秘。

杏仁汤浸，去皮、尖，麸炒黄色　硇砂飞、研，各一两　神曲碎，炒　麦芽炒，各三两青皮去白　干漆炒　萝卜子微炒，各二两　京三棱生细锉，捣罗为末，以酒三升，石器内熬成膏，半斤

上件为末，以三棱膏匀搜和圆，如梧桐子大。每服十五圆至二十圆，温米饮下，食后服。

青木香圆

宽中利膈，行滞气，消饮食。治胸膈噎塞，腹胁胀痛，心下坚痞，肠中水声，呕哕痰逆，不思饮食。

补骨脂_{炒香}　荜澄茄　槟榔_{酸粟米饭裹，湿纸包，灰火中煨令纸焦，去饭，各四十两}
黑牵牛_{二百四十两，炒香，别捣末，一百二十两}　木香_{二十两}

上为细末，入牵牛末令匀，渐入清水和令得所，圆如绿豆大。每服二十圆，茶、汤熟水任下，食后服。每酒食后可服五圆至七圆。小儿一岁服一圆。怀妊妇人不得服之。

消食圆

治脾胃俱虚，不能消化水谷，胸膈痞闷，腹胁时胀，连年累月，食减嗜卧，口苦无味，虚羸少气。又治胸中有寒，饮食不下，反胃翻心，霍乱呕吐，及病后新虚，不胜谷气，或因病气衰，食不复常，并宜服之。

乌梅_{去核，焙干}　干姜_{炮，各四两}　小麦芽_{炒黄，三两}　神曲_{捣末，炒，六两二钱}

上件为末，炼蜜和搜为圆，如梧桐子大。每服十五圆，加至二十圆，米饮下，日二服，不计时候。

小独圣圆

治脾胃不和，饮食多伤，心腹刺痛，呕哕恶心，噫痞吞酸，干噫食臭，腹胁胀闷，不思饮食。常服用化滞气，利胸膈，止逆消食。

巴豆_{连皮称半两，去皮、心、膜，炒熟，得三钱，研，三钱}　肉桂_{去粗皮，一斤}　硇砂_{研飞，一两}
半夏_{汤洗七次}　丁香皮_{舶上者}　乌梅_{去核}　干姜_炮　当归_{去芦头}　京三棱_{煨，捣碎，各四两}

上为细末，入巴豆、硇砂匀，水煮面糊为圆，如麻子大。每服三圆至五圆，用温水下，食后服。

温白圆

治心腹积聚，久癥癖块，大如杯碗，黄疸宿食，朝起呕吐，支满上气，时时腹胀，心下坚结，上来抢心，傍攻两胁。十种水病，八种痞塞，翻胃吐逆，饮食噎塞，五种淋疾，九种心痛，积年食不消化，或疟疾连年不瘥。及疗一切诸风，身体顽痹，不知痛痒，或半身不遂，或眉发堕落。及疗七十二种风，三十六种遁尸疰忤，及癫痫。或妇人诸疾，断续不生，带下淋沥，五邪失心，愁忧思虑，意思不乐，饮食无味，月水不调。及腹中一切诸疾，有似怀孕，连年累月，羸瘦困弊，或歌或哭，如鬼所使，但服此药，无不除愈。

川乌_{炮，去皮、脐，二两半}　柴胡_{去芦头}　桔梗　吴茱萸_{汤洗七次，焙、炒}

菖蒲　紫菀去苗、叶及土　黄连去须　干姜　肉桂去粗皮　茯苓去皮　蜀椒去目及闭口,微炒去汗　人参去芦头　厚朴生姜制　皂荚去皮、子,炙　巴豆去皮、心、膜,出油,炒、研,各半两

上为细末,入巴豆匀,炼蜜为圆,如梧桐子大。每服三圆,生姜汤下,食后或临卧服,渐加至五七圆。

九痛圆

治九种心痛:一、虫心痛;二、疰心痛;三、风心痛;四、悸心痛;五、食心痛;六、饮心痛;七、冷心痛;八、热心痛;九、去来心痛。又治连年流注心胸痛。并疗冷冲上气,落马堕车,瘀血等疾。

狼毒炙香,一两　附子炮裂,去皮、脐,三两　干姜炮　巴豆去皮、心膜,炒干,取霜　人参去芦头　吴茱萸汤洗七次,炒,各一两

上六味为细末,炼蜜和圆,如梧桐子大。每服空腹温酒下一圆。卒中恶心腹胀痛,口不能言者,服二圆立瘥。

生气汤

治男子、妇人一切冷气攻心、腹、胁肋胀满刺痛,噫醋吞酸,痰逆呕吐,胸膈痞闷,饮食不美。又治五膈、五噎,一切气疾。常服除邪冷,生胃气。

盐炒,二两半　丁香皮一两　胡椒二钱半　丁香　檀香各一两半　干姜炮　甘草炙,各二两

上七味同捣碎,用慢火熁令香熟,乘热入瓷器内密盖覆,候冷,碾,罗作细散,密盛贮,勿令泄气味。每服半钱至一钱,用沸汤点服,不计时候。

〔绍兴续添方〕

如圣饼子

治男子、妇人气厥,上盛下虚,痰饮风寒,伏留阳经,偏正头疼,痛连脑巅,吐逆恶心,目瞑耳聋。常服清头目,消风化痰,暖胃。

防风　天麻　半夏生,各半两　天南星洗　干姜　川乌去皮、尖,各一两　川芎　甘草炙,各二两

上为细末,汤浸蒸饼和圆,如鸡头大,捻作饼子曝干。每服五饼,同荆芥三五穗细嚼,茶、酒任下,熟水亦得,不拘时候。

四柱散

治丈夫元脏气虚，真阳耗败，两耳常鸣，脐腹冷痛，头旋目晕，四肢怠倦，小便滑数，泄泻不止，凡脏气虚弱者，悉宜服之。

木香湿纸裹煨　茯苓　人参　附子炮，去皮、脐，各一两

上为细末。每服二钱，水一大盏，生姜二片，枣子一个，盐少许，煎七分，空心、食前服。

俞山人降气汤

治虚阳上攻，气不升降，上盛下虚，膈壅痰实喘满，咽干不利，烦渴引饮，头昏目眩，腰脚无力，四肢倦怠，咳嗽。兼治风湿脚气。

前胡　五加皮姜汁涂，炙　厚朴姜浸一宿，炒　黄芪去芦　当归　紫苏子微炒　甘草炙　肉桂不见火　陈皮去白　半夏曲炙，各一两　干姜炮　人参　附子炮，去尖　羌活　桔梗炒，各半两

上十五味，同作粗末。每服三钱，水一盏半，入紫苏三叶、生姜三片、枣一枚，煎至七分，去滓，食后服。

神保圆

治心膈痛，柿蒂、灯心汤下。腹痛，柿蒂、煨姜煎汤下。血痛，炒姜醋汤下。肺气甚者，白矾、蛤粉各三分，黄丹一分，同研为散，煎桑根白皮、糯米饮调下三钱。气小喘，止用桑白皮、糯米饮下。肾气胁下痛，炒茴香酒下。大便不通，蜜汤调槟榔末一钱下。气噎，木香汤下。宿食不消，茶、酒、浆、饮任下。诸气，惟膀胱气、胁下痛最难治，独此药辄能去之。有人病项筋痛，诸医皆以为风，治之数月不瘥，乃流入背膂，久之又注右胁，挛痛甚苦，乃合服之，一投而瘥，后尝再发，又一投，瘥。

木香　胡椒各一分　干蝎七个，全者　巴豆去心、皮，别研，十个

上为细末，入巴豆霜令匀，汤释蒸饼，圆如麻子大，朱砂为衣。每服三粒，汤使如前。

撞气阿魏圆

治五种噎疾，九般心痛，痃癖气块，冷气攻刺，及脾胃停寒，胸满膨胀，腹痛肠鸣，呕吐酸水，丈夫小肠气，妇人血气、血刺等疾。

茴香炒　青皮去白　甘草炒　蓬莪茂炮　川芎　陈皮去白，各一两　白芷半两

丁香皮炮，一两　缩砂仁　肉桂去皮，各半两　生姜切作片子，用盐半两淹一宿，炒黑色，四两　胡椒　阿魏醋浸一宿，以面同为糊，各二钱半

上捣为末，用阿魏糊和圆，如鸡头大，每药圆一斤，用朱砂七钱为衣。丈夫气痛，炒姜盐汤下一粒至二粒。妇人血气，醋汤下。常服一粒，烂嚼，茶、酒任下。

沉香降气汤

治阴阳壅滞，气不升降，胸膈痞塞，心腹胀满，喘促短气，干哕烦满，咳嗽痰涎，口中无味，嗜卧减食。又治胃痹留饮，噫醋闻酸，胁下支结，常觉妨闷，及中寒咳逆，脾湿洞泄，两胁虚鸣，脐下撮痛，皆能治之。患脚气人，毒气上升，心腹坚满，肢体浮肿者，尤宜服之。常服开胃消痰，散壅思食。

香附炒，去毛，四百两　沉香十八两半　缩砂仁四十八两　甘草爁，一百二十两

上为细末。每服一钱，入盐少许，沸汤点服。凌旦雾露，空心服食，去邪恶气，使无瘴疫。

小乌沉汤

调中快气，治心腹刺痛。

乌药去心，十两　甘草炒，一两　香附子沙盆内断去皮、毛，焙干，二十两

上为细末。每服一钱，入盐少许，或不着盐，沸汤点服，不拘时。

丁沉煎圆

辟雾露寒邪，散膈脘凝滞，调顺三焦，和养荣卫。治心胸痞闷，噫醋吞酸，呕逆痰水，津液不收，两胁刺痛，腹中坚满，口苦无味，不思饮食。

丁香十二两　沉香二两　木香一钱半　丁香皮一两　白豆蔻仁九两半

上为细末，别用甘草熬膏子为圆，每一两分作二百五十圆。每服一粒，含化，空心食。

感应圆

治虚中积冷，气弱有伤，停积胃脘，不能转化；或因气伤冷，因饥饱食，醉酒过多，心下坚满，两胁胀痛，心腹大疼，霍乱吐泻，大便频并，后重迟涩，久痢赤白，脓血相杂，米谷不消，愈而复发。又治中酒呕吐，痰逆恶心，喜睡头旋，胸膈痞闷，四肢倦怠，不欲饮食，又治妊娠伤冷，新产有伤，若久有积寒吃热药不效者。又治久病形羸，荏苒岁月，渐致虚弱，面黄肌瘦，饮食或进或退，

大便或秘或泄，不拘久新积冷，并悉治之。大病不过三服，便见痊愈。此药温无毒，并不燥热，不损胃气，亦不吐泻，止是磨化积聚，消逐温冷，疗饮食所伤，快三焦滞气。旋圆如绿豆大，每服三五粒，量虚实加减，温水吞下，不拘时候，常服进饮食，消酒毒，令人不中酒。又治小儿脾胃虚弱，累有伤滞，粪白鲊臭，下痢水谷，每服五粒黍米大，干姜汤下，不拘时候。前项疾证，连绵月日，用热药及取转并不成效者。

百草霜用村庄家锅底上刮得者，细研，称二两　杏仁拣净者，去双仁者，百四十个，去尖，汤浸一宿，去皮，别研极烂如膏　南木香去芦头，二两半　丁香新拣者，一两半　川干姜炮制，一两　肉豆蔻去粗皮，用滑皮仁子，二十个　巴豆七十个，去皮、心、膜，研细，出尽油如粉

上除巴豆粉、百草霜、杏仁三味外，余四味捣为细末，与前三味同拌，研令细，用好蜡匮和，先将蜡六两熔化作汁，以重绵滤去滓，以好酒一升，于银石器内煮蜡熔，数沸倾出，候酒冷，其蜡自浮，取蜡称用。凡春夏修合，用清油一两，于銚①内熬，令末散香熟，次下酒煮蜡四两，同化作汁，就锅内乘热拌和前项药末；秋冬修和，用清油一两半，同煎煮热作汁，和匮药末成剂，分作小铤子，以油单纸裹，旋圆服饵。此高殿前家方也。

小理中圆

治三脘气弱，中焦积寒，脾虚不磨，饮食迟化，吃物频伤，胸膈满闷，胁肋疗刺，呕吐哕逆，噫醋恶心，腹胀肠鸣，心腹疼痛，噎塞膈气，翻胃吐食，饮食减少。

红豆　莪术煨，乘热碎捣　缩砂仁各一两　草豆蔻煨　青皮去白瓤　陈皮去白干姜炮　京三棱煨，乘热碎捣　肉桂去粗皮，各二两　良姜　牵牛炒香熟，各三两阿魏醋化，去沙石，研，三两

上为末，水煮面糊圆如梧子大。每服三十粒，生姜橘皮汤下，温汤亦得，不拘时。此药无利性，不损气，脾胃偏虚寒者最宜服。

大七香圆

治男子、妇人脾元气冷，胃气虚乏，不思饮食，心膈噎塞，渐成膈气，脾泄泻利，气刺气注，中酒吐酒，冷痃翻胃，霍乱吐泻，并皆治疗。

香附子炒，一百九十二两　麦芽炒，一百两　丁香皮三百三十两　缩砂仁

---

① 銚（diào 掉）：本义即便携小金属锅。后引申为一种带柄有嘴煮开水熬东西用的器具。

藿香叶,各二百五十两　甘松　乌药各六十四两　肉桂去粗皮　甘草炒　陈皮去白,洗,各二百五十两

上为末,炼蜜为圆,如弹子大。每服一粒,盐酒、盐汤嚼下。妇人脾血气,如经月水不调,并用炒姜酒嚼下,醋汤亦得,大有神效。忌生冷、肥腻等物。

小七香圆

能温中快膈,化积和气。治中酒吐酒,呕逆咽酸,气膈食噎,饮食不下,冷涎翻胃,腹胀脾疼,远年茶酒食积,眼脸俱黄,赤白痢疾,脾毒泄泻。妇人脾血气,小儿疳气,并宜服之。

甘松炒,八十两　益智仁炒,六十两　香附子炒,去毛　丁香皮　甘草炒,各一百二十两　蓬莪茂煨,乘热碎　缩砂仁各二十两

上为末,水浸蒸饼为圆,如绿豆大。每服二十圆,温酒、姜汤、熟水任下。或气胀满,磨乌药水煎汤下。或酒食过度,头眩恶心,胸膈满闷,先嚼二十圆,后吞二十圆,生姜、紫苏汤下。此药性温平,不动脏腑。

连翘圆

治男子、妇人脾胃不和,气滞积聚,心腹胀满,干呕醋心,饮食不下,胸膈噎塞,胁肋疼痛,酒积面黄,四肢虚肿,行步不能,但是脾胃诸疾,并宜服之。

连翘洗　陈皮各二百四十两　青皮洗　蓬莪术炮　肉桂去粗皮,不见火好墨煅,各一百六十两　槟榔八十两　牵牛子碾,取末,二百二十两　三棱炮,二百四十九两　肉豆蔻二十五两

上为末,面糊为圆,如梧桐子大。每服三十圆,生姜汤下。久患赤白痢及大肠风秘,脾毒泻血,黄连煎汤下。妇人诸疾,姜醋汤下。不拘时。孕妇莫服。

酒癥圆

治饮酒过度,头旋恶心,呕吐不止,及酒积停于胃间,遇饮即吐,久而成癖。

雄黄拣六个,如皂荚子大　巴豆不去皮,不出油　蝎梢各十五个

上三味同研细,入白面称重五两半,滴水和如豌豆大,候稍干,入麸内同炒香,将一粒放水中。如药粒浮于水上,即去麸不用。每服二粒,温酒下,食后服。寻常伤酒,每服一粒,茶、酒任下。

分气紫苏饮

治男子、女人脾胃不和,胸膈噎塞,腹胁疼痛,气促喘急,心下胀闷,饮食不思,呕逆不止。

五味子去梗,洗　桑白皮炙,锉　陈皮去白,净洗　桔梗锉　草果仁　大腹皮　甘草炙　茯苓各三斤

上八味,咬咀为粗末,称二十斤净,入拣嫩枝、叶、干紫苏十五斤,捣碎,同一处拌匀。每服四钱,水一大盏,姜钱三片,入盐少许,同煎至七分,去滓空心食前。常服和胃进食。

四倍散

治大人、小儿脾气不顺,补虚进食。

白茯苓去皮,二两　人参去芦,一两　诃子煨,去核,半两　白术四两

上为末。每一大钱,水一盏,姜三片,枣一个,煎六分,空心温服。

木香饼子

治脾经虚冷,胃脘寒痰,胸膈噎痞,口淡舌涩,心腹撮痛,呕逆宿水,胁下疼闷,喘满气急,倦怠少力,全不思食。常服宽胸膈,散滞气,消停寒,美饮食。

缩砂仁一十二两　檀香四两　甘松洗,五两　丁香四两半　蓬莪术一十两　木香二两半

上为细末,别用甘草熬膏为圆,每两作二百五十圆,捏作饼子。每服三五饼子,细嚼,生姜汤下,温酒亦得,不拘时候。

草果饮

治脾寒疟疾。

紫苏叶　草果仁　川芎　白芷　高良姜炒　青橘皮去白,炒　甘草炒

上等分为末。每服二大钱,水一盏,煎至七分,去滓热服。二滓并煎,当发日连进三服,无不效验。

温中良姜圆

温脾胃,顺三焦。治寒痰聚结,气壅不通,食即辄吐,咽膈噎闷,两胁肋疼刺,呕吐哕逆,噫醋恶心,中满短气,嗳闻食臭,及疗留饮肠鸣,湿泄、冷泻,注下不止。常服健脾胃,美饮食,辟寒邪,养正气。

高良姜炒,四斤　干姜炮　白术各二斤四两　肉桂去粗皮,二十八两　甘草爁,一斤

上为细末，炼蜜为圆，每一两作一十二圆。每服一圆，细嚼，生姜橘皮汤，米饮亦得，空心，食前。

煨姜圆

治本脏虚，饮食不化，或成痃癖，或发心痛。冷积水脾，结聚疼痛，一切冷气等疾。

附子　硇砂　木香　生姜

上用大附子五十个，各重半两者，去皮、脐，以尖刀子剜去心子，约容硇砂半钱实之。却以附子末和面作饼子，裹附子，用文武火煨令黄，用木香如附子之半，同为细末，以水为圆，如鸡头大。复以生姜一块，擘作两片，以药在内，湿纸裹令煨，候姜热，白汤嚼下，空心服。

参苓白术散

治脾胃虚弱，饮食不进，多困少力，中满痞噎，心忪气喘，呕吐泄泻及伤寒咳噫。此药中和不热，久服养气育神，醒脾悦色，顺正辟邪。

莲子肉去皮　薏苡仁　缩砂仁　桔梗炒令深黄色，各一斤　白扁豆姜汁浸，去皮，微炒，一斤半　白茯苓　人参去芦　甘草炒　白术　山药各二斤

上为细末。每服二钱，枣汤调下，小儿量岁数加减服。

红圆子

治丈夫脾积气滞，胸膈满闷，面黄腹胀，四肢无力，酒积不食，干呕不止，背胛连心胸及两乳痛；妇人脾血积气，诸般血癥气块，及小儿食积，骨瘦面黄，肚胀气急，不嗜饮食，渐成脾劳，不拘老少，并宜服之。

京三棱浸软，切片　蓬莪术　青橘皮　陈皮去白，各五斤　干姜炮　胡椒各三斤

上为细末，用醋面糊为圆，如梧桐子大，矾红为衣。每服三十粒，食后，姜汤下。小儿临时加减与服。

〔宝庆新增方〕

苏子降气汤

治男、女虚阳上攻，气不升降，上盛下虚，膈壅痰多，咽喉不利，咳嗽，虚烦引饮，头目昏眩，腰疼脚弱，肢体倦怠，腹肚疗刺，冷热气泻，大便风秘，涩滞不通，肢体浮肿，有妨饮食。

紫苏子　半夏汤洗七次,各二两半　川当归去芦,两半　甘草燇,二两　前胡去芦
厚朴去粗皮,姜汁拌炒,各一两　肉桂去皮,一两半(一本有陈皮去白,一两半)

上为细末。每服二大钱,水一盏半,入生姜二片,枣子一个,紫苏五叶,同
煎至八分,去滓热服,不拘时候。常服清神顺气,和五脏,行滞气,进饮食,去
湿气。

安中散

治远年日近脾疼翻胃,口吐酸水,寒邪之气留滞于内,停积不消,胸膈胀
满,攻刺腹胁,恶心呕逆,面黄肌瘦,四肢倦怠。又治妇人血气刺痛,小腹连腰
攻注重痛,并能治之。

玄胡索去皮　良姜炒　干姜炮　茴香炒　肉桂各五两　牡蛎煅,四两　甘草炒,十两

上为细末。每服二钱,热酒调下,妇人淡醋汤调服。如不饮酒者,用盐汤
点下。并不拘时。

分心气饮

治男子、妇人一切气不和,多因忧愁思虑,怒气伤神,或临食忧戚,或事不
随意,使郁抑之气留滞不散,停于胸膈之间,不能流畅,致心胸痞闷,胁肋虚
胀,噎塞不通,嗳气吞酸,呕哕恶心,头目昏眩,四肢倦怠,面色萎黄,口苦舌
干,饮食减少,日渐羸瘦,或大肠虚秘,或因病之后,胸膈虚痞,不思饮食,并
皆治之。

木香不见火　桑白皮炒,各半两　丁香皮一两　大腹子炮　桔梗去芦,炒　麦门冬去心
草果仁　大腹皮炙　厚朴去粗皮,姜汁制　白术　人参锉,各半两　香附子炒,去毛
紫苏去梗　陈皮去白　藿香各一两半　甘草炙,一两

上哎咀。每服二钱,水一盏,入生姜三片、枣子一个(擘破去核)及灯心十
茎,煎至七分,去滓温服,不拘时候。又方见后。

夺命抽刀散

治男子、妇人,脾胃积冷,中焦不和,心下虚痞,腹中疼痛,胸胁逆满,噎
塞不通,呕吐冷痰,饮食不下,噫气吞酸,口苦无味,不思饮食,妇人久患血气
刺痛,不可忍者。

干姜锉,入巴豆半两,同炒至黑色,即去巴豆　良姜入斑蝥一百个同炒,即去斑蝥,各二十两
糯米炒,二十五两　石菖蒲不见火,二十二两

上制净为细末。每服二钱，用盐少许，沸汤点，不拘时。常服醒脾胃，进饮食。此药大解酒毒，空心食前服，或温酒调尤佳。

金露圆 依林巢先生方，天宝七年内王元览进

治腹内积聚癥块，久患大如杯及黄瘦宿水，朝暮咳嗽，积年冷气，时复腹下盘痛绞结，冲心及两胁，彻背连心，痛气不息，气绕脐下，状如虫咬不可忍。又治十种水气，反胃吐食呕逆，饮食多噎，五般痔瘘，腂[1]气走注风，有似虫行，手足烦热，夜卧不安，睡语无度。又治小儿惊疳，妇人五邪，梦与鬼交，沉重不思饮食，昏昏如梦，不晓人事，欲死俱多，或歌或哭不定，月候不调，心中如狂，身体羸瘦，莫辨其状，但服此药，万无失一，是病皆疗，更不细述。

生干地黄锉，焙　贝母去心　紫菀洗，去苗，锉，焙　柴胡去芦，锉，焙　干姜炮　桂心不见火　人参洗，去芦，切，焙　防风去芦，锉，焙　枳壳汤浸，去瓤，麸炒　蜀椒去目，炒出汗　桔梗洗，去芦，锉，焙　吴茱萸汤浸七遍　甘草炙　芎䓖洗，去芦，锉，焙　菖蒲米泔浸一宿　白茯苓去黑皮，锉，焙　厚朴去粗皮，姜汁制　鳖甲米醋炙黄　甘松净洗，各一两　草乌头炮　黄连洗，锉，焙，各二两　巴豆去心、膜，用醋煮三十沸，焙干，取一两，不去油，煮时须亲自数三十沸，便倾出焙干，若沸过则药无力。一方用甘遂

上为细末，以面糊圆，如梧桐子大。每服五圆，小儿两圆。心中痰患，姜汤下。心痛酸，石榴皮汤下。口疮，蜜汤下。头痛，石膏汤葱茶下。一切脾气，橘皮汤下。水泻、气泻，煮陈皮饮下。赤痢，甘草汤下。白痢，干姜汤下。赤白痢，甘草干姜汤下。胸膈噎闷，通草汤下。妇人血气，当归酒下；如不饮酒，当归煎汤下亦得。疝气、岚气、小肠气及下坠，附子汤下。常服及应急诸般疾患，只米饮、茶、酒、熟水任下。伤冷腹痛，酒食所伤，酒疸、黄疸，结气痞塞，鹤膝，并用盐汤、盐酒下。

秘传降气汤

治男子、妇人上热下虚之疾。凡饮食过度，致伤脾胃，酒色无节，耗损肾元，水土交攻，阴阳关膈，遂使气不升降，上热则头目昏眩，痰实呕逆，胸膈不快，咽喉干燥，饮食无味，下弱则腰脚无力，大便秘涩，里急后重，脐腹冷痛。治以凉，则脾气怯弱，肠鸣下利；治以温，则上焦壅热，口舌生疮，及脚气上攻，与久痢不瘥。宜先服此药，却以所主药治之，无不效者。

---

① 腂(ruǎn 软)：软脚。

桑白皮炒,二两　骨碎补去毛,炒　草果仁去皮,煨　五加皮酒浸半日,炒黄
半夏生为末,生姜自然汁为饼,再碎,炒　桔梗　诃子炮,去核,各半两　甘草炒　枳壳去
瓤,麸炒　陈皮去白,炒黄　柴胡去芦　地骨皮炒黄,各一两

上为粗散和匀,再就蒸一伏时,晒干。每服二钱,紫苏三叶,姜钱三片,水
一盏,同煎至七分,食后,通口服。常服调顺荣卫,通利三焦,开膈化痰,和五
脏。痰嗽,加半夏曲煎。心肺虚,加人参、茯苓煎。上膈热,加北黄芩煎。下
部大段虚,加少许炮附子煎,如使附子,多加生姜。妇人血虚,加当归煎。

木香分气圆

治一切气逆,心胸满闷,腹胁虚胀,饮食不消,干呕吐逆,胸膈痞满,上气
咳嗽冷痰,气不升降,并宜服之。

木香　甘松洗去泥,各一两　甘草炙,六两　香附子十六两　蓬莪术煨,八两

上为细末,水糊为圆。每服二十粒,煎生姜橘皮汤下,不计时。脾胃虚弱
人最宜服。常服宽中顺气进食。

铁刷汤

治男子脾积心气痛;妇人血气刺痛,及治中酒恶心,一切疟、痢气疾、肠风
下血、脏毒,滑肠泄泻。

良姜油炒,六两　茴香炒,二两　甘草炙,八两半　苍术米泔浸一宿,八两

上为细末。每服二钱,姜三片,盐一捻,水一盏,煎至七分,温服,或热酒调
下亦得。如脾寒,用酒一盏煎,临发时连进三服。兼治四方之人不伏水土,小儿
脏寒脱肛,并用姜三片、枣一枚煎服。冒暑伏热,擦生姜冷水调下。若行路早
起,枣一枚去核,包药少许,同生姜三片嚼下。能辟四时非节疫疠、痧瘴等疾。

烧脾散

治脾胃虚弱,久寒积冷,心气脾痛,冷痰翻胃,脐腹刺痛,呕吐恶心,不思
饮食,及疗妇人血气攻刺,腹胁撮痛,服之立效。

赤芍药　干姜炮,各六两半　良姜油炒,十两　甘草炙,四两

上为末。每服二大钱,白汤点下,不拘时候。

新法半夏汤

治脾胃不和,中脘气滞,宿寒留饮,停积不消,心腹刺痛,胁肋膨胀,呕吐
痰水,噫气吞酸,中酒吐酒,哕逆恶心,头痛烦渴,倦怠嗜卧,不思饮食。

陈皮去白　神曲炒，各四两　草果煨，去皮　半夏曲炒，各二两三钱　干姜炮，四两　丁皮　木香　白茯苓各七钱半　甘草四钱半

上为细末。每服一钱，盐汤点服，不拘时候。常服温中破痰，开胃健脾，消酒进食。

白术六一汤

治脾胃不和，心腹痞闷，胁肋虚胀，口苦无味，呕哕恶心，不思饮食，面色萎黄，肠虚自利，肌体瘦弱，膈气翻胃。

白术去芦，六两　甘草炙，一两

上为细末。每服二钱，水一盏，煎至八分，空心，食前服，或沸汤点服亦得。常服育神温胃，逐湿消痰，不以四时，并宜服之。

盐煎散

治男子、妇人一切冷气，攻冲胸胁，及前后心连背膂疼痛，转项拘急；或脾胃虚冷，不思饮食，时发呕吐，霍乱转筋，脐腹冷疼，泄泻不止，及膀胱成阵刺痛，小肠气吊，内外肾疼。又治妇人血气刺痛，血积血瘕，绕脐撮痛，并皆治之。又方见后。

草果仁去皮，煨　缩砂去壳取仁　槟榔炮，锉　厚朴去粗皮　肉豆蔻煨　羌活去芦　苍术米缸浸二宿　陈皮去白　荜澄茄　枳壳去瓤，麸炒　良姜油炒　茯苓去皮　大麦芽炒　茴香炒　川芎洗，锉　甘草爁，各二两

上件碾为细末。每服二钱，水一盏半，入盐一字，同煎至八分，空心，食前服之。

神仙沉麝圆

治一切气痛不可忍者。

没药研　血竭研　沉香锉　麝香研细　辰砂各一两　木香半两　甘草二两

上为末，熬甘草为膏搜和。每服一圆，用姜盐汤嚼下。血气，醋汤下。松滋令万君拟宝此药，妇人产后血痛、气痛，不可忍者，只一圆立愈。万君神秘之，每有人病，止肯与半圆，往往亦瘥，神效不可尽述。

治中汤

治脾胃不和，饮食减少，短气虚羸而复呕逆，霍乱吐泻，胸痹心痛，逆气短气，中满虚痞，膈塞不通；或大病瘥后，胸中有寒，时加咳唾，并宜服之。

人参　甘草炒　干姜炮　白术锉　青皮炒　陈皮洗,去白,各一两

上为粗末。每服三钱,水一盏半,煎至一中盏,去滓,稍热服,空心,食前。或霍乱后气虚。未禁热药者,尤宜服之。

〔淳祐新添方〕

枳实理中圆

理中焦,除痞满,逐痰饮,止腹痛。大治伤寒结胸欲绝,心膈高起,实满作痛,手不得近。

枳实麸炒,一两　白术　人参去芦　甘草炙　白茯苓去皮　干姜炮,各二两

上捣,罗为细末,炼蜜为圆,如鸡子黄大。每服一圆,热汤化下。连进二三服,胸中豁然,不拘时候。

进食散

治脾胃虚冷,不思饮食,及久病患脾虚全不食者,只一二服顿觉能食。

青橘皮去瓤　陈皮去白　高良姜薄切,炒　肉桂去粗皮　甘草炙,各一分　草果肉　川乌头炮,各三个　诃子煨,去核,五个

上为细末。每服二钱,水一大盏,生姜五片,煎至七分,食前服。

白沉香散

治一切冷气攻冲心腹,胁肋胀满,噫醋吞酸,胸膈噎塞,饮食减少。常服坠气和脾胃。

川白姜炒　半夏曲　白茯苓　附子炮熟、去皮　诃子肉　干山药　沉香　白术煨　木香　人参去芦,各一两半　丁香半两　甘草炙,六钱

上为细末。每服二大钱,水一中盏,生姜三片,枣三枚,木瓜一片,煎七分,食前服。

〔吴直阁增诸家名方〕

丁香煮散

治脾脏伏冷,胃脘受寒,胸膈痞闷,心腹刺痛,痰逆恶心,寒嗽中满,脏腑虚滑,饮食减少,翻胃吐逆,四肢逆冷。但是沉寒痼冷,无问久新,功效不可俱述。

丁香_{不见火}　红豆_{去皮}　青皮_{去白}　甘草_炙　川乌_{炮,去皮、脐}　陈皮_{去白}
干姜_炮　良姜_{炮,去芦头,各四两}　益智_{去皮,五两半}　胡椒_{二两}

上件锉为粗散。每服二钱,水一盏,生姜三片,盐一捻,煎至七分,空心,食前稍热服滓再煎,病退即止,极妙。

鸡舌香散

治男子、女人阴阳不和,脏腑虚弱,中脘气滞,宿寒留饮,停积不消,胸膈胀满,心脾引痛,攻刺腹胁,有妨饮食;又治中酒、吐酒,停饮浸渍,呕逆恶心,噫气吞酸,并皆治之。

香附子_{炒,去毛}　赤芍药　天台乌_{去木}　良姜_{去芦,麻油炒}　肉桂_{去粗皮,各一两}
甘草_{炙,半两}

上为细末。每服二钱,入盐少许,用沸汤点服,不拘时候。

二姜圆

养脾温胃,去冷消痰。大治心脾疼痛,宽胸下气,进美饮食。疗一切冷物所伤,并皆治之。

干姜_炮　良姜_{去芦头}

上件等分为细末,面糊为圆,如梧桐子大。每服十五圆至二十圆,食后,橘皮汤下。妊娠妇人不宜服。

姜合圆

治男子、妇人气血虚弱,久积阴冷,留滞不化,结聚成形,心腹膨胀,刺痛成阵,上连胸胁;或脾胃久虚,内伤冷物,泄泻注下,腹痛肠鸣;或久痢纯白,时下青黑,肠滑不禁。又治胃脘停痰,呕吐吞酸,痞塞不通,不思饮食,身体沉重,面色萎黄,或久患心脾疼痛,服之永除根本。

丁香_{不见火}　木香_{不见火}　人参_{各一两}　白术_焙　青皮_{去白}　陈皮_{去白,各二两}
附子_{炮,去皮、脐,二两半}　厚朴_{去粗皮,姜汁炙}　肉豆蔻_{炮,各二两}　干姜_{炮,三两}

上件为细末,入硇砂八钱,姜汁、面打糊为圆,每一两作二十圆。每服一圆,用老姜一块,如拇指头大,切开作合子,安药于内,用湿纸裹,慢火煨一顿饭久,取出去纸,和姜细嚼,白汤送下。孕妇不得服。小儿一粒分四服。老人、小儿内有伤积,服之无不神验。此药不损脏腑。

顺气术香散

治气不升降，呕逆恶心，胸膈痞闷，胁肋胀满；及酒食所伤，噫气吞酸，心脾刺痛，大便不调，面黄肌瘦，不思饮食。兼疗妇人血气刺痛，及一切冷气，并皆治之。

丁香皮不见火　缩砂仁　良姜去芦，炒　肉桂去粗皮　干姜炮　甘草爁　陈皮去白　厚朴去粗皮，姜汁炙　苍术米泔浸　桔梗去芦　茴香炒，各三两

上为细末。每服二钱，水一盏，姜三片，枣二枚，煎至八分，稍热服，不拘时。或入盐少许，沸汤点服。常服宽中顺气，和胃进食。

和气散

治脾胃不和，中脘气滞，宿寒留饮，停积不消，心腹胀满，呕吐酸水，脾疼泄泻，脏腑不调，饮食减少。应男子、女人一切气疾，并宜服之。

香附子炒，去毛　陈皮去白　肉桂去粗皮　良姜去芦　青皮去白　甘草爁　茴香炒　苍术米泔浸，各一两　桔梗去芦，三两

上件捣为细末。每服二钱，入盐少许，沸汤点服。或盐酒调下，不拘时候。常服温脾胃，进饮食。

快气汤

治一切气疾，心腹胀满，胸膈噎塞，噫气吞酸，胃中痰逆呕吐，及宿酒不解，不思饮食。

缩砂仁八两　香附子炒去毛，三十二两　甘草爁，四两

上为细末。每服一钱，用盐汤点下。常服快气美食，温养脾胃。或锉为粗末，入生姜同煎，名小降气汤。

蓬煎圆

治脾胃虚弱，久有伤滞，中脘气痞，心腹膨胀，胁下坚硬，胸中痞塞，噫气不通，呕吐痰水，不思饮食；或心腹引痛，气刺气急；及疗食癥酒癖，血瘕气块，时发疼痛，面黄肌瘦，精神困倦，四肢少力。又治女人血气不调，小腹疼痛，并皆治之。

猪胰一具　京三棱　蓬莪术二味醋煮令透，切，焙，为末，各四两

以上二味，同猪胰入硇砂熬膏。

川楝子去核　山药　槟榔　枳壳去瓤，麸炒　茴香炒　附子炮，去皮、脐，各二两

硇砂_{半两}

上件碾细末,入猪胰、硇砂膏,同醋糊为圆,如梧桐子大。每服十圆至十五圆,生姜汤下,妇人淡醋汤下,不计时候,更量虚实加减。常服顺气宽中,消积滞,化痰饮。

守中金圆

理中焦不和,脾胃积冷,心下虚痞,腹中疼痛;或饮酒过多,胸胁逆满,噎塞不通,咳嗽无时,呕吐冷痰,饮食不下,噫醋吞酸,口苦失味,怠惰嗜卧,不思饮食。又治伤寒时气,里寒外热,霍乱吐利,心腹绞疼,手足不和,身热不渴,肠鸣自利,米谷不化。

干姜_炮　甘草_爁　苍术_{米泔浸}　桔梗_{去芦}

上件各等分,锉为细末。炼蜜为圆,如弹子大。每服一圆,食前,沸汤嚼下。又治脾胃留湿,体重节痛,面色萎黄,肌肉消瘦。常服温脾暖胃,消痰逐饮,顺三焦,进美饮食,辟风、寒、湿、冷。

集香圆

治一切气疾,胸膈痛闷,胁肋胀满,心腹疼痛,噫气吞酸,呕逆恶心,不思饮食,或因酒过伤,脾胃不和,并皆治之。

白豆蔻仁　缩砂仁　木香_{不见火}　姜黄_{各四两}　丁香_{不见火,六两}　香附子_{炒,去毛,四两八钱}　麝香_{研,八钱}　甘草_{十六两,内二两入药,十四两捣汁煎膏}

上件除研药,碾为细末,入麝香拌匀,用甘草膏搜和为圆,如梧桐子大。每服一二圆,细嚼咽津,不拘时候。常服宽中顺气,消宿酒,进饮食,磨积滞,去癥块。

异香散

治肾气不和,腹胁膨胀,痞闷噎塞,喘满不快,饮食难化,噫气吞酸;一切气痞,腹中刺痛。此药能破癥瘕结聚,大消宿冷沉积,常服调五脏三焦,和胃进食。

石莲肉_{去皮,一两}　蓬莪术_煨　京三棱_炮　益智仁_炮　甘草_{爁,各六两}　青皮_{去白}　陈皮_{去白,各三两}　厚朴_{去粗皮,姜汁炙,二两}

上件为细末。每服二钱,水一盏,生姜三片,枣一个,盐一捻,煎至七分,通口服,不计时候,盐汤点或盐、酒调,皆可服。

肉豆蔻圆

治气泻,疗脾胃气虚弱,饮食减少。

诃黎勒皮　龙骨　木香_{各三分}　丁香_{三两}　肉豆蔻仁　缩砂仁_{各一两}　赤石脂　白矾灰_{枯,各半两}

上件药捣,罗为末,粟米饮和搜,圆如梧桐子大。每服二十圆,米饮下,不计时候。

三棱散

治酒食所伤,胸膈不快,腹胁胀满,呕吐酸水,翻胃脾疼,及食积气块,攻刺腹胁,不思饮食,日渐羸瘦。又治年高气弱,三焦痞塞,常觉妨闷,并宜服之。

蓬莪术_煨　益智仁　京三棱_{煨,切}　青皮_{去白,各二两}　白茯苓_{焙,四两}　甘草_{爁,三两}

上为细末。每服二钱,用水一大盏、枣一枚(擘破),盐少许,同煎至半盏,温服,不拘时候。常服宽胸利膈,消酒食,和胃。

如神圆

治一切冷热气,消癖气,和脾胃,补下元。

天南星_炮　羌活　白芷　甘草_炙　京三棱_{醋浸,炮,搥}　干姜_炮　附子_{炮,去皮、脐}　半夏_{汤洗二七遍,姜汁炒,令干}

上等分为末,醋煮面糊圆,如梧桐子大。每服空心,生姜盐汤下二十圆至三十圆。患泻,宜汤下三十圆。小儿赤痢,甘草橘皮汤下三圆至五圆。量儿大小,加减与服。白痢,干姜汤下。

丁香脾积圆

治丈夫、妇人、小儿诸般食伤积聚,胸膈胀满,心腹膨胀,噫气吞酸,宿食不化,脾疼翻胃。妇人血气刺痛,并宜服之。

丁香　木香_{各半两}　皂荚_{三大枚,烧存性}　青橘皮_{洗,一两}　莪术_{三两}　三棱　高良姜_{各二两,以上,同用米醋一升,于瓷瓶内煮干,莪茂、三棱、良姜,并乘热切碎,同焙干}

上入百草霜三匙,同碾为细末,面糊为圆,如麻仁大。每服五圆、七圆至十五、二十圆止。食伤,随物下。脾积气,陈橘皮汤下。口吐酸水,淡姜汤下。翻吐,藿香甘草汤下。丈夫小肠气,炒茴香酒下。妇人血气刺痛,淡醋汤下。呕逆,菖蒲汤下。小儿疳气,使君子汤下。更量虚实加减。如欲宣转,可加圆数,五更初,冷茶清下,利三五行后,以白粥补之。孕妇不得服。

〔新添诸局经验秘方〕

分心气饮

治证与前分心气饮同。

木通去节　赤芍药　赤茯苓　肉桂去粗皮　半夏汤洗七次　桑白皮微炒　大腹皮　陈皮去瓤　青皮去白　甘草炙　羌活各一两　紫苏去粗梗,四两

上为粗末。每服三钱,水一盏,生姜三片,枣二个,灯心五茎,同煎至七分,去滓,温服,不拘时候。常服消化滞气,升降阴阳,调顺三焦,和脾进食。

木香分气圆

治证与前木香分气圆同。

木香　丁香皮　香附子炒,去毛　蓬莪茂煨　缩砂仁　甘草各四两　藿香叶　川姜黄　檀香　甘松洗,各一两

上十味晒干,不见火,捣,罗为细末,稀糊为圆,如梧桐子大。每服二十圆至三十圆,生姜橘皮汤吞下,不计时候。脾胃虚弱人最宜服之。常服宽中顺气,进饮食。

化气汤

治一切气逆,胸膈噎闷,偏胀膨满。又治心脾疼痛,呕吐酸水,丈夫小肠气,妇人脾血气。

沉香　胡椒各一两　木香　缩砂去壳　桂心去粗皮,各二两　丁香皮　干姜炮　蓬莪茂煨　茴香炒　青皮去白,麸炒　陈皮去瓤,麸炒　甘草炙,各四两

上为细末。每服二钱,姜苏盐汤调下。妇人淡醋汤下。

降气汤

治中脘不快,心腹胀满,阴阳壅滞,气不升降,胸膈噎塞,喘促短气,干哕烦满,咳嗽痰涎,口中无味,嗜卧减食,宿寒留饮,停积不消,胁下支结,常觉妨闷。专治脚气上冲,心腹坚满,肢体浮肿,有妨饮食。

紫苏叶去梗,四两　厚朴去粗皮,姜汁制　肉桂去粗皮,不见火　半夏汤洗七次,去滑　川当归去芦　前胡去芦,洗　甘草煨,各三两　陈皮去白,三两半

上为㕮咀。每服二钱至三钱,水一大盏,生姜三片,煎至七分,去滓,温

服,不拘时候。常服消痰饮,散滞气,进饮食。

千金大养脾圆

治脾胃虚弱,停寒留饮,膈气噎塞,反胃吐食,心胸痞满,胁肋虚胀,胸腹刺痛,牵引背膂,食少多伤,言微气短,口苦舌涩,恶心呕哕,喜唾咽酸,久病泄泻,肠胃虚滑;或大病气不复常,饮食无味,形容憔悴,酒后多痰,并宜服之。

枳壳　神曲　陈皮去白　麦芽炒　茴香　白姜炮　缩砂去皮　肉豆蔻　三棱炮　茯苓去皮　良姜　薏苡仁　益智去壳　胡椒　木香　白扁豆炒　丁香　白术　红豆　藿香去梗　山药　苦梗炒　人参　甘草炙　蓬莪茂炮

上各等分为末,炼蜜为圆,如弹子大。每服一粒,细嚼,白汤送下,温酒亦得,空心,食前。常服养益脾胃,大进饮食。

蟠葱散

治男子、妇人脾胃虚冷,攻筑心腹,连胁肋刺痛,胸膈痞闷,背膊连项拘急疼痛,不思饮食,时或呕逆,霍乱转筋,腹冷泄泻,膀胱气刺,小肠及外肾肿痛;及治妇人血气攻刺,癥瘕块硬,带下赤白,或发寒热,胎前产后恶血不止,脐腹疼痛。应一切虚冷,不思饮食,并宜服之。

延胡索三两　苍术米泔浸一宿,去皮　甘草爁,各半斤　茯苓白者,去皮　蓬莪茂　三棱煨　青皮去白,各六两　丁皮　缩砂去皮　槟榔各四两　肉桂去粗皮　干姜炮,各二两

上捣,罗为末。每服二钱,水一盏,连根葱白一茎,煎七分,空心,食前,稍热服。

五皮散

治男子、妇人脾气停滞,风湿客搏,脾经受湿,气不流行,致头面虚浮,四肢肿满,心腹膨胀,上气促急,腹胁如鼓,绕脐胀闷,有妨饮食,上攻下注,来去不定,举动喘乏,并皆治之。

五加皮　地骨皮　生姜皮　大腹皮　茯苓皮各等分

上为粗末。每服三钱,水一盏半,煎至八分,去滓,稍热服之,不拘时候。切忌生冷、油腻、坚硬等物。

四君子汤

治荣卫气虚,脏腑怯弱,心腹胀满,全不思食,肠鸣泄泻,呕哕吐逆,大宜

服之。

人参_{去芦}　甘草_炙　茯苓_{去皮}　白术_{各等分}

上为细末。每服二钱,水一盏,煎至七分,通口服,不拘时,入盐少许,白汤点亦得。常服温和脾胃,进益饮食,辟寒邪瘴雾气。

盐煎散

治证与前盐煎散同。

良姜_炒　苍术_{去皮,各十二两}　缩砂_{去皮}　茴香_{炒,各五两}　肉桂_{去粗皮,不见火}
丁皮_{各二两}　橘红_{十两}　甘草_{炒,六两}　青皮_{去白,四两}　山药_{半斤}

上细末。每服二钱,水一盏半,入盐一字,煎至八分,空心,食前。

参苓壮脾圆

治脾胃虚弱,胸膈痞闷,胁肋胀满,心腹刺痛,反胃吐食,口苦吞酸,胸满短气,肢体怠惰,面色萎黄,及中焦痞,不任攻击,脏腑虚寒,不受峻补,或因病气衰,食不复常,禀受怯弱,不能饮食,及久病泄痢,肠胃虚滑,并宜服之。

人参　白术　茯苓_{去皮}　肉桂_{去粗皮,不见火}　缩砂_{去皮}　干姜　胡椒　麦芽_{微炒}
神曲　山药　白扁豆_炒

上件等分为末,炼蜜为圆,如弹子大。每服一圆细嚼,白汤送下,温酒亦得,空心,食前。常服育神养气,和补脾胃,进美饮食。

人参丁香散

治大人、小儿呕吐不已,粥饮汤药不下。凡呕吐之病,皆因三焦不调,脾胃虚弱,冷热失和,邪正相干,清浊不分,阴阳错乱,停痰留饮,不能运化,胸膈痞满,呕逆恶心,腹胁胀痛,短气噎闷,咳呕痰水,噫醋吞酸,不思饮食,渐至羸瘦。及疗女人妊娠阻病,心中烦愦,头目眩重,憎闻食气,呕吐烦闷,颠倒不安,四肢困弱,不自胜持,多卧少起。又治久病羸弱,脾胃虚极,中满呕逆,全不入食,并宜服之。

白芍药_{半斤}　当归_{去芦}　丁香　丁皮　肉桂_{去粗皮}　蓬莪茂　人参_{各二两}
干姜_炮　茯苓_{去皮}　香附_炒　白术　甘草_炒　山药_{各四两}

上为细末。每服五钱,水一盏,生姜三片,同煎至七分,空心,食前温服。小儿二岁可服半钱,水五分盏,生姜一片,同煎四分已下温服,更宜量岁数加减与之。常服和脾胃,进饮食。

人参煮散

治脾胃不和，中脘气滞，心腹胀痛，不思饮食，宿寒留饮，停积不消；或因饮冷过度，内伤脾气，呕吐痰逆，寒热往来，或时汗出。又治肠胃冷湿，泄泻注下，水谷不分，腹中雷鸣，胁肋虚满。兼疗伤寒阴盛，四肢逆冷。

人参四两　青皮去白，十二两　甘草炙，十两　干姜炮，六两　三棱煨，捣碎，十二两　芍药一斤　丁皮六两　茯苓去皮　苍术去皮，各半斤

上为末，每服二钱，水一盏，生姜五片，枣三个，同煎至七分，食前，空心温服。

枣肉平胃散

治脾胃不和，不思饮食，心腹、胁肋胀满刺痛，口苦无味，胸满短气，呕哕恶心，噫气吞酸，面色萎黄，肌体瘦弱，怠惰嗜卧，体重节痛，常多自利，或发霍乱，及五噎八痞，膈气反胃，并宜服之。

陈橘皮去皮　厚朴去粗皮，姜制，炒香，各三斤二两　甘草锉，炒　生姜红枣各二斤　苍术去粗皮，米泔浸二日，炒，五斤

上件锉碎，拌匀，以水浸过面上半寸许，煮令水干，取出焙燥，碾为细末。每服二钱，用盐汤点，空心，食前。常服调气暖胃，化宿食，消痰饮，辟风、寒、冷、湿四时非节之气。

卢氏异方感应圆

与和剂方大不同，但用，修制须如法，分两最要匀停，止是暖化，不可偏胜。此药积滞不动脏腑，其功用妙处在用蜡之多，切不可减。常服健脾进食，永无寒热泻痢之疾。盖消磨积滞以渐，自然无疾，遇酒食醉饱，尤宜多服，神效不可述。

黄蜡真者十两　巴豆百粒，去皮，研为粉，用纸数重裹捶，油透再易纸，至油尽成白霜为妙　乳香锉，研，三钱　杏仁七十枚，去皮、尖，研细，依巴豆法去油　丁香怀干　木香湿纸裹，煨　干姜炮　肉豆蔻面裹，煨　荜澄茄　槟榔　青皮汤洗，去瓤，炒　百草霜筛细　片子姜黄各一两

上除巴豆粉、百草霜、杏仁、乳香外，余并为细末，却同前四味拌和研匀。先将上项黄蜡十两，于银、石器内熔化作汁，用重绵滤去滓，以无灰好酒一升，于银、石器内煮蜡熔，数滚取起，候冷，其蜡自浮于酒上，去酒不用。春夏修，

合用清麻油一两,秋冬用油一两半,于大银器内熬,令香熟;次下酒煮蜡,同化作汁,乘热拌和前项药末十分均匀了,候稍凝,分作剂子,用罐子盛之,半月后方可服。如服,旋圆如萝卜子大,任意服之,二三十圆加至五十圆无碍。此药以蜡多,虽难圆,然圆子愈细,其功愈博,临睡须常服之。若欲治病,不拘时候。

木香流气饮

调顺荣卫,通流血脉,快利三焦,安和五脏。治诸气痞滞不通,胸膈膨胀,口苦咽干,呕吐少食,肩背腹胁走注刺痛,及喘急痰嗽,面目虚浮,四肢肿满,大便秘结,水道赤涩。又治忧思太过,怔忪郁积,脚气风热,聚结肿痛,喘满胀急。

半夏汤洗七次,二两　陈皮去白,二斤　厚朴去粗皮,姜制,炒　青皮去白　甘草爁　香附炒,去毛　紫苏叶去枝、梗,各一斤　人参　赤茯苓去黑皮　干木瓜　石菖蒲　白术　白芷　麦门冬各四两　草果仁　肉桂去粗皮,不见火　蓬莪茂煨,切　大腹皮　丁香皮　槟榔　木香不见火　藿香叶各六两　木通去节,八两

上粗末。每四钱,水盏半,姜三片,枣二枚,煎七分,去滓热服。如伤寒头痛,才觉得疾,入连根葱白三寸煎,升降阴阳,汗出立愈。脏腑自利,入粳米煎。妇人血气癥瘕,入艾,醋煎,并不拘时。

五香散

升降诸气,宣利三焦,疏导壅滞,发散邪热。治阴阳之气郁结不消,诸热蕴毒,肿痛结核,或似痈疖而非,使人头痛恶心,寒热气急。

木香　丁香　沉香　乳香　藿香各等分

上为粗末。每服三钱,水一盏半,煎至八分,去滓,食后温服。

人参木香散

顺气宽中。治胸膈痞塞,心腹刺痛,胁肋胀满,饮食减少,噫气吞酸,呕逆噎闷,一切气疾,并皆治之。

木香不见火　青皮不去白,各三斤　姜黄　麦芽去土,炒,各五斤　甘草锉,炒,十一斤　蓬莪茂刷洗,四斤　盐炒,十一斤

上为末。每服一钱,沸汤点服,不计时候。

十八味丁沉透膈汤

治脾胃不和,中寒上气,胁肋胀满,心腹疗痛,痰逆恶心;或时呕吐,饮食

减少,十膈五噎,痞塞不通,噫气吞酸,口苦失味,并皆主之。

白术二两 香附炒 人参 缩砂仁各一两 丁香炙 麦芽 肉豆蔻煨 白豆蔻 木香 青皮各半两 甘草炙,一两半 半夏汤泡七次,二钱半 藿香 厚朴姜炒,各七钱半 神曲炒 草果各二钱半 沉香 陈皮各七钱半(一本无丁香、白豆蔻。有白芷、槟榔各半两)

上㕮咀。每四钱,水二大盏,姜三片,枣一个,煎八分,去滓,热服。

麝香苏合香圆

方与前件苏合香圆方同,只去脑子。

廿四味流气饮

方与木香流气饮方同。但尤石菖蒲、藿香,有沉香、枳壳、大黄。

(沉香六两 枳壳去瓤,麸炒,四两 大黄面裹,煨,去面,切二两 出《集验方》)

木香槟榔圆

疏导三焦,宽利胸膈,破痰逐饮,快气消食,通润大肠。

郁李仁去皮 皂角去皮,酥炙 半夏曲各二两 槟榔 枳壳麸炒 木香不见火 杏仁去皮、尖、麸炒 青皮去白,各一两

上为细末,别用皂角四两,用浆水一碗搓揉熬膏,更入熟蜜少许,和圆如梧桐子大。每服五十圆,食后温生姜汤下。

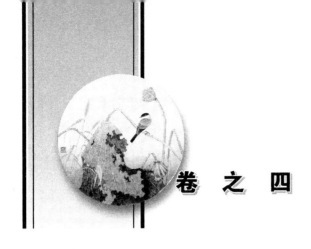

卷 之 四

治痰饮 <small>附咳嗽</small>

倍术圆

治五饮酒癖；一曰留饮，停水在心下；二曰癖饮，水在两胁下；三曰痰饮，水在胃中；四曰溢饮，水溢在膈上五脏间；五曰流饮，水在肠间，动摇有声。皆因饮酒冒寒，或饮水过多所致。此药并治之。

干姜<small>炮</small>　肉桂<small>去粗皮，各半斤</small>　白术<small>一斤</small>

上三味捣，筛，蜜和圆，如梧桐子大。每服二十圆，温米饮下，加至三十圆，食前服，日二服。

消饮圆

疗酒癖停饮，痰水不消，满逆呕吐，目暗耳聋，胁下急痛，腹中水声。

枳实<small>麸炒，半两</small>　茯苓<small>去皮</small>　干姜<small>炮，各三两</small>　白术<small>八两</small>

上同为细末，炼蜜和圆，如梧桐子大。每服五十圆，温米饮下，不计时候。

化痰玉壶圆

治风痰吐逆，头痛目眩，胸膈烦满，饮食不下，及咳嗽痰盛，呕吐涎沫。

天南星　半夏<small>生，各一两</small>　天麻<small>半两</small>　头白面<small>三两</small>

上为细末，滴水为圆，如梧桐子大。每服三十圆，用水一大盏，先煎令沸，下药煮五七沸，候药浮即熟，漉出放温，别用生姜汤下，不计时候服。

辰砂化痰圆

治风化痰，安神定志，利咽膈，清头目，止咳嗽，除烦闷。

白矾<small>枯过，别研</small>　辰砂<small>飞研，各半两</small>　南星<small>炮，一两</small>　半夏<small>洗七次，生姜汁同捣，和作面，三两</small>

上半夏、天南星为末，合和匀，用生姜汁煮面糊圆，如梧桐子大，别用朱砂末为衣。每服十圆，生姜汤下，食后服。亦治小儿风壅痰嗽，一岁儿服一圆，捶碎用生姜薄荷汤下。

金珠化痰圆

治痰热，安神志，除头痛眩运，心忪恍惚，胸膈烦闷，涕唾稠粘，痰实咳嗽，咽嗌不利。

金箔为衣，二十片　辰砂研飞，二两　生白龙脑细研，半两　皂荚仁炒　天竺黄　铅白霜细研　白矾光明者，于石、铁器内熬令汁尽，放冷，研，各一两　半夏汤洗七次，去滑，用生姜二两洗，刮去皮，同捣细，作饼子，炙微黄色，四两

上以半夏、皂荚子仁为末，与诸药同拌研匀，生姜汁煮面为糊为圆，如梧桐子大。每十圆至十五圆，生姜汤下，食后，临卧服。

玉液圆

治风壅，化痰涎，利咽膈，清头目，除咳嗽，止烦热。

白矾烧令汁尽，研细　半夏汤洗七次，焙干为细末，各十两　寒水石烧通赤，出火毒，水飞过，三十两

上合研，以白面糊为圆，如梧桐子大。每服十圆，温生姜汤下，食后，临卧服。

玉芝圆

治风壅痰实，头目昏眩，咳嗽烦满，咽嗝不利，呕吐恶心，神志昏愦。心忪面热，痰唾稠粘。

人参去芦　干薄荷叶　白茯苓去皮　白矾枯过　天南星米泔浸一伏时，焙干，各三十两　半夏汤洗七次，为末，生姜汁和作面，六十两

上为末，用生姜汁煮面糊和圆，如梧桐子大。每服二十圆，生姜汤下，食后。如痰盛燥热，薄荷汤下。

桔梗汤

除痰下气。治胸胁胀满，寒热呕哕，心下坚痞，短气烦闷，痰逆恶心，饮食不下。

桔梗细，锉，微炒　半夏生姜制　陈皮汤浸去瓤焙干，各十两　枳实麸炒赤黄，五两

上为粗末，每服二钱，水一中盏，入生姜五片，同煎至七分，去滓温服，不

计时候。

胡椒理中圆

治肺胃虚寒，气不宣通，咳嗽喘急，逆气虚痞，胸膈噎闷，腹胁满痛，迫塞短气，不能饮食，呕吐痰水续续不止。

款冬花去枝、梗　胡椒　甘草_炙　荜拨　高良姜　细辛_{去苗}　陈橘皮　干姜_{炮，各四两}　白术_{五两}

上为细末，炼蜜圆，如梧桐子大。每服五圆至七圆，温汤下，温酒、米饮亦得，不拘时候，日二服。

备急五嗽圆

治五种咳嗽，一曰上气嗽，二曰饮嗽，三曰躁嗽，四曰冷嗽，五曰邪嗽。皆由肺受风寒，气不宣通所致。无问久新轻重，以至食饮不下，语声不出，坐卧不安，昼夜不止，面目浮肿，胸胁引痛，并宜服之。

桂_{去粗皮}　干姜_炮　皂荚_{去皮、子，炙黄，各半斤}

上为细末，炼蜜为圆，如梧桐子大。每服十五圆，温酒下，米饮亦得，食后服。

大阿胶圆

治肺虚客热，咳嗽气急，胸中烦悸，肢体倦疼，咽干口燥，渴欲饮冷，多吐涎沫，或有鲜血，肌瘦发热，减食嗜卧。又治或因叫怒，或即房劳，肺胃致伤，吐血呕血，并宜服之。

麦门冬_{去心}　丹参　贝母_炒　柏子仁　茯神_{去木}　杜仲_{去粗皮，炒}　百部根_{各半两}　干山药　阿胶_炒　茯苓_{去皮}　熟干地黄　五味子_{各一两}　防风_{去芦及叉头}　远志_{去心}　人参_{去芦头，各一分}

上为细末，炼蜜和圆，每两作二十四圆。每服一圆，水一中盏，煎至六分，和滓温服，少少频呷，不拘时候。

百部圆

治肺气不调，咳嗽喘急，胸膈烦闷，唇干口燥，面目浮肿，咽嗌不利，积久不差。咯唾脓血者，亦宜服之。

杏仁_{汤浸去皮、尖，炒令黄色}　黄芪_锉　百部根_{各六两}　天门冬_{去心，一斤}　瓜蒌

根十六两　紫苏去粗枝　紫菀去苗,洗　马兜铃各二十二两^①　黑参八两　肉桂去粗皮,四两

上同为细末,炼蜜和圆,如梧桐子大。每服十五圆,煎乌梅甘草汤温下,食后服。

款冬花散

治寒壅相交,肺气不利,咳嗽喘满,胸膈烦闷,痰实涎盛,喉中呀呷,鼻塞清涕,头痛眩冒,肢体倦疼,咽嗌肿痛。

款冬花　知母　桑叶洗焙,各十两　半夏汤洗七遍,用生姜制　贝母去心,麸炒　阿胶碎炒如珠子　杏仁去皮、尖,麸炒　甘草锉,爁,各二十两　麻黄去根、节,四十两

上为粗末。每服二钱,水一盏,入生姜三片,同煎至七分,去滓,食后,温服。

钟乳补肺汤

治肺气不足,咳嗽上气,胸满上迫,喉咽闭塞,短气喘乏,连唾不已,寒从背起,口中如含霜雪,语无音声,甚者唾血腥臭,干呕心烦,耳闻风雨声,皮毛瘁,面色白。

紫菀洗去土　五味子　白石英碎如米粒　款冬花　桂去皮　人参去芦,各二两　钟乳碎如米粒　麦门冬去心　桑白皮各三两

上除白石英、钟乳外,同为粗末,与白石英等同拌令匀。每服四钱,水二盏,入生姜五片、大枣一枚(擘破)、粳米三十余粒,同煎至一盏,用绵滤去滓,温服,食后。

华盖散

治肺感寒邪,咳嗽上气,胸膈烦满,项背拘急,声重鼻塞,头昏目眩,痰气不利,呀呷有声。

紫苏子炒　麻黄去根、节　杏仁去皮、尖,炒　陈橘皮去瓤白　桑白皮炙　赤茯苓去皮,各一两　甘草炙,半两

上七味为末。每服二钱,水一盏,煎至七分,去滓,温服,食后。

丁香半夏圆

治脾胃宿冷,胸膈停痰,呕吐恶心,吞酸噫醋,心腹痞满,胁肋刺痛,短气噎闷,不思饮食。

---

① 二十二两:绍兴本作"一十二两"。

肉豆蔻仁　木香　丁香　人参去芦头　陈橘皮去白,各一分　藿香叶,半两　半夏汤浸七次,用生姜汁炒黄,三两

上为细末,以生姜汁煮面糊为圆,如小豆大。每服二十圆,生姜汤下,不计时候。

藿香散

温脾胃,化痰饮,消宿冷,止呕吐。治胸膈痞满,腹胁胀痛,短气噎闷,咳呕痰水,噫醋吞酸,哕逆恶心,及治山岚瘴气。

藿香叶　厚朴去粗皮,姜汁制　甘草炙,各一两　陈橘皮去白,半两　半夏切作四片,姜汁浸一宿,切以粟炒黄

上为粗散。每服二钱,水一盏,入生姜三片,枣一枚,同煎七分,去滓,稍热服,不计时候,日二三服。

〔绍兴续添方〕

二陈汤

治痰饮为患,或呕吐恶心,或头眩心悸,或中脘不快,或发为寒热,或因食生冷,脾胃不和。

半夏汤洗七次　橘红各五两　白茯苓三两　甘草炙,一两半

上为㕮咀。每服四钱,用水一钱,生姜七片,乌梅一个,同煎六分,去滓,热服,不拘时候。

温肺汤

治肺虚,久客寒饮,发则喘咳,不能坐卧,呕吐痰沫,不思饮食。

甘草　五味子去梗,炒　半夏煮　干姜炮　肉桂去粗皮,不见火　杏仁去皮、尖,炒　陈皮去白,各三两　白芍药六两　细辛去芦,洗,二两

上件锉粗散。每服三大钱。水一盏半,煎至八分,以绢捩①汁,食后服,两服滓再煎一服。

---

① 捩(liè裂):拧,扭转,转动。

〔宝庆新增方〕

麻黄散

治丈夫、妇人久、近肺气咳嗽，喘急上冲，坐卧不安，痰涎壅塞，咳唾稠粘，脚手冷痹，心胁疼胀。兼治伤风咳喘，膈上不快。

诃子皮_{去核}　款冬花_{去芦、枝、梗}　甘草_{爁,各五两}　麻黄_{去根、节,一十两}　肉桂_{去皮,不见火,六两}　杏仁_{去皮、尖、麸炒,三两}

上为细末。每服二钱，水一盏，入好茶一钱，同煎八分，食后，夜卧，通口服。如半夜不能煎，但以药末入茶和匀，沸汤点或干咽亦得。忌鱼、酒、炙煿、猪肉、腥臊物。

人参养肺圆

治肺胃俱伤，气奔于上，客热熏肺，咳嗽气急，胸中烦悸，涕唾稠粘，或有鲜血，上气喘急，不得安卧，肢体倦痛，咽干口燥，饮食减少，渐至瘦弱喘乏，或坠堕恐惧，渡水跌卧；或因叫怒，醉饱房劳，致伤肺胃，吐血呕血，并皆治之。

黄芪_{去芦,蜜涂,炙}　人参各_{一两八钱}　白茯苓_{去皮}　瓜蒌根_{各六两}　杏仁_{去皮、尖、麸炒,二两四钱}　皂角子_{炒,三百个}　半夏_{洗为末,姜汁作曲,炒,四两}

上为细末，炼蜜圆如弹子大。每服一圆，食后，细嚼，用紫苏汤送下。如喘急，用桑白皮汤下。

人参诃子圆

治大人、小儿上膈热，或伤风感冷，搏于肺经，语声不出，痰涎不利，咳嗽喘急，日夜不止，咯唾稠粘。

缩砂仁　诃子_{去核}　藿香_{去梗}　龙脑　薄荷叶_{各一两}　百药煎　葛粉_{各八两}　甘草_{五两}　乌梅肉_{三两}　人参_{一两二钱}

上为末，面糊为圆。每服一二圆，含化咽津，食后，临卧。

温中化痰圆

治停痰留饮，胸膈满闷，头眩目运，好卧减食，咳嗽呕吐，气短恶心。或饮酒过多，或引饮无度，或过伤生冷，痰涎并多，呕哕恶心，并宜服之。

青皮_{去白}　良姜_{去芦,炒}　干姜_炒　陈皮_{去白,各五两}

上为细末,生姜汁打面糊为圆,梧桐子大。每服三十至五十圆,汤饮任下,不拘时候。

〔淳祐新添方〕

新法半夏汤

治脾胃气虚,痰饮不散,呕逆酸水,腹肋胀痞,头旋恶心,不思饮食。(又方见后)

缩砂仁　神曲炒　草果仁　橘红净洗,去白,各五两　白豆蔻仁　丁香各半两　甘草生炙,二两　大半夏四两,汤浸洗七次,每个切作二片,用白矾末一两,沸汤浸一昼夜,漉出,别用汤洗去矾,俟干,一片切作两片,再用生姜自然汁于银盂中浸一昼夜,却于汤中炖,令姜汁干尽,以慢火焙燥,为细末,再用生姜自然汁搜成饼子,日干或焙干,炙黄勿令色焦

上为细末。每服一钱,先用生姜自然汁调成膏,入炒盐少许,沸汤点服。

丁香五套圆

治胃气虚弱,三焦痞涩,不能宣行水谷,故为痰饮,结聚胸膈之间,令人头目昏眩,胸膈胀满,咳嗽气急,呕吐腹疼。伏于中脘,亦令臂疼不举,腰腿沉重。久而不散,流入于脾,脾恶湿,得水则胀,胀则不能消化水谷,又令腹中虚满而不食也,此药主之。

南星每个切作十数块,同半夏先用水浸三日,每日易水,次用白矾二两,研碎,调入水内,再浸三日,洗净,焙干　半夏切,破,各二两　干姜炮　白术　良姜　茯苓各一两　丁香不见火　木香　青皮　陈皮去白,各半两

上为细末,用神曲一两,大麦芽二两,同研取末,打糊和药为圆,如梧桐子大。每服五十圆至七十圆,温熟水下,不拘时候。常服温脾胃,去宿冷,消留滞,化饮食,辟雾露风冷,山岚瘴疠,不正非时之气。但是酒癖停饮,痰水不消,屡服汤药不能作效者,服之如神。

缩砂圆

温中散滞,消饮进食。治胸膈噎闷,心腹冷疼,大能暖化生冷果食,夏月不可阙此。

缩砂仁一两　高良姜　天南星汤洗七次,焙干,各四两

上为细末,生姜自然汁煮面糊为圆,如梧桐子大。每服五十圆至七十圆,

生姜汤下，不拘时候。

泻①白圆

治膈脘痰涎不利，头目昏运，吐逆涎沫。

附子一枚六钱重者，生，去皮、脐　生硫黄别研　天南星生用　半夏生用，各一两
盆硝　玄精石各半两

上为细末，入细面三两令停，水和为圆，如梧桐子大。每服三十圆，沸汤内煮令浮，漉出，生姜汤送下，食后。

破饮圆

治一切停饮不散，时呕痰沫，头眩欲倒，膈脘不快。

旋覆花八两　白术一斤一两　肉桂去粗皮　干姜炮，各六两　赤茯苓去皮，七两
枳实麸炒，二两

上为末，面糊圆，如梧桐子大。每服五十圆，熟水下。

〔吴直阁增诸家名方〕

温中化痰圆

治证与前温中化痰圆同。

干姜炮　半夏煮，各一两　细辛去叶，洗　胡椒各半两　白术焙，二两

上为细末，生姜汁打面糊为圆，如梧桐子大。每服三十圆至五十圆，汤、饮任下，不拘时候。

养中汤

治肺胃受寒，咳嗽多痰，胸满短气，语声不出，昼夜不止，饮食减少，不以远年日近，并皆治之。

罂粟壳去芦，蜜炙，二两半　甘草爁　肉桂去粗皮，各半两　半夏曲炙，八钱

上为细末。每服一大钱，水一盏，生姜四片，同煎至七分，通口服，不拘时候。

人参款花膏

治肺胃虚寒，久嗽不已，咽膈满闷，咳嗽痰涎，呕逆恶心，腹胁胀满，腰背倦痛；或虚劳冷嗽，及远年日近一切嗽病服，诸药不效者，并皆治之。

---

① 泻(xiè 泻)：除去，泄，疏通。

款冬花_{去芦}　人参_{去芦}　五味子_{去梗,炒}　紫菀洗去芦泥　桑白皮_{去赤皮,各一两}

上为细末,炼蜜为圆,如鸡头大。每服一圆,食后,细嚼,淡姜汤送下。或每一大圆分作四小圆,含化亦得。

橘皮半夏汤

治肺胃虚弱,好食酸冷,寒痰停积,呕逆恶心。涎唾稠粘;或积吐,粥药不下,手足逆冷,目眩身重。又治伤寒时气,欲吐不吐,欲呕不呕,昏愦闷乱,或引酒过多,中寒停饮,喉中涎声,干哕不止。

陈橘皮_{去白}　半夏_{煮,各七两}

上二件锉为粗散。每服三钱,生姜十片,水二盏,煎至一中盏,去滓温服,不拘时候。留二服滓,并作一服,再煎服。

〔续添诸局经验秘方〕

人参润肺圆

治肺气不足,咳嗽喘急,痰涎不利,胸膈烦闷,涕唾稠粘,唇干口燥。及疗风壅痰实,头目昏眩,精神不爽;或肺胃俱虚,久嗽不已,渐成虚劳,肢体羸瘦,胸满短气,行动喘乏,饮食减少;或远年日近诸般咳嗽,并皆治之。

人参　款冬花_{去梗}　细辛_{去叶,洗}　杏仁_{去皮,尖,麸炒}　甘草_{爁,各四两}　知母_{六两}
肉桂_{去粗皮}　桔梗_{各五两}

上为细末,炼蜜为圆,如鸡头大。每服一圆,食后,细嚼,淡姜汤送下,含化亦得。

定喘瑞应丹

专治男子、妇人久患咳嗽,肺气喘促,倚息不得睡卧,累年不瘥,渐致面目虚浮。

蝉蜕_{洗,去土、足、翅,炒}　杏仁_{去皮,尖,炒}　马兜铃_(一本用知母六两,不用马兜铃)
各二两　煅砒_{六钱}

上为细末,蒸枣肉为圆,如葵子大。每服六七圆,临睡用葱茶清放冷下。服后忌热物半日。

人参清肺汤

治肺胃虚热寒,咳嗽喘急,胸膈噎闷,腹肋胀满,迫塞短气,喜欲饮冷,咽嗌隐痛,及疗肺痿劳嗽,唾血腥臭,干呕烦热,声音不出,肌肉消瘦,倦怠减食。

地骨皮　人参去芦　阿胶麸炒　杏仁去皮、尖、麸炒　桑白皮去粗皮　知母乌梅去核　甘草炙　罂粟壳去蒂、盖,蜜炙

上等分,㕮咀为粗散。每服三钱,水一盏半,乌梅、枣子各一枚,同煎至一盏,滤去滓,温温食后,临卧服。两滓留并煎,作一服。

新法半夏汤

治脾胃不和,中脘气滞,宿寒留饮,停积不消,心腹刺痛,脏腑膨胀,呕吐痰水,噫气吞酸;或中酒吐酒,哕逆恶心,头疼烦渴,倦怠嗜卧,不思饮食,并宜服之。

青皮去白　干姜炮,各六两　桔梗炒　陈皮去白,各一两　丁香皮四两　甘草炒,十二两　半夏汤洗,姜汁制,二两半

上为细末。每服一钱,入盐一捻,沸汤点服,不拘时候。常服温和三焦,开胃健脾,消宿酒,进饮食。

人参定喘汤

治丈夫、妇人远年日近肺气咳嗽,上喘气急,喉中涎声,胸满气逆,坐卧不安,饮食不下,及治肺感寒邪,咳嗽声重,语音不出,鼻塞头昏,并皆治之。

人参切片　麻黄去节　甘草炙　阿胶炒　半夏曲各一两　桑白皮　五味子各一两半　罂粟壳蜜刷炙,二两

上为粗末,入人参片拌匀。每服三大钱,水一盏半,入生姜三片,同煎至七分,去滓,食后,温服。又治小儿久病,肺气喘急,喉中涎声,胸膈不利,呕吐痰沫,更量岁数加减服。

细辛五味子汤

治肺经不足,胃气怯弱,或冒风邪,或停寒有饮,咳嗽倚息,不得安卧,胸满迫塞,短气减食,干呕作热,嗽唾结痰,或吐涎沫,头目昏眩,身体疼重,语声不出,鼻塞清涕,头面脚膝,时带虚浮,痰咳不止,痛引胸胁,不问新久,并宜服之。

北细辛去苗　半夏洗七次,各一两　甘草炙　乌梅去核,各一两半　五味子罂粟壳去蒂、盖,各三两　桑白皮炒,二两

上为粗散。每服三钱,水二盏半,生姜十片,煎至一盏,用纱帛滤去滓,温服。留二服滓,并作一服,再煎。

茯苓半夏汤

治停痰留饮,胸膈满闷,咳嗽呕吐,气短恶心,以致饮食不下,并宜服之。

茯苓_{去皮,三两}　半夏_{汤浸七次,五两}

上为粗末。每服四大钱,水一大盏,生姜七片,煎至七分,去滓,空心服。

人参藿香汤

治男子、妇人脾胃气弱,呕吐哕逆,饮食不下,手足逆冷,涎痰稠粘。又治似喘不喘,欲呕不呕,彻心愦愦,闷乱不安,或瘴疟诸疾,水浆粥药入口便吐,服之立效。久病翻胃,服之百日痊安。此药温脾胃,化痰饮,消宿冷,止吐呕。

藿香_{去梗}　人参_{切片,各六两}　半夏_{汤洗七次,姜汁制,二两半}

上捣为粗末,入人参令匀。每服三钱,水一盏半,生姜十片,煎至一盏,去滓,通口服。孕妇忌。

半夏圆

治肺气不调,咳嗽喘满,痰涎壅塞,心下坚满,短气烦闷,及风壅痰实,头目昏眩,咽膈不利,呕吐恶心,神思昏愦,心松而热,涕唾稠粘,并皆治之。

白矾_{枯过,十五两}　半夏_{汤洗去滑,姜汁罨^①一宿,三斤}

上捣为细末,生姜自然汁为圆,如梧桐子大。每服二十圆,加至三十圆,食后,临卧时生姜汤下。

杏参散

除痰下气,治胸胁胀满,上气喘急,倚息不得睡卧,神思昏愦,宜服之。

桃仁_{去皮、尖,麸炒}　人参_{去芦}　杏仁_{去皮、尖,麸炒}　桑白皮_{蜜炒微赤,再泔浸一宿,焙}

上等分为细末。每服二钱,水一盏半,姜三片,枣一个,煎至七分,温服,不拘时候。

杏子汤

治一切咳嗽,不问外感风寒,内伤生冷,及虚劳咯血,痰饮停积,悉皆治疗。(出《易简方》)

人参_{去芦}　半夏_{汤洗七次}　茯苓_{去皮}　芍药_{去粉}　官桂_{去皮,不见火}　干姜_{炮,洗}

---

① 罨(yǎn 掩):被覆,遮盖。

细辛_{去苗}　甘草_炙　五味子_{去苗，各等分}

　　上㕮咀，每服四钱，水一盏半，杏仁去皮、尖，锉五枚，姜五片，煎至六分，去滓，食前服。或感冒得之，加麻黄等分。如脾胃素实者，用罂粟壳去筋，碎锉，以醋淹、炒等分加之，每服添乌梅一个煎服，其效尤验。若呕逆恶心者，不可用此。一法去杏仁、人参，倍加麻黄，添芍药如麻黄之数，干姜、五味子各增一半，名小青龙汤，大治久年咳嗽，痰涎壅盛，夜不得睡，仍专治脚气喘急。此方虽有麻黄，既有官桂，不致于发汗，服之不妨。一方加麻黄、甘草、杏仁、五味子、茯苓等分，橘红倍之，尤为切当。又一方用紫苏叶、桑白皮、麻黄、青皮、五味子、杏仁、甘草等分，生姜七片，乌梅一个，煎服。久年咳嗽，气虚喘急，皆得其宜。二方中有麻黄，有汗人不宜服之。

四七汤

　　治喜、怒、悲、思、忧、恐、惊之气，结成痰涎，状如破絮，或如梅核，在咽喉之间，咯不出，咽不下，此七气所为也。或中脘痞满，气不舒快，或痰涎壅盛，上气喘急，或因痰饮中结，呕逆恶心，并宜服之。（出《易简方》）

半夏_{五两}　茯苓_{四两}　紫苏叶_{二两}　厚朴_{三两}

　　上㕮咀。每服四钱，水一盏半，生姜七片，枣一个，煎至六分，去滓，热服，不拘时候。若因思虑过度，阴阳不分，清浊相干，小便白浊，用此药下青州白圆子，最为切当。妇人恶阻，尤宜服之。一名厚朴半夏汤，一名大七气汤。《局方》有七气汤，用半夏五两，人参、官桂、甘草各一两，生姜煎服，大治七气，并心腹绞痛。然药味太甜，恐未必能止疼顺气。一方治七情所伤，中脘不快，气不升降，腹肋胀满，用香附子（炒）半斤，橘红六两，甘草一两，煎服，尤妙。好事者谓其耗气，则不然。盖有是病，服是药也。

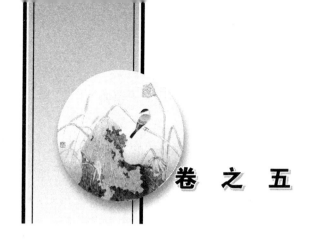

卷 之 五

治虚损_{附骨蒸}

腽肭脐圆

补虚壮气，暖背祛邪，益精髓，调脾胃，进饮食，悦颜色。治五劳七伤，真气虚惫，脐腹冷痛，肢体酸疼，腰背拘急，脚膝缓弱，面色黧黑，肌肉消瘦，目暗耳鸣，口苦舌干，腹中虚鸣，肋下刺痛，饮食无味，心常惨戚，夜多异梦，昼少精神，小便滑数，时有余沥，房室不举，或梦交通，及一切风虚痼冷，并宜服之。

腽肭脐_{一对，慢火酒炙令熟}　精羊肉_{熟，切碎，烂研，一斤}　沉香_{四两}　硇砂_{飞过，二两}　神曲_{炒，四两}　羊髓_{取汁，一斤}

以上六味，用无灰好酒一斗，同于银器内，慢火熬成膏，候冷入下项药：

大附子_{炮，去皮、脐，用青盐半斤，浆水一斗五升煮，候水尽，切，焙干，半斤}　肉苁蓉_{净洗，切片，焙干，四两}　白豆蔻_{去壳，一两}　木香　丁香　肉豆蔻_{去壳}　紫苏子_炒　胡芦巴_炒　川芎　人参_{去芦}　青橘皮_{去白}　天麻_{去苗}　钟乳粉_{炼成者}　枳壳_{去瓤，麸炒}　补骨脂_{酒炒}　茴香_{舶上，炒}　巴戟　荜澄茄_{各二两}　肉桂_{去粗皮}　槟榔　大腹子　蒺藜子_{炒，各二两半}　山药_{一两半}　阳起石_{用浆水煮一日，细研飞过，焙干用}

上件药各依法修事，捣，罗为末，入前膏内搜成剂，于臼内捣千余杵，圆如梧桐子大。每服二十圆，空心，温酒下，盐汤亦得。

菟丝子圆

治肾气虚损，五劳七伤，少腹拘急，四肢酸疼，面色黧黑，唇口干燥，目暗耳鸣，心忪气短，夜梦惊恐，精神困倦，喜怒无常，悲忧不乐，饮食无味，举动乏力，心腹胀满，脚膝痿缓，小便滑数，房室不举，股内湿痒，水道涩痛，小便出血，时有余沥，并宜服之。久服填骨髓，续绝伤，补五脏，去万病，明视听，益颜色,轻身延年,聪耳明目。又方,用龙齿三分,远志去苗心、半两、黑豆煮,不用石龙芮、泽泻、肉苁蓉。

菟丝子净洗,酒浸　肉桂去粗皮　鹿茸去毛,酥炙　附子炮,去皮脐　泽泻　石龙芮去土,各一两　肉苁蓉酒浸,切　杜仲去粗皮,锉,炒　白茯苓去皮　熟干地黄巴戟去心　防风去苗　山茱萸　补骨脂　荜澄茄　沉香锉　茴香　石斛去根牛膝酒浸一宿,焙干　续断各三分　桑螵蛸酒浸,炒　芎䓖　覆盆子去枝、叶并萼五味子各半两

上为细末,以酒煮面糊为圆,如梧桐子大。每服二十圆,温酒或盐汤下,空心服。如脚膝无力,木瓜汤下,晚食前再服。

金钗石斛圆

治真气不足,元脏虚弱,头昏面肿,目暗耳鸣,四肢疲倦,百节酸疼,脚下隐痛,步履艰难,肌体羸瘦,面色黄黑,鬓发脱落,头皮肿痒,精神昏困,手足多冷,心胸痞闷,绕脐切痛,膝胫酸疼,不能久立,腰背拘急,不得俯仰,两胁胀满,水谷不消,腹痛气刺,发歇无时,心悬噫醋,呕逆恶心,口苦咽干,吃食无味,恍惚多忘,气促喘乏,夜梦惊恐,心忪盗汗,小便滑数,或水道涩痛,一切元脏虚冷之疾,并能治之。常服补五脏,和血脉,驻颜色,润发,进食肥肌,大壮筋骨。

石斛去根　赤小豆茴香炒　川羌活去芦头　金铃子麸炒　川乌头炮裂,去皮、脐马蔺子醋炒,各八两　胡芦巴炒　巴戟天去心　川椒去目,微炒出汗　地龙去土炒,各四两乌药锉　苍术去浮皮,各一斤　青盐二两

上为细末,酒煮面糊为圆,如梧桐子大。每服二十圆,温酒下,或盐汤亦得,空心,食前服之。

何首乌圆

补暖腑脏,祛逐风冷,利腰膝,强筋骨,黑髭发,驻颜容。

何首乌用铜刀或竹刀切如棋子大,木杵臼捣,三斤　牛膝去苗,锉,一斤

上件药,以黑豆一斗净淘洗,曝干,用甑一所,先以豆薄铺在甑底,然后薄铺何首乌,又铺豆,又薄铺牛膝。如此重重铺,令药、豆俱尽,安于釜上蒸之,令豆熟为度。去黑豆,取药曝干,又换豆蒸之,如此三遍,去豆取药,候干为末,蒸枣肉和圆,如梧桐子大。每服三十圆,温酒下,食前服。忌萝卜、葱、

蒜。此药性温无毒,久服轻身,延年不老。

石南圆

治风毒,脚弱少力,脚重疼痹,脚肿生疮,脚下隐痛,不能踏地,脚膝筋挛,不能屈伸,项背腰脊拘急不快,风毒上攻,头面浮肿,或生细疮,出黄赤汁,或手臂少力,或口舌生疮,牙龈宣烂,齿摇发落,耳中蝉声,头眩气促,心腹胀闷,小便时涩,大便或难。

石南叶　薏苡仁　杏仁去皮、尖、双仁,麸炒黄赤　牵牛炒　大腹皮连子用　川芎　赤芍药　赤小豆　陈橘皮　当归去芦　麻黄去根、节,各二两　五加皮　牛膝去苗,各三两　木瓜　独活去芦　杜仲锉,炒　草薢各四两

上为细末,以酒浸蒸饼为圆,如梧桐子大。每服十圆至十五、二十圆,木瓜汤下,早起、日中、临卧各一服。常服补益元气,令人筋骨壮健,耳目聪明,妇人血气亦可服之。不拘时候。

八味圆

治肾气虚乏,下元冷惫,脐腹疼痛,夜多漩溺,脚膝缓弱,肢体倦怠,面色黧黑,不思饮食,又治脚气上冲,少腹不仁,及虚劳不足,渴欲饮水,腰重疼痛,少腹拘急,小便不利;或男子消渴,小便反多,妇人转胞,小便不通,并宜服之。

熟干地黄八两　山茱萸　山药各四两　牡丹皮　白茯苓去皮　泽泻各三两　附子炮,去皮、脐　肉桂去粗皮,各二两

上为末。炼蜜圆如梧桐子大。每服十五圆至二十五圆,温酒下,空心,食前,日二服。久服壮元阳,益精髓,活血驻颜,强志轻身。

黄芪圆

治丈夫肾脏风毒,上攻头面虚浮,耳内蝉声,头目昏眩,项背拘急,下注腰脚,脚膝生疮,行步艰难,脚下隐疼,不能踏地。筋脉拘挛,不得屈伸,四肢少力,百节酸痛,腰腿冷痛,小便滑数,及瘫缓风痹,遍身顽麻。又疗妇人血风,肢体痒痛,脚膝缓弱,起坐艰难,并宜服之。

黄芪锉　杜蒺藜去圆①　川楝子　茴香炒　川乌头炮,去皮、脐　赤小豆　地龙去土,炒　防风去芦,各一两　乌药锉,一两

---

① 圆:此下享保本有"炒,去刺"三字。

上为细末,酒煮面糊为圆,如梧桐子大。每服十五圆,温酒盐汤亦得,妇人醋汤下,空心服。

茴香圆

治丈夫元脏久虚,冷气攻冲,脐腹绞痛,腰背拘急,面色萎黄,饮食减少,及膀胱、小肠气痛,并肾脏风毒,头面虚浮,目暗耳鸣,脚膝少力,肿痛生疮。妇人血脏虚冷,食减少力,肢体疼痛,并宜服之。久服补虚损,除风冷,壮筋骨,明耳目。

威灵仙_{洗去土} 川乌头_{炮,去皮、脐} 陈皮_{去瓤} 防风_{去苗} 川楝子 萆薢_{各三两} 乌药_{去土,五两} 川椒_{去目、闭口,炒出汗,二两} 赤小豆 茴香_{燢,各八两} 地龙_{去土,炒,七两}[①]

上为细末,以酒煮面糊为圆,如梧桐子大。每服空心及晚食前,温酒下二十圆,盐汤亦得。小肠气痛,炒生姜、茴香酒下。脚转筋,木瓜汤下。妇人血脏虚冷,温醋汤下。脐腹绞痛,滑泄冷痢,浓煎艾汤下。

五补圆

补诸虚,安五脏,坚骨髓,养精神。

地骨皮 白茯苓_{去皮} 牛膝_{去苗,酒浸} 熟干地黄 人参_{去芦头,各一两}

上为末,炼蜜为圆,如梧桐子大。每服三十圆,温酒下,空心,食前服。稍增至五十圆,日二服。服至十日及半月,觉气壅,即服七宣圆。服七宣圆二三日,觉气散,即还服五补圆。久服去百病,髭发黑润。

无比山药圆

治丈夫诸虚百损,五劳七伤,头痛目眩,手足逆冷,或烦热有时,或冷痹骨疼,腰髋不随,饮食虽多,不生肌肉;或少食而胀满,体无光泽,阳气衰绝,阴气不行。此药能补经脉,起阴阳,安魂魄,开三焦,破积聚,厚肠胃,强筋练骨,轻身明目,除风去冷,无所不治。

干山药_{二两} 苁蓉_{锉,酒浸,四两} 五味子_{拣净,六两} 菟丝子_{酒浸} 杜仲_{去皮,炒,锉,各三两} 牛膝_{锉,酒浸} 熟干地黄_{酒浸尽} 山茱萸 泽泻 茯神_{去皮、木} 巴戟_{去心} 赤石脂_{各一两}

上件为末,炼蜜和搜为圆,如梧桐子大。每服二十圆至三十圆,食前,温酒下,温米饮亦得。服之七日后,令人身轻健,四体润泽,唇口赤,手足暖,面

[①] 七两:享保本作"一两"。

有光悦，消食，身体安和，音声清响，是其验也。十日后长肌肉。此药通中入脑，鼻必酸疼，勿怪。

大山蓣圆

治诸虚百损，五劳七伤，肢体沉重，骨节酸疼，心中烦悸，唇口干燥，面体少色，情思不乐，咳嗽喘乏，伤血动气，夜多异梦，盗汗失精，腰背强痛，脐腹弦急，嗜卧少起，喜惊多忘，饮食减少，肌肉瘦瘁。又治风虚，头目眩运，心神不宁，及病后气不复常，渐成劳损。久服补诸不足，愈风气百疾。

白术　麦门冬去心　白芍药　杏仁去皮、尖，麸炒黄　防风去芦头，叉、枝　芎藭各一两半　大豆黄卷炒　熟干地黄　肉桂去粗皮　曲炒　当归去芦头，洗，焙，各二两半　桔梗　白茯苓去皮　柴胡去苗，各一两二钱半　干姜炮，七钱半　甘草炙，七两　大枣蒸熟，去皮、核，一百个　阿胶炒　人参去芦头，各一两七钱半　白蔹半两　山药七两半

上为末，炼蜜与蒸枣同和圆，如弹子大。每服一圆，温酒或米饮化下，嚼服亦得，食前。常服养真气，益精补髓，活血驻颜。

定志圆

治心气不定，五脏不足，恍惚振悸，忧愁悲伤，差错谬忘，梦寐惊魇，恐怖不宁，喜怒无时，朝瘥暮剧，暮瘥朝剧，或发狂眩，并宜服之。

远志去苗及心　菖蒲各二两　人参去芦头　白茯苓去皮，各三两

上为细末，炼蜜圆如梧桐子大，朱砂为衣。每服七圆，加至二十圆，温米饮下，食后，临卧，日三服。常服益心强志，令人不忘。

黄芪建中汤

治男子、女人诸虚不足，小腹急痛，胁肋䐜胀，脐下虚满，胸中烦悸，面色萎黄，唇口干燥，少力身重，胸满短气，腰背强痛，骨肉酸疼，行动喘乏，不能饮食，或因劳伤过度，或因病后不复，并宜服之。

黄芪　肉桂去粗皮，各三两　甘草炙，锉，二两　白芍药六两

上为粗散。每服三钱，水一盏半，入生姜三四片，大枣一枚，同煎一中盏，滤去滓，入饧少许，再煎令溶，稍热服，空心食前。

人参黄芪散

治虚劳客热，肌肉消瘦，四肢倦怠，五心烦热，口燥咽干，颊赤心松，日晚潮热，夜有盗汗，胸胁不利，减食多渴，咳唾稠黏，时有脓血。

天门冬_{去心,三十两} 半夏_{汤洗七次,去滑,生姜汁制} 知母 桑白皮_{锉,炒} 赤芍药 黄芪^① 紫菀 甘草_{燤,各十五两} 白茯苓_{去皮} 柴胡_{去苗} 秦艽_{去土} 生干地黄 地骨皮各二十两 人参_{去芦头} 桔梗各十两 鳖甲_{去裙,醋炙,一两}

上为粗末。每服二大钱,以水一盏,煎至七分,去滓,温服,食后。

成炼钟乳粉

主五劳七伤,咳逆上气,治寒嗽,通音声,明目益精,安五脏,通百节,利九窍,下乳汁,益气补虚损,疗脚弱疼冷,下焦伤竭,强阴。久服延年益寿,好颜色,不老,令人有子。

钟乳_{不拘多少}

取韶州者,无问厚薄,但颜色明净光泽者即堪入炼,唯黄、赤两色不任用。欲炼亦不限多少,置钟乳于金、银器中,即以大铛中着水,沉金、银器于铛水中煮之,常令如鱼眼沸,水减即添。若薄乳,三日三夜即得,若粗肥厚管者,即七日七夜,候乳色变黄白即熟。如疑生,更煮,满十日最佳。煮讫出金、银碗,其铛内煮乳黄浊水弃之,勿令人服,服必损人咽喉,伤人肝肺,令人头痛,兼复下利不止。其有犯者,食猪肉即愈。弃此黄水讫,更着清水,准前更煮,经半日许即出之,其水色清不变即止,乳尢毒矣。即于瓷钵中,用玉锤着水研之。其钵及锤须夹白练袋,笼口稍长作之,使锤得转,兼通上下,每日着水搅令匀调,勿使着锤钵,即封系练袋,自作字记,勿使人开,一即免纤尘入中,二即免研人窃吃。研觉干涩,即是水尽,即更添水,常令如稀米泔状,乳细者皆浮在上,粗者沉在下,复绕锤钵四边研之,不及者即粗细不匀。为此,每日须一开或二开,搅括令匀,勿使着锤,即得匀熟,免有粗细。研至四五日,状若乳汁,研揩视之,状如书中白鱼腻即成。自然光白,便以水洗之,不随水落者即熟。若得水而落者即未成,更须研之,以不落为限。熟讫,澄取曝干。每服称半两,分为三服,用温酒调下,空腹服,更量病轻重增减。兼可合和为钟乳圆散。

玉霜圆

治真气虚惫,下焦伤竭,脐腹弦急,腰脚软痛,精神困倦,面色枯槁,或亡血盗汗,遗沥失精,大便自利,小便滑数,肌肉消瘦,阳事不举。久服续骨

---

① 黄芪:绍兴本作"黄芩"。存疑。

联筋,秘精坚髓,延年保命,却老还童,安魂定魄,换肌秘气,轻身壮阳,益寿住世。

白龙骨_{黏舌者,细研如粉,以水飞过三度,日中晒干,用黑豆一斗,蒸一伏时,以夹绢袋盛,日晒干,一斤} 天雄_{长大者,以酒浸七日了,掘一地坑,以半称炭火烧坑通赤,速去炭火令净,以醋二升泼于地坑内候干,乘热便投天雄在内,以盆合土拥之,经宿取出,去皮、脐,十两} 鹿茸_{用麻茸连顶骨者,先燎去毛令净,约三寸以来截断,酒浸一伏时,慢火炙令脆,半两} 菟丝子_{酒浸一伏时后,蒸过,干,杵,罗为末,不用轻浮者,五两} 磁石_{醋淬七次,更多为妙} 朱砂_{飞研} 泽泻_{洗,酒浸一宿,炙} 牛膝_{酒浸,焙干} 石斛_{去根,炙} 苁蓉_{去皮,酒浸一宿,炙干} 巴戟_{穿心者,各二两} 茴香_{舶上者,炒} 肉桂_{去粗皮,各一两} 家韭子_{微炒,五两} 牡蛎_{火煅,捣为粉} 紫梢花_{如无,以木贼代之,各三两}

上件一十六味,捣罗为细末,炼酒、蜜各半和圆,如梧桐子大。每服三十圆,空心,晚食前温酒下。常服补真气,壮阳道。

预知子圆

治心气不足,志意不定,神情恍惚,语言错妄,怔悸烦郁,愁忧惨戚,喜怒多恐,健忘少睡,夜多异梦,寤即惊魇,或发狂眩,暴不知人,并宜服之。

枸杞子_净 白茯苓_{去皮} 黄精_{蒸熟} 朱砂_{研,水飞} 预知子_{去皮} 石菖蒲 茯神_{去木} 人参_{去芦头} 柏子仁 地骨皮_{去土} 远志_{去心} 山药_{各等分}

上件一十二味,捣,罗为细末,炼蜜圆,如龙眼核大,更以朱砂为衣。每服一圆,细嚼,人参汤下,不计时候服之。

〔绍兴续添方〕

安肾圆

治肾经久积阴寒,膀胱虚冷,下元衰惫,耳重唇焦,腰腿肿疼,脐腹撮痛,两胁刺胀,小腹坚疼,下部湿痒,夜梦遗精,恍惚多惊,皮肤干燥,面无光泽,口淡无味,不思饮食,大便溏泄,小便滑数,精神不爽,事多健忘。常服补元阳,益肾气。

川乌头_{炮,去皮、脐} 肉桂_{不见火,各十六两} 茯苓 白术 石斛 白蒺藜 肉苁蓉_{酒浸,炙} 巴戟_{去心} 桃仁_{麸炒} 草薢 山药 破故纸_{炒,各四十八两}

上为末,炼蜜为圆,如梧桐子大。每服三十圆,温酒或盐汤下,空心,食前。小肠气,炒茴香,盐酒下。

麝香鹿茸圆

益真气,补虚惫。治下焦伤竭,脐腹绞痛,两胁胀满,饮食减少,肢节烦疼,手足麻痹,腰腿沉重,行步艰难,目视茫茫,夜梦鬼交,遗泄失精,神情不爽,阳事不举,小便滑数,气虚肠鸣,大便自利,虚烦盗汗,津液内燥,并宜服之。

鹿茸火燎去毛,酒浸,炙,七十两[1]　熟干地黄洗净,酒浸,蒸,焙,十斤　附子炮,去皮、脐,一百四十个[2]　牛膝酒浸一宿,一斤四两　杜仲三斤半　五味子二斤　干山药四斤　苁蓉酒浸一宿,三斤

上为末,炼蜜为圆,如梧桐子大,每一斤圆子,用麝香末一钱为衣。每服二十粒,温酒下,盐汤亦得,食前服。

妙香散

治男子、妇人心气不足,志意不定,惊悸恐怖,悲忧惨戚,虚烦少睡,喜怒不常,夜多盗汗,饮食无味,头目昏眩。常服补益气血,安神镇心。

山药姜汁炙　茯神去皮、木　茯苓去皮,不焙　黄芪　远志去心,炒,各一两　辰砂别研,三钱　人参　桔梗　甘草炙,各半两　麝香别研,一钱　木香煨,二两半

上为细末。每服二钱,温酒调服,不拘时候。

〔宝庆新增方〕

养气丹

治诸虚百损,脾元耗惫,真阳不固,三焦不和,上实下虚,中脘痰饮上攻,头目昏眩,八风五痹,或卒暴中风,痰潮上膈,言语謇涩,神昏气乱,状若瘫痪;及奔豚肾气,上冲胸腹连两胁,膨胀刺痛不可忍者。阴阳上下,气不升降,饮食不进,面无精光,肢体浮肿,五种水气,脚气上冲,腰背倦痛,夜梦鬼交,觉来盗汗,胃冷心疼,小便滑数,牵引小腹,足膝缓弱,步履艰难。妇人血海久冷,赤白带下,岁久无子,及阴毒伤寒,面青舌卷,阴缩难言,四肢厥冷,不省人事者,急服百圆,用生姜、大枣煎汤灌之,即便回阳命无不活。或触冒寒邪,

---

[1] 七十两:绍兴本作"七两"。
[2] 一百四十个:绍兴本作"四百个"。

霍乱吐泻，手足逆冷，六脉沉伏，唇口青黑，腹胁攻刺，及男子阳事痿怯，脚膝酸疼，腹脐虚鸣，大便自滑，兼疗膈胃烦壅，痰饮虚鸣，百药不愈者。常服助养真气，生阳逐阴，温平不僭，消磨冷滞，克化饮食，使五脏安宁，六腑调畅，百病不侵。出入道途，宜将此药随行，缓急服饵，大有功效。

禹余粮石火炼七次，醋淬七次，为末　紫石英火煅一次　赤石脂火煅一次，各半斤　代赭石火煅七次，醋淬七次，为末，一斤　磁石火煅十次，醋淬十次，半斤

已上五石各贮之，各研为细末，又以水研之。挹其清者，置之纸上，纸用筲箕盛，欲使细末在纸上，而水滴在下，挹尽而止。既干，各用藏瓶盛贮，以盐水纸筋和泥固济，阴干。以好硬炭五十斤分为五处，每一处用炭十斤，烧红作一炉子，煅此五药，以纸灰盖之。两日后，火尽灰冷，则再煅，如此三次，埋地坑内两日，出火毒，再研，入后药。

附子炮，去皮、脐，二两　肉苁蓉净洗，酒浸一宿，焙干，一两半　当归酒浸一宿，焙干　茴香炒　破故纸酒炒香熟　木香不见火　肉桂去粗皮　巴戟盐汤浸，打，去心　肉豆蔻面裹，煨　丁香　山药　鹿茸酥炙　白茯苓去皮　沉香　远志去心，各一两

已上各如法修制，同研为末，却入：

乳香别研　五灵脂去砂，别研　没药去砂石，研，各一两

已上三味，入众药同研，却入：

朱砂或煅或蒸　阳起石略煅，或只用酒煮　钟乳粉各一两

已上三味别研，临时入。

上同入研，过罗为细末，用糯米粉煮糊为圆，每两作五十圆，阴干，入布袋内，擦令光莹。每服五圆至十圆，空心，用温酒吞下，或姜盐汤，或枣汤下亦可，妇人用艾醋汤吞下。

朴附圆

治脾元虚弱，饮食迟化，食必多伤，腹痛肠鸣，脏腑滑泄，昼夜无度，胃气虚损，不美饮食，呕哕恶涩。此药性温，兼治翻胃恶心，及久患脾泄冷泻之人，最宜服此。

厚朴去粗皮，姜汁制　附子炮，去皮，各一斤　神曲炒，八两　干姜炮，三斤

上为细末，酒煮面糊圆，如梧桐子大。每服三十圆，空心，食前，米饮或盐汤下亦得。

川楝散

治膀胱小肠气痛，脐下撮疼，上冲心腹，面色萎黄，脚下隐痛，四肢倦怠，不思饮食，夜多旋溺，外肾瘙痒。

川楝子蒸，去皮、核　破故纸炒　茴香炒，各四两　干姜炮，一两　胡芦巴酒浸，炒，三两　附子炮，去皮、脐，一两半

上为细末。每服二钱，空心，食前，热酒调下。

双和汤

治男子、妇人五劳、六极、七伤，心肾俱虚，精血气少，遂成虚劳。百骸枯瘁，四肢倦怠，寒热往来，咳嗽咽干，行动喘乏，面色痿黄，略有所触，易成他疾。或伤于冷，则宿食不消，脾疼腹痛，泻痢吐逆；或伤于热，则头旋眼晕，痰涎气促，五心烦热；或因饥饱动作，喜怒惊恐，病随而至，或虚胀而不思食，或多食而不生肌肉，心烦则虚汗盗汗，一切虚劳不敢服燥药者，并宜服之。常服调中养气，益血育神，和胃进食，补虚损。

白芍药七两半　当归洗，酒浸　黄芪蜜炙　川芎　熟地黄净洗，酒蒸，各三两　甘草炙　肉桂去皮，不见火，各二两二钱半

上为细末。每服二钱，水一盏半，生姜三片，枣了一枚，煎至八分，空心，食前服。忌生冷、果子等物。

平补镇心丹

治丈夫、妇人心气不足，志意不定，神情恍惚，夜多异梦，怔悸烦郁，及肾气伤败，血少气多，四肢倦怠，足胫酸疼，睡卧不隐，梦寐遗精，时有白浊，渐至赢瘦。（又方见后）

酸枣仁去皮、隔纸炒，二钱半　车前子去土，碾破　白茯苓去皮　五味子去枝、梗　肉桂去粗皮，不见火　麦门冬去心　茯神去皮，各一两二钱半　天门冬去心　龙齿　熟地黄洗，酒蒸　山药姜汁制，各一两半　人参去芦，半两　朱砂细研为衣，半两　远志①去心　甘草炙，一两半

上为末，炼蜜圆，如梧桐子大。每服三十圆，空心，饭饮下，温酒亦得，加至五十圆。常服益精髓，养气血，悦色驻颜。翰林刘活庵云：平补镇心丹方有二，此方有五味子、白茯苓、车前子、肉桂、人参、酸枣仁，非惟可以治心气不

---

① 远志：此药剂量缺如，待考。

足,而白浊消渴尤为切要之药。《局方》无此六味,却有生地黄、苦梗、柏子仁、石菖蒲、当归,只宜治心气不足,肾气伤败,血少气多耳。

十四味建中汤

治荣卫不足,腑脏俱伤,积劳虚损,形体羸瘠,短气嗜卧,寒热头痛,咳嗽喘促,吐呕痰沫,手足多冷,面白脱色,小腹拘急,百节尽疼,夜卧汗多,梦寐惊悸,小便滑利,大便频数,失血虚极,心松面黑,脾肾久虚,饮食失亏。

当归去芦,酒浸,焙干　白芍药锉　白术锉,洗　甘草炙　人参去芦　麦门冬去心　川芎洗净　肉桂去粗皮　附子炮,去皮、脐　肉苁蓉酒浸一宿　半夏汤洗七次　黄芪炙　茯苓去皮　熟地黄洗去土,酒蒸一宿,焙干,各等分

上㕮咀,为粗散。每服三钱,水一盏半,生姜三片,枣子一枚,煎至一盏,去滓,食前温服。

思仙续断圆

治脾肾风虚,毒气流注,腿膝酸疼,艰于步履,小便遗沥,大便后重。此药补五脏内伤,调中益精凉血,坚强筋骨,益智轻身耐老。

木瓜去瓤,三两　续断　萆薢各六两　牛膝洗,去芦,酒浸一宿,焙　薏苡仁炒,各四两　川乌炮,去皮、脐　防风去芦,又　杜仲去皮,姜炒丝断,各二两

上为末,醋糊圆。每服三十至五十圆,空心,食前,温酒盐汤任下。

黄芪六一汤

大治男子、妇人诸虚不足,肢体劳倦,胸中烦悸,时常焦渴,唇口干燥,面色痿黄,不能饮食。或先渴而欲发疮疖,或病痈疽而后渴者,尤宜服此。常服平补气血,安和脏腑。

黄芪去芦,蜜炙,六两　甘草炙,一两

上㕮咀。每二钱,水一盏,枣一枚,煎至七分,去滓,温服,不拘时。

木瓜圆

治肾经虚弱,腰膝沉重,腿脚肿痒,注破生疮,脚心隐痛,筋脉拘挛,或腰膝缓弱,步履艰难,举动喘促,面色黧黑,大小便秘涩,饮食减少,无问新久,并宜服之。

狗脊去毛,六两　大艾去梗,糯米糊调成饼,焙干,为末,四两　木瓜去瓤,四两　天麻去芦　当归酒浸,制　萆薢　苁蓉去芦,酒浸　牛膝洗去土,酒浸一宿,各二两

上为细末,炼蜜为圆,如梧桐子大。每服二十圆,渐加至三十圆,空心,食前温酒吞下,盐汤亦可。

茱萸内消圆

治肾与膀胱经虚,为邪气所搏,结成寒疝,伏留不去,脐腹疗刺,小肠气痛,奔豚疝癖,疼不可忍,阴核偏大,肤囊痈肿,结硬牵急,重大滋长,瘙痒疼痛,时出黄水、疮疡,腰腿沉重,足胫肿满,行步艰难,累经治疗,不见减瘥,服之渐渐内消,不动大肠,亦不搜绞,补虚消疝,温养肾经。此药不热,无毒,若志心服饵,其效如神。

吴茱萸汤洗七次,焙　陈皮去白　川楝蒸,去皮、核　肉桂去粗皮,不见火　马蔺花醋炙　青皮去白　山药焙　茴香炒　山茱萸去核,各二两　木香不见火,一两

上为细末,酒糊圆,如梧桐子大。每服三十圆至五十圆,空心,温酒或盐汤吞下。

青娥圆

治肾气虚弱,风冷乘之,或血气相搏,腰痛如折,起坐艰难,俯仰不利,转侧不能,或因劳役过度,伤于肾经,或处卑湿,地气伤腰,或坠堕伤损,或风寒客搏,或气滞不散,皆令腰痛,或腰间似有物重坠,起坐艰辛者,悉能治之。(又方见后)

胡桃去皮、膜,二十个　蒜熬膏,四两　破故纸酒浸,炒,八两　杜仲去皮,姜汁浸,炒,十六两

上为细末,蒜膏为圆。每服三十圆,空心温酒下,妇人淡醋汤下。常服壮筋骨,活血脉,乌髭须,益颜色。

〔淳祐新添方〕

接气丹

治真元虚惫,阴邪独盛,阳气暴绝,或大吐大泻,久痢虚脱等病。余同黑锡丹治状,此药尤佳。

沉香一两　硫黄如黑锡丹砂子结,放冷,研为细末　黑锡去滓称,各二两　牛膝酒浸　白术焙　苁蓉酒浸,各半两　丁香三钱　川楝子去核用肉　木香　茴香炒　肉豆蔻煨　破故纸炒　桂心去粗皮　附子炮,去皮、脐　胡芦巴炒　阳起石煅,各一两

上件药,并砂子四两,并捣为细末,和停,用糯米粉酒煮糊为圆,如梧桐子大。温酒、盐汤空心吞下五十圆。

宁志膏

治心脏亏虚,神志不守,恐怖惊惕,常多恍惚,易于健忘,睡卧不宁,梦涉危险,一切心疾,并皆治之。

酸枣仁微炒,去皮　人参各一两　辰砂研细水飞,半两　乳香以乳钵坐水盆中研,一分

上四味研和停,炼蜜圆,如弹子大。每服一粒,温酒化下,枣汤亦得,空心临卧服。

三仙丹又名长寿圆

治肾经虚寒,元气损弱,神衰力怯,目暗耳聋。常服补实下经,温养脾胃,壮气搜风,驻颜活血,增筋力,乌髭须。

川乌头生,去皮,锉作骰子块,用盐半两,同炒黄色,去盐,一两　茴香净称,炒令香透,三两　苍术米泔浸一宿,刮去皮,切碎,取葱白一握,同炒黄色,去葱,二两

上为细末,酒煮面糊圆,如梧桐子大。每服五七十圆,空心温酒、盐汤任下。

乐令建中汤

治血气劳伤,五脏六腑虚损,肠鸣神倦,荣卫不和,退虚热,除百病。

前胡　细辛　黄芪蜜涂炙　人参　桂心　橘皮去白　当归洗去土　白芍药　茯苓去皮　麦门冬去心　甘草炙,各一两　半夏汤洗七次,切,七钱半

上咬咀。每服四钱,姜四片,枣一个,水一盏,煎至七分,去滓,微热服,不拘时候。

金铃子圆

治肾气发动,牵引疼痛,脐腹弦急,攻冲不定。

金铃子去核,炒,四两　益智仁　胡芦巴炒　石菖蒲　破故纸炒　茴香炒　巴戟去心,各二两　木香　白茯苓去皮　陈皮去白,各一两

上为末,酒煮面糊为圆,如梧子大。每五十圆,盐汤、温酒任下。

〔吴直阁增诸家名方〕

张走马玉霜圆

疗男子元阳虚损,五脏气衰,夜梦遗泄,小便白浊,脐下冷疼,阳事不兴,

久无子息，渐致瘦弱，变成肾劳，眼昏耳鸣，腰膝酸疼，夜多盗汗，并宜服之，自然精元秘固，内施不泄，留浊去清，精神安健。如妇人宫脏冷，月水不调，赤白带漏，久无子息，面生䵟䵴，发退不生，肌肉干黄，容无光泽，并宜服此药。

大川乌_{用蚌粉半斤同炒，候裂，去蚌粉不用}　川楝子_{麸炒，各八两}　破故纸_炒　巴戟_{去心，各四两}　茴香_{焙，六两}

上件碾为细末，用酒打面糊为圆，如梧桐子大。每服三五十圆，用酒或盐汤下，空心，食前。

降心丹

心肾不足，体热盗汗，健忘遗精，及服热药过多，上盛下虚，气血不降，小便赤白，稠浊不清。常服镇益心神，补虚养血，益丹田，秘精气。

熟干地黄_{洗净，酒浸，蒸，焙干}　天门冬_{去心}　麦门冬_{去心，各三两}　白茯苓　人参　远志_{甘草煮，去芦、骨}　茯神　山药_{各二两}　当归_{去芦，洗，焙，三两}　肉桂_{去皮，不见火}　朱砂_{各半两}

上件碾为细末，炼蜜为圆，如梧桐子大。每服三十圆，入人参汤下。

黄芪鳖甲散

治虚劳客热，肌肉消瘦，四肢倦怠，五心烦热，口燥咽干，颊赤心忪，日晚潮热，夜有盗汗，胸胁不利，减食多渴，咳唾稠粘，时有脓血。

桑白皮_{去皮}　半夏_煮　黄芪　甘草_烂　知母_焙　赤芍药　紫菀_{洗去芦，各二两半}　秦艽_{去芦}　白茯苓_焙　生干地黄_{洗，焙干}　柴胡_{去芦，梗}　地骨皮_{去芦，各三两三钱}　人参　肉桂_{去粗皮}　苦桔梗_{各一两六钱半}　天门冬_{去心，焙}　鳖甲_{去裙，醋炙，各五两}

上件锉为粗末。每服二大钱，水一盏，煎至七分，去滓温服，食后。

四神丹

治百病，补五脏，远疫疠，却岚瘴，除尸疰蛊毒，辟鬼魅邪气。大治男子、妇人真元虚损，精髓耗伤，形羸气乏，中满下虚，致水火不交，及阴阳失序①，精神困倦，面色枯槁，亡血盗汗，遗沥失精，大便自利，小便滑数，梦寐惊恐，阳事不举，腰腿沉重，筋脉拘挛，及治一切沉寒痼冷，痃癖疝瘕，脐腹绞痛，久泻久痢，伤寒阴证，脉候沉微，身凉自汗，四肢厥冷。妇人百病，胎脏久冷，绝孕无子，赤白带下，月候不调，服诸药久不瘥，悉皆主之。此丹假阴阳造化之功，

---

① 及阴阳失序：绍兴本作"养阴阳，失精降"。

得天地中和之气,即与寻常一煅一炼僭燥丹药功效不同。此丹活血实髓,安魂定魄,悦泽颜色,轻身保寿。苟不恃药力纵情欲,久久服之,可通仙道。

雄黄　雌黄　硫黄　朱砂各五两

上件四味各五两研细,入瓷盒内,将马鞭草为末,盐泥固济,慢火四围烧煅,一日一夜取出,再研细末,以糯米粽研为糊,圆如豆大。每服一粒,绝早空心,新汲水吞下。妊妇不可服。忌羊血、葵菜。

十全大补汤

治男子、妇人诸虚不足,五劳七伤,不进饮食,久病虚损,时发潮热,气攻骨脊,拘急疼痛,夜梦遗精,面色萎黄,脚膝无力,一切病后气不如旧,忧愁思虑伤动血气,喘嗽中满,脾肾气弱,五心烦闷,并皆治之。此药性温不热,平补有效,养气育神,醒脾止渴,顺正辟邪,温暖脾肾,其效不可具述。

人参去芦　肉桂去皮,不见火　川芎　熟地黄洗,焙　茯苓焙　白术焙　甘草炙
黄芪去芦　川当归洗,去芦　白芍药各等分

上一十味,锉为粗末。每服二大钱,水一盏,生姜三片,枣子二个,同煎至七分,不拘时候温服。

秦艽鳖甲散

治男子、妇人气血劳伤,四肢倦怠,肌体消弱,骨节烦疼,头昏颊赤,肢体枯槁,面色萎黄,唇焦口干,五心烦热,痰涎咳嗽,腰背引痛,乍起乍卧,梦寐不宁,神情恍惚,时有盗汗,口苦无味,不美饮食;及治山岚瘴气,寒热往来,并能治之。

荆芥去梗　贝母去心　天仙藤　前胡去芦　青皮去白　柴胡去芦　甘草爁
陈皮去白　秦艽去芦,洗　鳖甲去裙,醋炙,各一两　干葛二两,焙　白芷　肉桂去粗皮,
不见火　羌活各半两

上为细末。每服二钱,水一盏,生姜三片,同煎至八分,稍热服,不拘时候,酒调亦得。常服养气血,调荣卫,解倦怠。

沉香鳖甲散

治男子、妇人五劳七伤,气血虚损,腰背拘急,手足沉重,百节酸疼,面色黑黄,肢体倦怠,行动喘乏,胸膈不快,咳嗽痰涎,夜多异梦,盗汗失精,嗜卧少力,肌肉瘦瘁,不思饮食,日渐羸弱,一切劳伤,诸虚百损,并能治之。

干蝎二钱半　沉香不见火　人参去芦　木香不见火　巴戟去心　牛膝去芦　黄芪去芦　白茯苓焙　柴胡去芦　荆芥去梗　半夏姜汁浸二宿,焙,炒令黄　川当归洗去芦　秦艽去芦,各半两　附子炮,去皮、脐　桂心去粗皮,不见火　鳖甲醋浸,去裙,炙令黄,各一两　羌活　熟干地黄洗,去芦,各七钱半　肉豆蔻四个

上为细末。每服二钱,水一盏,葱白二寸,生姜三片,枣子二枚(擘破),同煎至七分,空心,食前。

小菟丝子圆

治肾气虚损,五劳七伤,少腹拘急,四肢酸疼,面色黧黑,唇口干燥,目暗耳鸣,心忪气短,夜梦惊恐,精神困倦,喜怒无常,悲忧不乐,饮食无味,举动乏力,心腹胀满,脚膝痿缓,小便滑数,房室不举,股内湿痒,水道涩痛,小便出血,时有遗沥,并宜服之。久服填骨髓,续绝伤,补五脏,去万病,明视听,益颜色,轻身延年,聪耳明目。

石莲肉二两　菟丝子酒浸,研①,五两　白茯苓焙,一两　山药二两,内七钱半打糊

上为细末,用山药糊搜和为圆,如梧桐子大。每服五十圆,温酒或盐汤下,空心服。如脚膝无力,木瓜汤下,晚食前再服。

〔续添诸局经验秘方〕

沉香鹿茸圆

治真气不足,下水冷惫,脐腹绞痛,胁肋虚胀,脚膝缓弱,腰背拘急,肢体倦怠,面无精光,唇口干燥,目暗耳鸣,心忪气短,夜多异梦,昼少精神,喜怒无时,悲忧不乐,虚烦盗汗,饮食无味,举动乏力,夜梦鬼交,遗泄失精,小便滑数,时有余沥,阴间湿痒,阳事不兴,并宜服之。

沉香一两　附子炮,去皮、脐,四两　巴戟去心,二两　鹿茸燎去毛,酒浸,炙,三两　熟干地黄净洗,酒洒,蒸,焙,六两　菟丝子酒浸,研,焙,五两

上件为细末,入麝香一钱半,别研入和匀,炼蜜为圆,如梧桐子大。每服四五十粒,好酒或盐汤空心吞下。常服养真气,益精髓,明视听,悦色驻颜。

椒附圆

补虚壮气,温和五脏。治下经不足,内挟积冷,脐腹弦急,痛引腰背,四肢

---

① 研:此下绍兴本有"捣为末,煮"四字。

倦怠,面色鼈黑,唇口干燥,目暗耳鸣,心松短气,夜多异梦,昼少精神,时有盗汗,小便滑数,遗沥白浊,脚膝缓弱,举动乏力,心腹胀满,不进饮食,并宜服之。

附子炮,去皮、脐　川椒去目,炒出汗　槟榔各半两　陈皮去白　牵牛微炒　五味子　石菖蒲　干姜炮,各一两

上八味锉碎,以好米醋,于瓷器内,用文武火煮,令干,焙为细末,醋煮面糊为圆,如梧桐子大。每服三十圆,盐酒或盐汤空心食前吞下。妇人血海冷,当归酒下。泄泻,饭饮下。冷痢,姜汤下。赤痢,甘草汤下。极暖下元,治肾气亏乏,及疗腰疼。

平补镇心丹

治证与前平补镇心丹同。

熟干地黄　生干地黄　干山药　天门冬　麦门冬去心　柏子仁　茯神各四两[①](一本七两)　辰砂别研为衣　苦梗炒,各三两　石菖蒲节密者,十六两　远志去心,以甘草煮三四沸,七两　当归去芦,六两　龙骨一两

上为细末,炼蜜为圆,如梧桐子大。每服三十圆,空心。饭饮吞下,温酒亦得,渐加至五十圆。宜常服,益精髓,养气血,明视听,悦色驻颜。

青娥圆

治证与前青娥圆同。

胡桃肉三十个,去皮、膜,别研如泥　补骨脂用芝麻同于银器内炒熟　杜仲皮去粗皮,锉,麸炒黄色,去麸,乘热略杵碎,又用酒洒匀再炒,各六两

上为细末,入研药令匀,酒糊圆,如梧桐子大。每服三五十圆,温酒、盐汤下,空心,食前服。

威喜圆

治丈夫元阳虚惫,精气不固,余沥常流,小便白浊,梦寐频泄,及妇人血海久冷,白带、白漏、白淫,下部常湿,小便如米泔;或无子息。

黄蜡四两　白茯苓去皮,作块,用猪苓一分,同于瓷器内煮二十余沸,出,日干,不用猪苓,四两

上以茯苓为末,熔黄蜡搜为圆,如弹子大。空心细嚼,满口生津,徐徐咽服,以小便清为度。忌米醋,只吃糠醋,切忌使性气。

———————
① 四两:享保本作"七两"。

远志圆

治丈夫、妇人心气不足,肾经虚损,思虑太过,精神恍惚,健忘多惊,睡卧不宁,气血耗败,遗沥泄精,小便白浊,虚汗盗汗,耳或聋鸣,悉主之。

远志去心,姜汁炒 牡蛎煅,取粉,各二两 白茯苓去皮 人参 干姜炮 辰砂别研,各一两 肉苁蓉净洗,切片,焙干,四两

上为细末,炼蜜为圆,如梧桐子大。每服三十粒,空心,食前,煎灯心盐汤下,温酒亦可。此药性温无毒,常服补益心肾,聪明耳目,定志安神,滋养气血。

小安肾圆

治肾气虚乏,下元冷惫,夜多旋溺,肢体倦怠,渐觉羸瘦,腰膝沉重,嗜卧少力,精神昏愦,耳作蝉鸣,面无颜色,泄泻肠鸣,眼目昏暗,牙齿蛀痛,并皆治之。

香附子 川乌 川楝子

已上各一斤,用盐四两,水四升同煮,候干锉,焙。

熟干地黄八两 茴香十二两 川椒去目及闭口者,微炒出汗,四两

上六味为细末,酒糊为圆,如梧桐子大。每服二十圆至三十圆,空心卧服,盐汤、盐酒任下。常服补虚损,益下元。

三建丹

壮元阳,补真气。治劳伤虚损,下经衰竭,肾气不固,精溺遗失,脏腑自利,手足厥冷,或脉理如丝,形肉消脱,或恶闻食气,声嘶失音。

阳起石火煅通红 附子炮,去皮、脐 钟乳粉各等分

上为细末和匀,用糯米糊为圆,如梧桐子大。每服二十圆至三十圆,米饮送下,食前服。忌豉汁、羊血。

伏火二气丹

治真元虚损,精髓耗伤,肾气不足,面黑耳焦,下虚上盛,头目眩晕,心腹刺痛,翻胃吐逆,虚劳盗汗,水气喘满,全不入食。妇人血气久冷,崩中漏下,癥瘕块癖。此药夺阴阳造化之功,济心肾交养之妙,大补诸虚。

硫黄四两 黑锡 水银 丁香不见火 干姜各半两

上先熔黑锡,后下水银,结砂子,与硫黄一处,再研成黑灰色,次入余药

研匀，用生姜自然汁煮糊为圆，如梧桐子大。每服十粒至十五粒，浓煎生姜汤下，空心，食前。

灵砂

性温无毒，主五脏百病，益精养神，补气明目，安魂魄，通血脉，止烦满，杀邪魅。善治荣卫不交养，阴阳不升降，上盛下虚，头旋气促，心腹冷痛，翻胃吐逆，霍乱转筋，脏腑滑泄，赤白下痢。久服通神，轻身不老，令人心灵。此丹按仙经服饵之法，会五行符合之妙，体性轻清，不随烟焰飞走，男女老幼皆可服。

水银一斤　硫黄四两

上二味，用新铁铫炒成砂子，或有烟焰即以醋洒，候研细，入水火鼎，醋调赤石脂封口，铁线扎缚晒干，盐泥固济，用炭二十斤煅，如鼎子裂，笔蘸赤石脂频抹其处。火尽为度，经宿取出，研为细末，糯米糊为圆，如麻子大。每服三粒，空心，枣汤、米饮、井华水、人参汤任下，量病轻重增至五七粒。忌猪、羊血，绿豆粉、冷滑之物。

上丹

养五脏，补不足，固真元，调二气，和荣卫，保神守中，久服轻身耐老，健力美食明目，降心火，交肾水，益精气。男子绝阳，庶事不兴。女子绝阴，不能妊娠。腰膝重痛，筋骨衰败，面色黧黑，心劳志昏，寤寐恍惚，烦愦多倦，余沥梦遗，膀胱邪热，五劳七伤，肌肉羸瘦，上热下冷，难任补药，服之半月，阴阳自和，容色肌肉光润悦泽。开心意，安魂魄，消饮食，养胃气。

五味子半斤　蛇床子　百部根酒浸一宿　菟丝子酒浸，别研　白茯苓　肉苁蓉酒浸　枸杞子柏子仁别研　杜仲炒断丝　防风去叉　巴戟去心　山药　远志去心，各二两

上为末，蜜圆如梧桐子大。食前温酒、盐汤任下三十圆。春煎干枣汤；夏加五味子四两；四季月加苁蓉六两；秋加枸杞子六两；冬加远志六两。

鹿茸四斤圆

治肝肾虚热淫于内，致筋骨痿弱，不自胜持，起居须人，足不任地，惊恐战掉，潮热时作，饮食无味，不生气力，诸虚不足。

肉苁蓉酒浸　天麻　鹿茸燎去毛，酥炙　菟丝子酒浸通软，别研细　熟地黄牛膝酒浸　杜仲酒浸　木瓜干各等分

上为末,蜜圆如梧桐子大。每服五十圆,温酒、米汤,食前下。

玄兔丹

治三消渴利神药,常服禁遗精,止白浊,延年。

菟丝子酒浸通软,乘湿研,焙干,别取末,十两　五味子酒浸,别为末,称七两　白茯苓干莲肉各三两

上为末,别碾干山药末六两,将所浸酒余者添酒煮糊,搜和得所,捣数千杵,圆如梧桐子大。每服五十圆,米汤下,空心食前。

龙齿镇心丹

治心肾气不足,惊悸健忘,梦寐不安,遗精面少色,足胫酸疼。

龙齿水飞　远志去心,炒　天门冬去心　熟地黄　山药各六两,炒　茯神　麦门冬去心　车前子炒　白茯苓　桂心　地骨皮　五味子各五两

上为末,蜜圆如梧桐子大。每服三十圆至五十圆,空心温酒、米汤任下。

羊肉圆

治真阳耗竭,下元伤惫,耳轮焦枯,面色黧黑,腰重脚弱,元气衰微。常服固真补气,益精驻颜。

川楝子炒　续断炒,去丝　茯苓　茴香　补骨脂炒　附子炮,去皮、脐胡芦巴微炒,各三两　山药　桃仁麸炒,去皮、尖,别研　杏仁麸炒,去皮、尖,别研

上为末,精羊肉四两,酒煮烂,研极细,入面煮糊,圆如梧桐子大。盐汤、温酒,空心任下三五十圆。

苁蓉大补圆

治元脏虚惫,血气不足,白浊遗泄,自汗自利,口苦舌干,四肢羸瘦,妇人诸虚,皆主之。

木香炮　附子炮,去皮、脐　茴香炒　肉苁蓉酒浸　川椒炒去汗,各十两　巴戟去心牛膝酒浸　白蒺藜炒,去刺　桃仁炒,去皮、尖　黄芪　泽泻　胡芦巴　五味子各五两槟榔　天麻　桂心　川芎　羌活各二两

上为细末,蜜圆如梧桐子大。盐酒、盐汤空腹任下三五十圆。

十四友圆

补心肾虚,怔忪昏愦,神志不宁,睡卧不安。故经曰:脏有所伤,情有所倚,人不能知其病,则卧不安。

熟地黄　白茯苓　白茯神去木　人参　酸枣仁炒　柏子仁别研　紫石英别研

肉桂　阿胶蛤粉炒　当归　黄芪　远志汤浸，去心、酒洒、蒸，各一两　辰砂别研，一分

龙齿别研，二两

上为末，同别研四味，炼蜜为圆，如梧桐子大。每服三十圆，食后枣汤下。

钟乳白泽圆

治丈夫诸虚百损，五劳七伤，真气不足，元脏不固，神志俱耗，筋力顿衰，头目眩晕，耳内虚鸣，心腹急痛，气逆呕吐，痰嗽喘促，胸膈胀闷，脾泄下痢，遗精便浊，厥冷自汗，脉微欲绝。妇人血海虚冷，崩漏不止，赤白带下，经候不调，脐腹时痛，面无颜色，饮食不进。但是一切虚劳之疾，并宜服之。

白檀香取末　滴乳香别研，各一两　阳起石煅令通红，研　附子炮，去皮、脐，各一两半

钟乳粉二两　麝香别研，一钱

上和匀，滴水搜成剂，分作六十圆。每服一圆，水一盏，煎化及七分盏，空心热服，如急病，不拘时。久服补益精血，助阳消阴，安心神，定魂魄，延年增寿，起死回生。

三建汤

治真气不足，元阳久虚，寒邪攻冲，肢节烦疼，腰背酸痛，自汗厥冷，大便滑泄，小便白浊，及中风涎潮，不省人事，伤寒阴证，厥逆脉微，皆可服之。

天雄炮，去皮、脐　附子炮，去皮、脐　大川乌炮，去皮、脐，各等分

上为粗末。每服四钱，水二盏，生姜十五片，煎至八分，去滓温服，不拘时候。

十全饮

治诸虚百损，荣卫不和，形体羸瘦，面色痿黄，脚膝酸疼，腰背倦痛，头眩耳重，口苦舌干，骨热内烦，心松多汗，饮食进退，寒热往来，喘嗽吐衄，遗精失血。妇人崩漏，经候不调。凡病后未复旧及忧虑伤动血气，此药平补有效，最宜服之。

熟干地黄　白茯苓　人参　桂去粗皮，不见火　川当归去芦　白芍药　川芎

白术　黄芪去芦　甘草炙，各等分

上为粗末。每服三钱，水一盏半，生姜三片，枣子一枚，煎至七分，去滓温服，不拘时候。

治痼冷<small>附消渴</small>

二气丹

助阳消阴,正气温中。治内虚里寒,冷气攻击,心胁脐腹,胀满刺痛,泄利无度,呕吐不止,自汗时出,小便不禁,阳气渐微,手足厥冷,及伤寒阴证,霍乱转筋,久下冷痢,少气羸困,一切虚寒痼冷,并宜服之。

硫黄<small>细研</small> 肉桂<small>去粗皮,为末,各一分</small> 干姜<small>炮,为末,二钱</small> 朱砂<small>为衣</small> 附子<small>一枚,大者,炮,去皮、脐,为末,半两</small>

上并研匀,用细面糊为圆,如梧桐子大。每服三十圆,煎艾盐汤放冷下,空心食前服。

崔氏乌头圆

治风冷邪气,入乘心络,或腑脏暴感风寒,上乘于心,令人卒然心痛,或引背脊,乍瘥乍甚,经久不瘥,并宜服之。

附子<small>炮,去皮、脐</small> 川乌<small>炮,去皮、脐</small> 赤石脂<small>各三两</small> 肉桂<small>去粗皮</small> 蜀椒<small>去目及闭口者,炒出汗</small> 干姜<small>炮,各二两</small>

上六件捣,罗细末,蜜和为圆,如梧桐子大。每服三圆,温酒下,觉至痛处,痛即止。若不止,加至五六圆,以知为度。若早朝服,无所觉,至午时再服三圆,夜又服三圆。若久心痛,每旦服三圆,稍加至十圆,尽一剂遂终身不发。忌猪肉、生葱。

曹公卓钟乳圆

主五劳七伤,肺损气急。疗丈夫衰老,阳气绝,手足冷,心中少气,髓虚腰疼,脚痹体烦,口干不能食。此药下气消食,长肌和中,安五脏,除万病。

钟乳粉<small>二两</small> 菟丝子<small>酒浸,捣</small> 石斛<small>去根,各一两</small> 吴茱萸<small>汤洗七次,焙干微炒,半两</small>

上为细末,炼蜜和圆,如梧桐子大。每服七圆,空心,温酒或温汤、米饮下,日再。服讫行数百步,饮温酒三合,复行二三百步,觉口胸内热稍定,即食干饭豆酱,过一日食如常,须暖将息。不得闻见尸秽等气,亦不可食粗、臭、陈恶食。初服七日内勿为阳事,过七日后任性,然亦不宜伤多。服过半剂觉有效,即相续服三剂,终身更无所忌。

金液丹

固真气,暖丹田,坚筋骨,壮阳道,除久寒痼冷,补劳伤虚损。治男子腰肾久冷,心腹积聚,胁下冷癖,腹中诸虫,失精遗溺,形羸力劣,脚膝疼弱,冷风顽痹,上气衄血,咳逆寒热,霍乱转筋,虚滑不利。又治痔瘘湿蜃生疮,下血不止。及妇人血结寒热,阴蚀疳痔。

硫黄先飞,炼去砂石,杵研为细末,用瓷盒子盛,以水和赤石脂封口,以盐泥固济,晒干,地内先埋一小罐子,盛水令满,安盒子在上,用泥固济讫,慢火养七日七夜,候足,加顶火一煅,候冷取出,为末,十两

上药末一两,用蒸饼一两,汤浸,握去水,搜为圆,梧桐子大。每服三十圆,多至百圆,温米饮下,空心服之。又治伤寒阴证,身冷脉微,手足厥逆,或吐或利,或自汗自止,或小便不禁,不拘圆数,宜并服之。得身热脉出为度。

橘皮煎圆

治久虚积冷,心腹疼痛,呕吐痰水,饮食减少,胁肋虚满,脐腹弦急,大肠虚滑,小便利数,肌肤瘦悴,面色痿黄,肢体怠惰,腰膝缓弱。及治痃癖积聚,上气咳嗽,久疟久利,肠风痔瘘。妇人血海虚冷,赤白带下,久无子息,并宜服之。

陈橘皮汤浸软,去瓤,取红皮,切,焙干,捣罗为末,罗极细,十五两　石斛如金钗者　巴戟去心　牛膝酒浸,焙干　肉苁蓉酒浸,微炙,切,焙干　鹿茸茄子者燎去毛,劈开,酒浸,炙干　菟丝子酒浸,焙,捣　杜仲炙　阳起石酒浸,焙干,研如粉　厚朴去皮,姜汁制　肉桂去粗皮　吴茱萸水淘去浮者,焙干　当归去芦头,焙　附子炮裂,去皮、脐　干姜炮　京三棱煨熟,捣碎　草薢各三两　甘草①炙,一两

上为末,熬膏用酒五升,于银、石器内,将橘皮末煎熬如饧,倾在诸药末内,一处搅和搜匀,仍入臼内,捣五百杵,圆如梧桐子大。每服二十圆,空心温酒下,盐汤亦得。

附子理中圆

治脾胃冷弱,心腹绞痛,呕吐泄利,霍乱转筋,体冷微汗,手足厥寒,心下逆满,腹中雷鸣,呕哕不止,饮食不进,及一切沉寒痼冷,并皆治之。

人参去芦头　白术　干姜炮　甘草炙　附子炮,去皮、脐,各三两

---

① 甘草:绍兴本无此二字。

上为细末,用炼蜜和为圆,每两作一十圆。每服一圆,以水一盏化破,煎至七分,稍热服之,空心食前。

北亭圆

治脾元气弱,久积阴冷,心腹胁肋,胀满刺痛,面色青黄,肌体瘦弱,怠惰嗜卧,食少多伤,噫气吞酸,哕逆恶心,腹中虚鸣,大便泄利,胸膈痞塞,食饮不下,呕哕霍乱,体冷转筋,及五膈五噎,痃癖瘕聚,翻胃吐食,久痛久痢,并皆治之。

缩北亭_{即硇砂也,醋淘去砂石,别研,二两} 陈皮_{去蒂,洗焙} 桂_{去粗皮} 干姜_炮 当归_{去芦,锉,炒} 厚朴_{去粗皮}① 川芎 砂仁 胡椒 甘草_{炙,锉} 大附子_{炮,去皮、脐,各四两} 白术_{三两} 青盐_{别研,二两} 阿魏_{醋化,去砂石,别研,半两} 五味子_{拣净,一两半}

上为末,用银、石锅,内入好酒,醋五升,白沙蜜一十两,先下北亭、阿魏、青盐三味,并好头面一升,同煎稠黏,便下药末半斤以来,更煎如稀面糊,渐渐入药末煎得所,离火取出,更以干药末和搜成剂,更捣一千杵,圆如梧桐子大。每服十五圆,微嚼破,用生姜盐汤下,温酒亦得,空心服之。忌羊血、豉汁。

〔绍兴续添方〕

沉香荜澄茄散

治下经不足,内挟积冷,脐腹弦急,痛引腰背,面色萎黄,手足厥冷,胁肋虚满,精神困倦,脏腑自利,小便滑数。

沉香 荜澄茄 木香 胡芦巴_{微炒} 补骨脂_{微炒} 官桂_{去粗皮} 茴香_{舶上者,微炒} 川楝_{炮,去核用肉} 巴戟天_{去心,各一两} 附子_{炮,去皮、脐,四两} 桃仁_{去皮、尖,麸炒,二两} 川乌_{炮,去皮、脐,半两}

上同为细末。每服二钱,水一大盏,入盐末少许,煎八分,去滓,稍热服之。如盲肠、小肠一切气痛,服之有效,空心,食前服。

〔宝庆新增方〕

清心莲子饮

治心中蓄积,时常烦躁,因而思虑劳力,忧愁抑郁,是致小便白浊,或有

---

① 去粗皮:此下绍兴本、享保本皆有"姜汁炙"三字。

沙膜,夜梦走泄,遗沥涩痛,便赤如血,或因酒色过度,上盛下虚,心火炎上,肺金受克,口舌干燥,渐成消渴,睡卧不安,四肢倦怠,男子五淋,妇人带下赤白;及病后气不收敛,阳浮于外,五心烦热。药性温平,不冷不热,常服清心养神,秘精补虚,滋润肠胃,调顺血气。

黄芩　麦门冬去心　地骨皮　车前子　甘草炙,各半两　石莲肉去心　白茯苓　黄芪蜜炙　人参各七两半

上锉散。每三钱,麦门冬十粒,水一盏半,煎取八分,去滓,水中沉冷,空心,食前服。发热加柴胡、薄荷煎。

独活寄生汤

治肾气虚弱,腰背疼痛,此病因卧冷湿地当风所得,不时速治,流入脚膝,为偏枯冷痹,缓弱疼重。或腰痛脚重、挛痹,宜急服此。

独活三两　桑寄生《古今录验》用续断,即寄生亦名,非正续断　当归酒浸,焙干　白芍药　熟地黄酒浸,蒸　牛膝去芦,酒浸　细辛去苗　白茯苓去皮　防风去芦　秦艽去土　人参桂心不见火　芎䓖　杜仲制炒断丝　甘草炙,各二两

上为锉散。每服四大钱,水一盏半,煎七分,去滓,空心服。气虚下痢,除地黄。并治新产腹痛,不得转动,及腰脚挛痛痹弱,不得屈伸。此汤最能除风消血。《肘后方》有附子一枚,无寄生、人参、甘草、当归。近人将治历节风并脚气流注,甚有效。

〔淳祐新添方〕

人参养荣汤

治积劳虚损,四肢沉滞,骨肉酸疼,吸吸少气,行动喘啜,小腹拘急,腰背强痛,心虚惊悸,咽干唇燥,饮食无味,阴阳衰弱,悲忧惨戚,多卧少起。久者积年,急者百日,渐至瘦削,五脏气竭,难可振复。又治肺与大肠俱虚,咳嗽下痢,喘乏少气,呕吐痰涎。

白芍药三两　当归　陈皮　黄芪　桂心去粗皮　人参　白术煨　甘草炙,各一两　熟地黄制　五味子　茯苓各七钱半　远志炒,去心,半两

上锉散。每服四钱,水一盏半,生姜三片,枣子二枚,煎至七分,去滓温服。便精遗泄,加龙骨一两。咳嗽,加阿胶甚妙。

137

鹿茸大补汤

治男子、妇人诸虚不足，产后血气耗伤，一切虚损。

鹿茸_制　黄芪_{蜜炙}　当归_{酒浸}　白茯苓_{去皮}　苁蓉_{酒浸}　杜仲_{炒去丝,各二两}
人参　白芍药　肉桂　石斛_{酒浸,蒸,焙}　附子_炮　五味子　半夏白术_{煨,各一两半}
甘草_{半两}　熟干地黄_{酒蒸,焙,三两}

上咬咀。每服四钱，姜三片，枣一个，水一盏，煎七分，空心热服。

养肾散

治肾气虚损，腰脚节骨疼痛，膝胫不能屈伸，久病脚膝缓弱。每服用一字。空心豆淋酒下，服讫麻痹少时，须臾疾随药气顿愈。骨中痛，嚼胡桃肉，酒调下，甚者三五服。风、寒、湿悉治之。

全蝎_{半两}　天麻_{三钱}　苍术_{制,一两}　附子_{炮,去皮、脐}　草乌头_{生,去皮、脐,各二钱}
上为细末。空心温酒调下。

参香散

治心气不宁，诸虚百损，肢体沉重，情思不乐，夜多异梦，盗汗失精，恐怖烦悸，喜怒无时，口干咽燥，渴欲饮水，饮食减少，肌肉瘦瘁，渐成劳瘵。常服补精血，调心气，进饮食，安神守中，功效不可具述。

人参　山药　黄芪_制　白茯苓_{去皮}　石莲肉_{去心}　白术_{煨,各一两}　乌药
缩砂仁　橘红　干姜_{炮,各半两}　丁香　南木香　檀香_{各一分}　沉香_{二钱}
甘草_{炙,三分}

上为锉散。每服四钱，水一大盏，生姜三片，枣一个，煎七分，去滓空心服（一法有炮附子半两）。

〔吴直阁增诸家名方〕

震灵丹_{紫府元君南岳魏夫人方,出《道藏》,一名紫金丹}

此丹不犯金石飞走有性之药，不僭不燥，夺造化冲和之功。大治男子真元衰惫，五劳七伤，脐腹冷疼，肢体酸痛，上盛下虚，头目晕眩，心神恍惚，血气衰微，及中风瘫缓，手足不遂，筋骨拘挛，腰膝沉重，容枯肌瘦，目暗耳聋，口苦舌干，饮食无味，心肾不足，精滑梦遗，膀胱疝坠，小肠淋沥，夜多盗汗，久泻久痢，呕吐不食，八风五痹，一切沉寒痼冷，服之如神。及治妇人血气不

足,崩漏虚损,带下久冷,胎脏无子,服之无不愈者。

禹余粮火煅,醋淬不计遍,以手捻得碎为度　紫石英　丁头代赭石如禹余粮炮制
赤石脂各四两

上件四味,并作小块,入甘锅内,盐泥固济,候干,用炭一十斤煅通红,火
尽为度,入地坑埋,出火毒,二宿。

滴乳香别研,令细　没药去沙石,研　五灵脂去沙石,研,各二两　朱砂水飞过,一两

上件前后共八味,并为细末,以糯米粉煮糊为圆,如小鸡头大,晒干出光。
每一粒,空心温酒下,冷水亦得。常服镇心神,驻颜色,温脾肾,理腰膝,除尸
疰蛊毒,辟鬼魅邪疠。久服轻身,渐入仙道。忌猪、羊血,恐减药力。妇人醋
汤下,孕妇不可服。极有神效,不可尽述。

来复丹铁瓮城八角杜先生方,一名正一丹

此药配类二气,均调阴阳,夺天地冲和之气,乃水火既济之方,可冷可热,
可缓可急。善治荣卫不交养,心肾不升降,上实下虚,气闭痰厥,心腹冷痛,
脏腑虚滑,不问男女老幼,危急之证,但有胃气,无不获安,补损扶虚,救阴助
阳,为效殊胜。

硝石同硫黄并为细末,入定锅内,以微火慢炒,用柳篦子不住手搅,令阴阳气相入,不可火太
过,恐伤药力,再研极细,名二气末　太阴玄精石研飞　舶上硫黄用透明不夹沙石者,各一两
五灵脂须择五台山者,用水澄去沙石,日干　青橘皮去白　陈橘皮去白,各二两

上用五灵脂、二橘皮为细末,次入玄精石末及前二气末,拌匀,以好滴醋
打糊为圆,如豌豆大。每服三十粒,空心,粥饮吞下,甚者五十粒,小儿三五
粒,新生婴儿一粒。小儿慢惊风或吐利不止,变成虚风搐搦者,非风也,胃气
欲绝故也,用五粒研碎,米饮送下。老人伏暑迷闷,紫苏汤下。妇人产后血
逆,上抢闷绝,并恶露不止,及赤白带下,并用醋汤下。常服和阴阳,益精神,
散腰肾阴湿,止腹肋冷疼,立见神效。应诸疾不辨阴阳证者,并宜服之,灵异
不可具纪。

养正丹出宝林真人谷伯阳《伤寒论》中,一名交泰丹

却邪辅正,助阳接真。治元气虚亏,阴邪交荡,正气乖常,上盛下虚,气
不升降,呼吸不足,头旋气短,心神怯弱,梦寐惊悸,遍体盗汗,腹痛腰疼;或
虚烦狂言,口干上喘,翻胃吐食,霍乱转筋,咳逆不定。又治中风涎潮,不省

人事,阳气欲脱,四肢厥冷。如伤寒阴盛,自汗唇青脉沉,最宜服之。及妇人产后,血气身热,月候不均,带下腹痛,悉能治疗。常服济心火,强肾水,进饮食。

硫黄研细　黑锡去滓,净称,与水银结砂　水银　朱砂研细,各一两

上用黑盏一只,火上熔黑锡成汁,次下水银,以柳杖子搅匀,次下朱砂,搅令不见星子,放下少时,方入硫黄末,急搅成汁和匀。如有焰,以醋洒之,候冷取出,研如粉极细,用糯米粉煮糊为圆,如绿豆大。每服二十圆,加至三十粒,盐汤下。此药升降阴阳,既济心肾,空心食前枣汤送下,神效不可具述。

黑锡丹丹阳慈济大师受神仙桑君方

治脾元久冷,上实下虚,胸中痰饮,或上攻头目彻痛,目瞪昏眩,及奔豚气上冲,胸腹连两胁,膨胀刺痛不可忍,气欲绝者;及阴阳气上下不升降,饮食不进,面黄羸瘦,肢体浮肿,五种水气,脚气上攻;及牙龈肿痛,满口生疮,齿欲落者,兼治脾寒心痛,冷汗不止;或卒暴中风,痰潮上膈,言语艰涩,神昏气乱,喉中痰响,状似瘫痪,曾用风药吊吐不出者,宜用此药百粒,煎姜、枣汤灌之,压下风涎,即时苏省,风涎自利。或触冒寒邪,霍乱吐泻,手足逆冷,唇口青黑;及男子阳事痿怯,脚膝酸软,行步乏力,脐腹虚鸣,大便久滑;及妇人血海久冷,白带自下,岁久无子,血气攻注头面四肢,并宜服之。兼疗膈胃烦壅,痰饮虚喘,百药不愈者。常服克化饮食,养精神,生阳逐阴,消磨冷滞,除湿破癖,不动真气,使五脏安宁,六腑调畅,百病不侵。歌曰:阴损阳衰实可伤,纵调荣卫亦难将。气羸血运痰生者,试听桑君为发扬。又歌:夫妻合会功成四,铃子沉香一两赊。木附胡芦阳起破,桂茴肉豆等无差。梧桐酒糊精修炼,返老还童事可嘉。

黑锡去滓净称　硫黄透明者结砂子,各二两　金铃子蒸熟,去皮、核　沉香镑　木香附子炮,去皮、脐　胡芦巴酒浸,炒　阳起石研细水飞　破故纸酒浸,炒　茴香舶上者,炒肉豆蔻面裹,煨,各一两　肉桂半两

上用黑盏,或新铁铫内,如常法结黑锡、硫黄砂子,地上出火毒,研令极细,余药并杵罗为细末,都一处和匀入研,自朝至暮,以黑光色为度,酒糊圆如梧桐子大。阴干,入布袋内,擦令光莹。每服三四十粒,空心姜盐汤或枣汤下,妇人艾醋汤下。

玉华白丹 唐冲虚先生三品制炼方，曾经进宣政间，系上品丹

清上实下，助养根元，扶衰救弱，补益脏腑。治五劳七伤，夜多盗汗，肺萎虚损，久嗽上喘，霍乱转筋，六脉沉伏，唇口青黑，腹胁刺痛，大肠不固，小便滑数，梦中遗泄，肌肉瘦瘁，目暗耳鸣，胃虚食减，久疟久痢，积寒痼冷，诸药不愈者，服之如神。

白石脂①净瓦阁起，火煅红，研细，水飞　左顾牡蛎七钱，洗净，用韭叶捣，盐泥固济，火煅取白者　阳起石用甘锅子大火中煅令通红，取出，酒淬，放在阴地令干，各②半两　钟乳粉炼成者，一两

上四味，各研令极细如粉，方拌和作一处令匀，研一二日，以糯米粉煮糊为圆，如鸡头大，入地坑出火毒一宿。每服一粒，空心，浓煎人参汤放冷送下，熟水亦得。常服温平不僭，泽肌悦色，祛除宿患。妇人久无妊者，以当归、熟地黄浸酒下，便有符合造化之妙。或久冷、崩带、虚损，脐腹撮痛，艾醋汤下。服毕以少白粥压之，忌猪、羊血、绿豆粉，恐解药力。尤治久患肠风脏毒。

〔续添诸局经验秘方〕

金锁正元丹

治真气不足，元脏虚弱，四肢倦怠，百节酸疼，头昏眩痛，目暗耳鸣，面色黄黑，鬓发脱落，头皮肿痒，精神昏困，手足多冷，心胸痞闷，绕脐切痛，膝胫酸疼，不能久立，或脚弱隐痛，步履艰难，腰背拘急，不能俯仰，腹痛气刺，两胁虚胀，水谷不消，大便不调，呕逆恶心，饮食减少，恍惚多忘，气促喘乏，夜多异梦，心忪盗汗，小便滑数，遗精白浊，一切元脏虚冷之病，并能治之。

五倍子　茯苓去皮，各八两　紫巴戟去心，十六两　补骨脂酒浸，炒，十两　肉苁蓉净洗，焙干　胡芦巴炒，各一斤　龙骨　朱砂别研，各三两

上为细末，入研药令匀，酒糊为圆，如梧桐子大。每服十五圆至二十圆，空心，食前温酒吞下，或盐汤亦得。

秘传玉锁丹

治心气不足，思虑太过，肾经虚损，真阳不固，旋有遗沥，小便白浊如膏，

---

① 白石脂：其剂量据文义当作"半两"。
② 各：据文义当为衍文。

梦寐频泄,甚则身体拘倦,骨节酸疼,饮食不进,面色黧黑,容枯肌瘦,唇口干燥,虚烦盗汗,举动乏力。

茯苓去皮,四两　龙骨二两　五倍子六两

上为末,水糊为圆。每服四十粒,空心用盐汤吞下,日进三服。此药性温不热,极有神效。

巴戟圆

补肾脏,暖丹田,兴阳道,减小便,填精益髓,驻颜润肌。治元气虚惫,面目黧黑,口干舌涩,梦想虚惊,眼中冷泪,耳作蝉鸣,腰胯沉重,百节酸疼,项筋紧急,背胛劳倦,阴汗盗汗,四肢无力。及治妇人子宫久冷,月脉不调,或多或少,赤白带下,并宜服之。

良姜六两　紫金藤十六两　巴戟三两　青盐二两　肉桂去粗皮　吴茱萸各四两

上为末,酒糊为圆。每服二十圆,暖盐酒送下,盐汤亦得,日午、夜卧各一服。

十补圆

治真气虚损,下焦伤竭,脐腹强急,腰脚疼痛,亡血盗汗,遗泄白浊,大便自利,小便滑数,或三消渴疾,饮食倍常,肌肉消瘦,阳事不举,颜色枯槁。久服补五脏,行荣卫,益精髓,进饮食。

附子炮,去皮、脐　肉桂去粗皮　巴戟去心　破故纸炒　干姜炮　远志去心,姜汁浸,炒　菟丝子酒浸,别研　赤石脂煅　厚朴去粗皮,姜汁炙,各一两　川椒去目及闭口者,炒出汗,二两

上为末,酒糊圆,如梧桐子大。每服三十圆至五十圆,温酒、盐汤任下。

正元散

治下元气虚,脐腹胀满,心胁刺痛,泄利呕吐自汗,阳气轻微,手足厥冷,及伤寒阴证,霍乱转筋,久下冷利,少气羸困,一切虚寒,并宜服之。

红豆炒　干姜炮　陈皮去白,各三钱　人参　白术　甘草炙　茯苓去皮,各二两　肉桂去粗皮　川乌炮,去皮,各半两　附子炮,去皮、尖　山药姜汁浸,炒　川芎　乌药去木　干葛各一两　黄芪炙,一两半

上为细末。每服二钱,水一盏,姜三片,枣一个,盐少许,煎七分,食前温服。常服助阳消阴,正元气,温脾胃,进饮食。

茯菟圆

治心气不足，思虑太过，肾经虚损，真阳不固，溺有余沥，小便白浊，梦寐频泄。

菟丝子五两(一本作十两)　白茯苓三两(一本作五两)　石莲子去壳,二两(一本作三两。一本有辽五味子去梗,七两)

上为细末，酒(一本用淮山药六两)煮糊为圆，如梧桐子大。每服三十圆(一本作五六十圆)，空心，盐汤下。常服镇益心神，补虚养血，清小便[①]。

[①]　清小便：此下享保本有"一本茯菟丹治消渴、消中、消肾，遗精白浊，梦泄不禁并皆治之。菟丝子酒浸三宿，水淘去砂，捣成饼，焙干，十两　辽五味子去梗，七两　白茯苓去皮，五两　石莲肉去壳，三两　上为细末，用淮山药六两碾细煮糊，搜和捣三五百杵，圆如桐子大，每服五六十圆，空心食前，米饮下。此方与前玄兔丹同"。

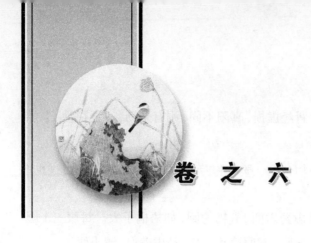

卷 之 六

治 积 热

紫雪

疗脚气，毒遍内外，烦热不解，口中生疮，狂易叫走，瘴疫毒疠，卒死温疟，五尸五疰，心腹诸疾，疗刺切痛及解诸热药毒发，邪热卒黄等，并解蛊毒鬼魅，野道热毒。又治小儿惊痫百病。

黄金一百两　寒水石　石膏　磁石滑石各三斤

以上捣碎，用水一斛，煮至四斗，去滓入下项：

玄参洗,焙,捣碎　升麻各一斤　犀角屑　羚羊角屑　青木香捣碎　沉香捣碎,各五两　甘草炙,锉,八两　丁香一两,捣碎

以上八味入前药汁中再煮，取一斗五升，去滓，入下项：

朴硝精者,十斤　硝石芒硝亦得,每升重七两七钱半,四升

已上二味入前药汁中，微火上煎，柳木篦搅不住手，候有七升，投在木盆中，半日欲凝，入下项：

麝香当门子研,一两二钱半　朱砂飞研,三两

已上二味入前药中，搅调令匀，寒之二日。

上件药成霜雪紫色，每服一钱或二钱，用冷水调下，大人、小儿临时以意加减，食后服。

红雪通中散

治烦热黄疸，脚气温瘴，解酒毒，消宿食，开三焦，利五脏，爽精神；除毒热，破积滞，去脑闷。治眼昏，头痛鼻塞，口疮重舌，肠痈喉闭，及伤寒狂躁，胃烂发斑等病，并宜服之。

川朴硝_{十斤}　赤芍药　人参_{去芦}　槟榔　枳壳_{去瓤,麸炒黄}　淡竹叶　甘草_{生用}　木香_{各二两}　羚羊角屑　升麻　黄芩_{各三两}　栀子_{去皮}　葛根　桑白皮　木通　大青_{去根}　蓝叶_{各一两半}　朱砂_{细研,一两}　苏枋_{六两}　麝香_{细研,半两}

上药除朱砂、麝香外,并细锉,以水二斗五升,煎至九升,去滓,更以绵滤过,再以缓火煎令微沸,然后下朴硝,以柳木篦搅勿住手,候凝,次下朱砂、麝香等末搅令匀,顿于新瓷盆中,经宿即成矣,细研,每服一钱至二钱,新汲水调下,更量老小虚实,临时加减服。凡服灵宝丹者,先依上件服法调此药服讫,须臾更以热茶投,令宣泻一两行为度,后依法服灵宝丹,立效。

凉膈散

治大人、小儿腑脏积热,烦躁多渴,面热头昏,唇焦咽燥,舌肿喉闭,目赤鼻衄,颔颊结硬,口舌生疮,痰实不利,涕唾稠粘,睡卧不宁,谵语狂妄,肠胃燥涩,便溺秘结,一切风壅,并宜服之。

川大黄_锉　朴硝　甘草_{爁,各二十两}　山栀子仁　薄荷_{去土,用叶}　黄芩_{各十两}　连翘_{二斤半}

上粗末。每二钱,水一盏,入竹叶七片,蜜少许,煎至七分,去滓,食后温服。小儿可服半钱,更随岁数加减服之,得利下住服。

洗心散

治风壅壮热,头目昏痛,肩背拘急,肢节烦疼,热气上冲,口苦唇焦,咽喉肿痛,痰涎壅滞,涕唾稠粘,心神烦躁,眼涩睛疼,及寒壅不调,鼻塞声重,咽干多渴,五心烦热,小便赤涩,大便秘滞,并宜服之。

大黄_{面裹,煨,去面,切,焙}　麻黄_{和节}　当归_{去苗,洗}　荆芥穗　芍药　甘草_{爁,各六十两}　白术_{十五两}

上为细末。每服二钱,水一盏,入生姜、薄荷各少许,同煎至七分,温服。如小儿麸豆疮疹欲发,先狂语多渴,及惊风积热,可服一钱,并临卧服。如大人五脏壅实,欲要溏转,加至四五钱,乘热服之。

八正散

治大人、小儿心经邪热,一切蕴毒,咽干口燥,大渴引饮,心忪面热,烦躁不宁,目赤睛疼,唇焦鼻衄,口舌生疮,咽喉肿痛。又治小便赤涩,或癃闭不通,及热淋;血淋,并宜服之。

大黄_{面裹，煨，去面，切，焙} 车前子 瞿麦 萹蓄_{亦名萹竹} 滑石 山栀子仁 甘草_炙 木通_{各一斤}

上为散。每服二钱，水一盏，入灯心，煎至七分，去滓，温服，食后，临卧。小儿量力少少与之。

龙脑饮子

治大人、小儿蕴积邪热，咽喉肿痛，赤眼口疮，心烦鼻衄，咽干多渴，睡卧不宁，及除痰热咳嗽，中暑烦躁，一切风壅，并宜服之。

甘草_{蜜熁，十六两} 缩砂仁 瓜蒌根_{各三两} 藿香叶_{二两四钱} 石膏_{细研，四两} 大栀子仁_{微炒，十二两}

上为末。每服一钱至二钱，用新水入蜜调下。又治伤寒余毒，潮热虚汗，用药二钱，水一盏，入竹叶五六片，煎至七分，温服，并食后服。

妙香圆

治丈夫、妇人时疾伤寒，解五毒，治潮热、积热，及小儿惊痫，百病等疾，并皆治之。

辰砂_{飞研，九两} 巴豆_{去皮、心、膜、炒熟，研如面油，三百一十五粒} 牛黄_研 龙脑_研 腻粉_研 麝香_{研，各三两} 金箔_{研，九十箔}

上合研匀，炼黄蜡六两，入白沙蜜三分，同炼令匀，为圆，每两作三十圆。解五毒，治潮热、积热等疾，如治潮热、积热，伤寒结胸发黄，狂走躁热，口干面赤，大小便不通，煎大黄炙甘草汤下一圆，毒利下血，煎黄连汤调腻粉少许。如患酒毒、食毒、茶毒、气毒、风痰伏痞、吐逆等，并用腻粉、龙脑、米饮下；中毒吐血，闷乱烦躁欲死者，用生人血下立愈小儿百病，惊痫，急、慢惊风，涎潮搐搦，用龙脑、腻粉。蜜汤下绿豆大二圆，诸积食积热，颊赤烦躁，睡卧不宁，惊哭泻利，并用金银薄荷汤下，更量岁数加减。如大人及妇人因病伤寒时疾，阴阳气交结，伏毒气胃中，喘^①躁眼赤，潮发不定，再经日数七八日已下至半月日未安，医所不明，证候脉息交乱者，可服一圆，或分作三圆亦可，并用龙脑、腻粉、米饮调半盏已来下。此一服，取转下一切恶毒涎，并药圆泻下。如要却收，水洗净，以油单子裹，埋入地中，五日取出，可再与。大人、小儿依法服一圆，救三人即不堪使。如要药速行，即用针刺一眼子，冷水浸少时服之，即效

---

① 喘：绍兴本、享保本皆作"干"，义长当从。

更速。

龙脑鸡苏圆

除烦解劳，消谷下气，散胸中郁热，主肺热咳嗽，治鼻衄吐血，血崩下血，血淋、热淋、劳淋、气淋，止消渴，除惊悸，凉上膈，解酒毒。又治胃热口臭，肺热喉腥，脾疸口甜，胆疸口苦。常服聪耳明目，开心益智。

鸡苏净叶，龙脑薄荷也，一斤　木通锉，同柴胡浸　阿胶炒微燥　蒲黄真者，微炒　人参各二两　麦门冬汤浸，去心，焙，四两　黄芪去芦头，锉，一两　甘草炙，锉，一两半　生干地黄末后入膏，六两　柴胡要真银州者，锉，同木通以沸汤大半升浸一二日，绞取汁入膏，二两

上除别研药后入外，并捣，罗为细末，将好蜜二斤先炼一二沸，然后下生干地黄药末，不住手搅，时时入绞下前木通、柴胡汁，慢慢熬成膏，勿令焦，然后将其余药末同和为圆，如碗豆大。每服二十圆，嚼破熟水下，不嚼亦得。虚劳烦热，消渴惊悸，煎人参汤下。咳嗽唾血，鼻衄吐血，将麦门冬汤浸去心，煎汤下，并食后、临卧服之。惟血崩下血，诸淋疾，皆空心食前服。治淋用车前子汤下。

牛黄凉膈圆

治风壅痰实，蕴积不散，头痛面赤，心烦潮躁，痰涎壅塞，咽膈不利，精神恍惚，睡卧不安，口干多渴，唇焦咽痛，颔颊赤肿，口舌生疮。

牛黄研，一两一分　南星牛胆制，七两半　甘草锉，爁，十两　柴石英研飞　麝香研　龙脑研，各五两　牙硝枯过，研细　寒水石粉煅　石膏细研，各二十两

上为末，炼蜜为圆，每两作三十圆。每服一圆，温薄荷人参汤嚼下，食后服。小儿常服半圆，治急惊一圆，并用薄荷水化下。

抱龙圆

治风壅痰实，头目昏眩，胸膈烦闷，心神不宁，恍惚惊悸，痰涎壅塞，及治中暑烦渴，阳毒狂躁。

牛黄研，半两　天南星牛胆制，一斤　雄黄研飞，四两　白石英研飞　生犀角　麝香研　朱砂研飞，各一两　藿香叶二两　阿胶碎炒如珠，三两　金箔研　银箔研，各五十片

上件为细末，入研者药令匀，用温汤搜和为圆，如鸡头大。每服一圆，用新汲水化破，入盐少许服，食后。

甘露圆

治大人、小儿风壅痰热。心膈烦躁,夜卧不安,谵语狂妄,目赤鼻衄,口燥咽干,疗中暑,解热毒。

寒水石粉二斤　铅白霜　龙脑各三分　马牙硝枯过,三两　甘草炙,一两

上为细末,用糯米糊圆,如弹子大。每服用生姜蜜水磨下半圆,新汲水亦得,小儿一圆分五服,食后。

〔绍兴续添方〕

甘露饮

治丈夫、妇人、小儿胃中客热,牙宣口气,齿龈肿烂,时出脓血,目睑垂重,常欲合闭;或饥烦不欲饮食,及赤眼肿痛,不任凉药,口舌生疮,咽喉肿痛,疮疹已发、未发,皆可服之。又疗脾胃受湿,瘀热在里,或醉饱房劳,湿热相搏,致生疸病,身面皆黄,肢体微肿,胸满气短,大便不调,小便黄涩,或时身热,并皆治之。

干熟地黄　生干地黄　天门冬　枳壳去瓤,麸炒　山茵陈　麦门冬去心,焙　石斛去芦　甘草炙　黄芩　枇杷叶刷去毛令净

上等分,为末。每服二钱,水一盏,煎至七分,去滓温服,食后,临卧。小儿一服分两服,仍量岁数,加减与之。

桂苓圆

大解暑毒。

肉桂　茯苓各等分

上为细末,炼蜜为圆,每两作八圆,每服一圆,用新汲水或熟水嚼下,化下亦得。

消暑圆①

半夏醋五升煮尽醋,晾干,一斤　生甘草半斤　茯苓半斤

上同末,以生姜汁作薄糊为圆,如梧桐子大,每服五十粒,水下。

治证并方见伤寒(中暑)类。

---

① 消暑圆:绍兴本作"消暑气消毒圆"。

〔宝庆新增方〕

五淋散

治肾气不足,膀胱有热,水道不通,淋沥不宣,出少起多,脐腹急痛,蓄作有时,劳倦即发,或尿如豆汁,或如砂石,或冷淋如膏,或热淋便血,并皆治之。(又方见后)

赤茯苓六两　当归去芦　甘草生用,各五两　赤芍药去芦,锉　山栀子仁各二十两

上为细末。每服二钱,水一盏,煎至八分,空心,食前服。

消毒麻仁圆

治诸般风气上壅,久积热毒,痰涎结实,胸膈不利,头旋目运;或因酒、面、炙煿,毒食所伤,停留心肺,浸渍肠胃,蕴蓄不散,久则内郁血热,肠风五痔,外则发疮疡痛疽,赤斑游肿,浑身燥闷,面上肤赤,口干舌裂,咽喉涩痛,消中引饮;或伤寒时疫,口鼻出血烦躁者,及风毒下注,疮肿疼痛,脚气冲心闷乱,一切风热毒气,并皆主之。

杏仁生,去皮、尖,二两　大黄生,五两　山栀子仁十两

上三味,炼蜜为圆。每服三十圆至五十圆,夜卧,温汤吞下,利下赤毒胶涎为效,服时随意加减。此药甚稳善,不损脏腑,常服搜风顺气解毒。治小儿惊热,以蜜汤化下三五圆,极效。

〔淳祐新添方〕

导赤散

治大人、小儿心经内虚,邪热相乘,烦躁闷乱,传流下经,小便赤涩淋涩,脐下满痛。

生干地黄　木通　甘草生,各等分

上叹咀。每服三钱,水一盏,竹叶少许,同煎至六分,去滓,温服,不拘时服。

〔吴直阁增诸家名方〕

三黄圆

治丈夫、妇人三焦积热,上焦有热,攻冲眼目赤肿,头项肿痛,口舌生疮;

中焦有热,心膈烦躁,不美饮食;下焦有热,小便赤涩,大便秘结,五脏俱热,即生疽疖疮痍,及治五般痔疾,粪门肿痛,或下鲜血。

黄连去须、芦 黄芩去芦 大黄煨,各十两

上为细末,炼蜜为圆,如梧桐子大。每服三十圆,用熟水吞下,如脏腑壅实,加服圆数。小儿积热,亦宜服之。

消毒犀角饮①

治大人、小儿内蕴邪热,咽膈不利,痰涎壅嗽,眼赤睑肿,腮项结核,痈肿毒聚,遍身风疹,瘅毒赤瘰,及疮疹已出未出,不能快透,并皆治疗。小儿疹豆欲出,已出热未解,急进此药三四服,快透消毒,应手神效。

防风去苗,八两 荆芥穗 甘草炙,各一十六两 鼠粘子炒,六十四两

上为粗末。每服三钱,水一盏,煎至七分,去滓,食后,温温服之。

〔续添诸局经验秘方〕

碧雪

治一切积热,咽喉肿痛,口舌生疮,心中烦躁咽物妨闷,或喉闭壅塞,水浆不下,天行时疫,发狂昏愦,并皆治之。

芒硝 青黛 石膏煅过,研飞 寒水石研飞 朴硝 硝石 甘草 马牙硝各等分

上将甘草煎汤二升去滓,却入诸药再煎,用柳木篦不住手搅,令消熔得所,却入青黛和匀,倾入砂盆内,候冷,结凝成霜,研为细末。每用少许,含化咽津,不拘时候。如喉闭壅塞不能咽物者,即用小竹筒吹药入喉中,频用神效。

胜冰丹

治三焦壅盛,上冲头目,赤热疼痛,口舌生疮,咽喉不利,咽物有碍,神思昏闷,并皆治之。

白药子一两半 山豆根 红内消 黄药子 甘草炙 黄连各二两 麝香研龙脑研,各二钱

上为末,用建盏盛,于饭上蒸,候冷,入脑、麝令匀,炼蜜圆如鸡头大。每一圆含化。又,用津唾于指甲上磨少许,点赤眼,立效。

---

① 消毒犀角饮,方内脱"犀角"二字。存疑。

导赤圆

治心肾凝滞，膀胱有热，小便不通，风热相搏，淋沥不宣；或服补药过多，水道窘涩，出少起数，脐腹急痛，攻注阴间，或心肺壅热，面赤心忪。口干烦渴，及痈肿发背，血脉瘀闭。服此排脓，内消肿毒，疏导心经邪热，应内蕴风热，五般淋疾，并皆治之。

赤芍药　茯苓去皮　滑石各四两　生干地黄焙　木通去节，各半斤　大黄炒，十五两　山栀子仁炒，一十二两

上为细末，炼蜜为圆，如梧桐子大。每服二十圆至三十圆，食后，用温热水吞下。

五淋散

治证与前五淋散同。

木通去节　滑石甘草炙，各六两　山栀仁炒，十四两　赤芍药　茯苓去皮，各半斤　淡竹叶四两　山茵陈去根，日干，二两

上捣，罗为末。每服三钱，水一盏，煎至八分，空心服。

麦门冬散

治丈夫、妇人蕴积邪热，心胸烦闷，咽干口燥，睡卧不安，或大、小肠不利，口舌生疮，并皆治之。

小草去心　黄连去须　升麻去粗皮　犀角屑　甘草炙　枳壳去瓤，炒黄　黄芩大青去根，各半两　芒硝一两　麦门冬去心，三分

上为细末。每服三钱，水一盏，煎至七分，食后温服。

真珠散

治丈夫、妇人五脏积热，毒气上攻，心胸烦闷，口干舌燥，精神恍惚，心忪闷乱，坐卧不宁，并宜服之。

瓜蒌根末　琥珀　真珠粉　寒水石煅，醋淬，研　铁粉　朱砂研飞　甘草末生川大黄　牙硝枯研

上等分，各捣为末拌匀，每服一钱，以竹叶汤温调下，不拘时。

灵液丹

治一切风热，脏腑积热，毒气上攻，胸膈烦躁，口舌干涩，心神壅闷，咽嗌不利，饮食无味，并皆治之。

乌梅去核,炒　寒水石火煅,研飞　瓜蒌根　石膏研　葛根　赤茯苓各一两
麦门冬去心,焙,一两半　龙脑别研,一钱

上捣,罗为末,入研药令匀,炼蜜圆,如弹子大。每服一圆,薄绵裹,含化咽津。

治泻痢附秘涩

钟乳健脾圆

治男子、妇人虚损羸瘦,身体沉重,脾胃冷弱,饮食不消,腹胀雷鸣,泄泻
不止。又治肠虚积冷,下利清谷,或下纯白,腹中疗痛,及久痢赤白,肠滑不
禁,少气羸困,不思饮食,并宜服之。

钟乳粉三两　肉桂去粗皮　人参　黄连去须　干姜炮　龙骨　当归去芦
石斛去根　大麦芽炒　茯苓去皮　细辛去苗土　神曲碎炒　赤石脂各二两　蜀椒去
目及闭口者,微炒出汗,六两　附子炮,去皮、脐,一两

上为细末,入钟乳粉匀,炼蜜和圆,如梧桐子大。每服三十圆,温米饮下,
食前,日三服。

朝真丹

治肠胃虚弱,内受风冷,或饮食生冷,内伤脾胃,泄泻暴下,日夜无度,肠
鸣腹痛,手足厥寒。

硫黄生,研令细,三十两　朱砂研为衣,三两一钱　枯白矾七两半

上合研匀,用水浸,蒸饼为圆,如梧桐子大,每服三十圆,温米饮下,不计
时候,夏月宜将备急。

驻车圆

治一切下痢,无问新久,及冷热脓血,肠滑里急,日夜无度,脐腹绞痛不可
忍者。

阿胶捣碎,炒如珠子,为末,以醋四升熬成膏　当归去芦,各十五两　黄连去毛,三十两
干姜十两

上为细末,以阿胶膏和,并手圆如梧桐子大。每服三十圆,食前,温米饮
下,日三服。凡小儿服,圆如麻子大,更量岁数加减与服。

诃黎勒圆

治肠胃虚弱,内受风冷,水谷不化,泄泻注下,腹痛肠鸣,胸满短气。又

治肠胃积寒,久利纯白,或有青黑,日夜无度,及脾胃伤冷,暴泻不止,手足逆冷,脉微欲绝,并宜服之。

诃黎勒皮　川乌头炮,去皮、脐　缩砂仁　白矾煅,各四十两　肉豆蔻去皮,炮木香　干姜炮,各二十两　龙骨洗　赤石脂各五斤

上件为末,用粟米饭为圆,如梧桐子大。每服二十圆至三十圆,温粟米饮下,食前服。甚者可倍加圆数。

大温脾圆

治脾胃虚弱,冷气攻冲,饮食不化,心腹胀痛呕吐吞酸,痞噎不通,肠鸣泄利,水谷不分,面黄肌瘦,食减嗜卧,并皆治之。常服温脾益胃,消谷进食。如久虚痼冷,食少多伤,宜常服之。

神曲碎炒,三两一钱　甘草炙　桔梗　人参　干姜炮,各三两　吴茱萸汤七次,焙大麦芽炒　桂去粗皮,各五两　附子炮,去皮、脐　细辛去苗,各二两　枳实麸炒,一分半

上为细末,炼蜜和为圆,如梧桐子大。每服二十圆,温酒下,米饮亦得,日三服,空心,食前。

黄连阿胶圆

治肠胃气虚,冷热不调,下痢赤白,状如鱼脑,里急后重,脐腹疼痛,口燥烦渴,小便不利。

阿胶炒,一两　黄连去毛,三两　茯苓去皮,二两

上黄连、茯苓同为细末,水调阿胶末搜和,圆如梧桐子大。每服二十圆,温米饮下,食前服。

神效胡粉圆

治肠胃虚滑,下利无度,赤白相杂,脐腹疗痛,里急后重,减食羸瘦,或经久未瘥,并宜服之。

胡粉　乌鱼骨　阿胶炒焦如珠子,各二斤半　枯矾煅　龙骨洗,各五斤　密陀僧二十两

上为末,以粟米饭为圆,如梧桐子大。每服二十圆至三十圆,温粟米饮空心下。

桃花圆

治肠胃虚弱,冷气乘之,脐腹搅痛,下痢纯白,或冷热相搏,赤白相杂,肠滑不禁,日夜无度。

赤石脂 干姜炮,各等分

上为末,水面糊为圆,如梧桐子大。每服三十圆,温米饮送下,空心,食前,日三服。

灵砂丹

治脏腑怯弱,内有积滞,脐腹撮痛,下痢脓血,日夜无度,里急后重,肠鸣腹胀,米谷不化,少气困倦,不思饮食,或发寒热,渐至羸瘦。

硝石与砒一处细研,入磁罐子内,用石灰盖口,炭火烧半日,取出,去火毒 信州砒霜 腻粉粉霜研,各半两 黄丹研 枯矾研,各一两半 朱砂研飞,一两 乳香研 桂府滑石各一两①

上件药研,罗为末,用蒸饼二两四钱和为圆,如梧桐子大。每服五圆,温粟米饮下,未愈加圆数再服。小儿可服一圆至二圆,随大小临时增减服之。

不二圆

治大人、小儿一切泻痢,无问冷热赤白,连绵不瘥,愈而复发,腹中疼痛者,宜服之。

砒霜研,入磁罐子,以赤石脂固封缝,盐泥固济,烧通赤,候冷取出,一两六钱 巴豆去皮、心、膜,去油 杏仁浸,去皮、尖,研,各七十个 黄蜡一两三钱 白胶香末研细,四钱 黄丹炒,二两半 乳香研,六钱半 朱砂研飞,半两 木鳖子烧焦,十个

上合研匀,熔蜡和圆,如黄米大,每钱作一百二十圆。每服一圆,小儿半圆。水泻,新汲水下。赤痢,甘草汤下。白痢,干姜汤下。赤白痢,甘草干姜汤下。并放冷临卧服。忌热物一二时辰。

诃黎勒散

治脾胃虚弱,内挟冷气,心、胁、脐、腹,胀满刺痛,呕吐恶心,饮食减少,肠鸣泄利,水谷不化,怠惰少力,渐向瘦弱。

诃子皮 青皮去瓤,各四十两 桂去粗皮,五斤 附子炮,去皮、脐,十斤 肉豆蔻仁用白面裹,烧令熟,四十两

上为末,每服三钱,水一盏半,入生姜三片,同煎至七分,食前温服。

木香散

治脾胃虚弱,内挟风冷,泄泻注下,水谷不化,脐下疗痛,腹中雷鸣,胸膈痞闷,胁肋虚胀。及积寒久利,肠滑不禁,肢体羸困,不进饮食。

---

① 一两:享保本作"一分"。

丁香　木香　当归_{去芦，洗，焙}　肉豆蔻仁_炮　甘草_{爁，各二十两}　赤石脂_{十两}

藿香叶_{洗，焙，四十两}　诃子皮_{十五两}　附子_{去皮、脐，醋煮，切片，焙干，十两}

上为末，每服一大钱，水一中盏，入生姜二片，枣一个，同煎至六分，温服，空心，食前。

神功圆

治三焦气壅，心腹痞闷，六腑风热，大便不通，腰腿疼痛，肩背重疼，头昏目热，口苦咽干，心胸烦躁，睡卧不安，及治脚气，并素有风人，大便结燥。

诃黎勒皮　大黄_{锦纹者，面裹，煨，去面，各四两}　大麻仁_{别捣如膏}　人参_{去芦头，各二两}

上为细末，入麻仁捣研匀，炼蜜为圆，如梧桐子大，每服二十圆，温水下，温酒、米饮皆可服，食后，临卧。如大便不通，可倍圆数，以利为度。

麻仁圆

顺三焦，和五脏，润肠胃，除风气。治冷热壅结，津液耗少，令人大便秘难，或闭塞不通。若年高气弱，及有风人，大便秘涩，尤宜服之。

麻仁_{别捣研}　郁李仁_{去皮，别捣研}　大黄_{二两蒸二两生，各四两}　枳壳_{去瓤，麸炒}

菟丝子_{酒浸，别为末}　山蓣　防风_{去芦头及叉、枝}　山茱萸　车前子　桂_{去粗皮，各一两半}

白槟榔_{一半煨一半生}　木香　羌活_{去芦头，各一两}

上为细末，入别研药匀，炼蜜和圆，如梧桐子大。每服十五圆至二十圆，温水下，临卧服之。

脾约麻仁圆

治肠胃燥涩，津液耗少，大便坚硬或秘不通，脐腹胀满，腰背拘急及有风人大便结燥，又治小便利数，大便因硬而不渴者谓之脾约，此药主之。

麻仁_{别研，五两}　枳实_{麸炒，半斤}　芍药_{半斤}　大黄_{去皮，蒸切，一斤}　厚朴_{去粗皮，干制，半斤}　杏仁_{去皮、尖，炒黄，研，五两半}

上六味捣筛，蜜和圆，如梧桐子大，每服二十圆，临卧温水下，以大便通利为度，未利再服。

七圣圆

治风气壅盛，痰热结搏，头目昏重，涕唾稠粘，心烦面赤，咽干口燥，精神不爽，夜卧不安，肩背拘急，胸膈痞闷，腹胁胀满，腰满重疼，大便秘结，小便赤涩。

槟榔_生　木香_生　川芎　羌活_{去芦}　桂_{去粗皮,各半两}　郁李仁_{去皮}　大黄_{蒸,}
_{切,焙,各一两}

上为细末,炼蜜为圆,如梧桐子大。每服十五圆至二十圆,温熟水下,食后,临卧服。岚瘴之地最宜服,更量脏腑虚实加减。

七宣圆

疗风气结聚,宿食不消,兼砂石、皮毛在腹中,及积年腰脚疼痛,冷如冰石,脚气冲心,烦愦闷乱,头旋暗倒,肩背重痛,心腹胀满,胸膈闭塞,风毒肿气,连及头面,大便或秘,小便时涩,脾胃气痞,不能饮食,脚气转筋,掣痛挛急,心神恍惚,眠卧不安等疾。

柴胡_{去苗,洗}　枳实_炒　木香　诃黎勒皮_{各五两}　桃仁_{去皮、尖,炒,六两}　甘草_{炒,}
_{六两}[1]　大黄_{湿面裹,煨,十五两}

上为末,炼蜜圆如梧桐子大。每服二十圆,米饮下,食后临卧服,稍增至四五十圆,取宣利为度。觉病势退,服五补圆。不问男女老少,并可服饵,量虚实加减。

七枣汤

治脾胃虚弱,内受寒气,泄泻注下,水谷不分,腹胁胀满,脐腹疗痛,心下气逆,腹中虚鸣,呕吐恶心,胸膈痞闷,困倦少力,不思饮食。

茴香_{去土,炒}　川乌头_{炮,去皮、脐}　缩砂仁_{各半斤}　厚朴_{去粗皮,姜制,一斤}
益智_{去皮,半斤}[2]　干姜_{炮,四两}　甘草_{六两}

上件为粗末。每服二钱,水一盏,入大枣七个(擘破),同煎至七分,去滓,温服,食前,空心服。

胃风汤

治大人、小儿风冷乘虚入客肠胃,水谷不化,泄泻注下,腹胁虚满,肠鸣疗痛,及肠胃湿毒,下如豆汁,或下瘀血,日夜无度,并宜服之。

白术　芎䓖　人参_{去芦}　白芍药　当归_{去苗}　桂_{去粗皮}　白茯苓_{去皮,各等分}

上为粗末。每服二钱,以水一大盏,入粟米百余粒,同煎至七分,去滓稍热服,空心,小儿量力减之。

---

① 六两:绍兴本作"四两"。
② 半斤:绍兴本作"一斤"。

半硫圆

除积冷,暖元脏,温脾胃,进饮食。治心腹一切痃癖冷气,及年高风秘、冷秘或泄泻等,并皆治之。

半夏汤浸七次,焙干,为细末　硫黄明净好者,研令极细,用柳木槌子杀过

上两味等分,以生姜自然汁同熬,入干蒸饼末搅和匀,入臼内杵数百下,圆如梧桐子大。每服空心,温酒或生姜汤下十五圆至二十圆,妇人醋汤下。

赤石脂散

治肠胃虚弱,水谷不化,泄泻注下,腹中雷鸣,及冷热不调,下痢赤白,肠滑腹痛,遍数频多,胁肋虚满,胸膈痞闷,肢体困倦,饮食减少。

赤石脂煅　甘草爁,各五两　缩砂仁二十两　肉豆蔻面裹,煨熟,四十两

上为末。每服二钱,温粟米饮调下,食前,空心服。

〔绍兴续添方〕

纯阳真人养藏汤

治大人小儿肠胃虚弱,冷热不调,脏腑受寒,下痢赤白或便脓血,有如鱼脑,里急后重,脐腹疞痛,日夜无度,胸膈痞闷,胁肋胀满,全不思食,及治脱肛坠下,酒毒便血,诸药不效者,并皆治之。

诃子皮一两二钱　罂粟壳去梗、芦,蜜炙,三两六钱　木香不见火　白芍药一两六钱
白术焙　人参　当归洗去芦头,各六钱　甘草炙　肉桂去皮不见火,各八钱　肉豆蔻面裹,煨,半两

上件锉为粗末,每服二大钱,水一盏半,煎至八分,去滓,食前,温服,老人孕妇小儿暴泻,急宜服之,立愈,忌酒、面、生冷、鱼腥、油腻,如脏腑滑泄夜起,久不瘥者,可加炮了附子三四片,煎服。此药的有神效,不可具述。

感应圆

治证并方见一切气类。

大已寒圆

治证并方见伤寒类。

〔宝庆新增方〕

御米汤

治久患痢疾，或赤或白，脐腹疗痛，里急后坠，发歇无时，日夕无度，及下血不已，全不入食，并皆主之。

厚朴去粗皮，炒，姜制，十两　罂粟壳蜜炙　白茯苓去皮　甘草炙，各五两　人参去芦　干姜炮，各二两半

上咬咀。每服三钱，水一盏半，生姜三片，大淮枣三枚，乌梅一个，煎至一盏，去渣，空心，食前通口服。如年老及七八十岁，每服二大钱；小儿每服一钱半，依前法煎，更量儿岁加减。

地榆散

治肠胃气虚，冷热不调，泄泻不止，或下鲜血，或如豆汁，或如豚肝，或脓血相杂，赤多白少，腹痛后重，遍数频并，全不入食，并宜服之。（又方见后）

石榴皮　莲蓬去茎　甘草炒　罂粟壳去瓢，蜜涂炙，各等分

上为细末。每服二大钱，水一盏半，生姜三片，煎至一盏，通口服，不拘时候。

金粟汤

治丈夫、妇人、室女、小儿一切下痢，无问新久，冷热不调，日夜无度，脐腹绞痛即痢，肢体困倦，小便闭涩，不思饮食，渐加羸瘦。又治伤生冷，脾胃怯弱，饮食不消，腹胀雷鸣，泄泻不止，连月不瘥，并宜服之。

陈皮去白，一两一分　车前子炒，四两　干姜炮，二两　甘草炒　罂粟壳去瓢、蒂，蜜炒，各半斤

上为末。每服二大钱，水一盏，枣一个，生姜二片，煎至七分，空心食前稍热服，或饭饮调下亦得。忌生冷、油腻、鱼腥、鲊酱等。

育肠圆

治肠胃虚弱，内挟生冷，腹胀泄泻，时时刺痛，里急后重，下痢赤白，或变脓血，昼夜频并，经久不瘥。

乌梅肉　黄连去须，各一分　诃子皮　罂粟壳去盖、筋，蜜炙　肉豆蔻包湿纸裹，煨，各半两　当归去芦，酒浸一宿，焙，一两

上为细末,炼蜜圆,如梧桐子大。每服三十圆至五十圆,空心,食前饭饮下。如小儿,作小圆,煎甘草姜汤下。

肠风黑[①]散

治荣卫气虚,风邪冷气进袭脏腑之内,或食生冷,或啖炙煿,或饮酒过度,积热肠间,致使肠胃虚弱,糟粕不聚,大便鲜血,脐腹疼痛,里急后重,或肛门脱出,或久患酒痢,大便频并,并皆疗之。

败棕烧　木馒头烧　乌头[②]去核　甘草炙,各二两

上为细末。每服二钱,水一盏,煎至七分,空心温服。

斗门散

治八种毒痢,脏腑撮痛,脓血赤白,或有五色相杂,日夜频并,兼治噤口恶痢,里急后重,大渴不止,酒痢脏毒,全不进食。

干葛去皮,半两　地榆去芦　甘草炙,各二两　干姜炮　当归去芦,各一两　黑豆炒,去壳　罂粟壳去瓢,蜜炙,各四两

又方见后。

上为细末。每服二钱,水一盏,煎至七分,温服,不拘时候。

水煮木香圆

治一切赤白,脓血相杂,里急后重,或脏腑滑泄,日夜无度,或积寒久冷,脐腹疼痛,不思饮食。(又方见后)

当归洗,去芦　诃子炮,去核　木香不见火,各六两　青皮去白　甘草爁赤,各二两四钱　罂粟壳去瓢,二两八钱

上为细末。炼蜜圆如弹子大。每服一圆,水八分盏,煎至六分,空心,食前温服。

〔淳祐新添方〕

大断下圆

治脏腑停寒,肠胃虚弱,腹痛泄泻,全不思食。

高良姜去芦　赤石脂研　干姜炮　龙骨研,各一两半　肉豆蔻面裹,煨　牡蛎火煅

---

① 黑:四库本作"熏"。
② 乌头:正保本作"乌梅"。

附子炮,去皮、脐　白矾枯　诃子煨,去核,各一两　细辛去土、叶,七钱半　酸石榴皮去瓤,米醋浸一宿,取出,炙令焦黄色,一两

上为末,醋煮面糊圆,如梧桐子大。每五十圆,空心温米饮下。

狗头骨圆

治久患下痢,脐腹疠痛,所下杂色,昼夜不止;或其人久虚,频下肠垢,谓之恶痢,并能治之。

赤石脂　败龟烧存性　干姜各半两　肉豆蔻面裹,煨　附子炮,去皮,各一两　狗头骨一具,火烧存性,取末,一两

上为末,醋糊圆,如梧桐子大。每服五七十圆,米饮空心下。

〔吴直阁增诸家名方〕

水煮木香圆

治一切赤白,脓血相杂,里急后重,或脏腑滑泄,日夜无度,或积寒久冷,脐腹疼痛,不思饮食。

青皮去白　甘草爁赤,各二两四钱　罂粟壳去梗,蜜炙黄,二两八钱　当归洗,去芦,一两　诃子炮,去核　木香不见火,各六钱

上为细末。炼蜜圆如弹子大。每服一圆,水八分盏,煎至六分,和滓空心温服,不拘时亦可。

大香连圆

治丈夫、妇人肠胃虚弱,冷热不调,泄泻烦渴,米谷不化,腹胀肠鸣,胸膈痞闷,胁肋胀满,或下痢脓血,里急后重,夜起频并,不思饮食,或小便不利。肢体怠惰,渐即瘦弱,并宜服之。

黄连去芦、须,用茱萸十两炒黄连,茱萸不入药用,二十两　木香不见火,四两八钱八分

上件为细末,醋糊为圆,如梧桐子大。每服二十圆,饭饮吞下,空心,食前,日进三二服。

戊己圆

治脾受湿气,泄利不止,米谷迟化,脐腹刺痛。小儿有疳气下痢,亦能治之。

黄连去芦、须　吴茱萸去梗,炒　白芍药各五两

上为细末,面糊为圆,如梧桐子大。每服二十圆,浓煎米饮下,空心日三服。

痢圣散子

治丈夫、妇人远年日近,赤白休息等痢。又方见后。

黄柏皮_{去粗皮} 甘草_炙 枳壳_{去瓤} 御米壳_{去蒂、盖} 御米_{即罂栗子,性与壳同,各四两} 当归_{去芦} 干姜_{炮,各二两}

上为粗散。每服三钱,水一盏半,薤白二条(擘碎),同煎至八分,去滓,食前稍温服。老人、小儿加减服食。忌生冷、油腻之物。

豆附圆

治丈夫、妇人肠胃虚弱,内受风冷,水谷不化,泄泻注下,腹痛肠鸣,手足逆冷,服诸药不效者,此药主之。

肉豆蔻_炮 白茯苓_焙 附子_{炮,去皮脐,各四两} 木香_{不见火} 干姜_炮 肉桂_{去粗皮,不见火,各二两} 丁香_{不见火,一两}

上为细末,姜汁面糊为圆,如梧桐子大。每服五十圆至一百圆,用生姜汤吞下,粥饮亦得,空心,食前进。

温中圆

治脾脏伤冷,宿食不消,霍乱吐泻,心腹膨胀,攻刺疼痛。

良姜_{去芦} 干姜_炮 青皮_{去白} 陈皮_{去白,各五两}

上为细末,用醋打面糊为圆,如梧桐子大。每服三十圆,米饮吞下,不拘时候。又疗丈夫小肠疝气块疼痛,炒茴香少许,细嚼,用盐汤、盐酒任下,日进二服。

肉豆蔻散

治脾胃气虚,腹胁胀满,水谷不消,脏腑滑泻,腹内虚鸣,困倦少力,口苦舌干,不思饮食,日渐瘦弱,并宜服之。

苍术_{米泔浸一宿,去皮,焙,八两} 茴香_炒 肉桂_{去粗皮} 川乌_{炮,去皮、脐} 诃子皮_{各二两} 干姜_炮 厚朴_{去粗皮,姜炒} 陈皮_{去白} 肉豆蔻_{面裹,煨} 甘草_{炙,各四两}

上为末。每服二钱,水一盏,生姜二片,枣子一个,煎七分,温服。

神应黑玉丹

治丈夫、妇人久新肠风痔瘘,着床头,痛不可忍者,服此药不过三四次,便见功效。初得此疾发痒或疼，谷道周回多生硬核，此是痔，如破是瘘，只下血是风。皆因酒、色、气、风、食五事过度，即成此疾。人多以外医涂治，病在肠自有虫，若不去根本，其病不除，此药的有功效。

刺猬皮锉碎，十六两　悬猪蹄一百只　牛角腮锉碎，十二两　槐角六两　雷丸脂麻各四两　乱发皂角水洗净，焙　败棕锉，各八两　苦楝根五两

上锉碎用，瓮罐内烧存性，碾为细末，入乳香二两，麝香八钱，研令和匀，用酒打面糊为圆，如梧桐子大。每服八粒，先细嚼胡桃一个，以温酒吞下，空心，晚食前，日二服，如病甚，日三服。切忌别药，不过三两日永除根本。

罂粟汤

治肠胃气虚，冷热不调，或饮食生冷，内伤脾胃，或饮酒过度，脐腹疗痛，泄泻肠鸣，下痢或赤或白，里急后重，日夜频并，饮食减少，及肠胃受湿，膨胀虚鸣，下如豆汁，或下鲜血，并皆治之。

艾叶去梗　黑豆炒，去皮　陈皮去白　干姜炮　甘草炙，各二两　罂粟壳去蒂，蜜炙，四两

上件锉为粗散。每服三钱，水一盏半，煎至一盏，去渣，温服，食前。忌生冷、油腻，毒物。小儿量岁数，加减与之。

固肠散

治脾胃虚弱，内受寒气，泄泻注下，水谷不分，冷热不调，下痢脓血，赤少白多，或如鱼脑，肠滑腹痛，遍数频并，心腹胀满，食减少力，并宜服之。

罂粟壳蜜炙①　肉豆蔻生用②，各三两　陈皮炒，二十两③　木香不见火，一两④　干姜炮甘草炙，各二两半⑤

上件为细末。每服二钱，酒一盏，生姜二片，枣一枚，同煎至七分，温服，不计时候。如不饮酒，水煎亦得。忌酒、面、鱼腥等。

曲术圆

治时暑暴泻，壮脾温胃，进美饮食，及疗饮食所伤，胸膈痞闷。

---

① 蜜炙：此下绍兴本有"二两"二字；享保本有"去蒂、盖、膜，二两"六字。

② 生用：此下绍兴本有"二钱"二字；享保本有"二两"二字。

③ 二十两：绍兴本作"二两"。

④ 一两：绍兴本作"一钱"。

⑤ 二两半：绍兴本作"二钱半"。

神曲_炒　苍术_{浸一宿，焙干}

上件各等分为细末，面糊为圆，如梧桐子大。每服三十圆，不拘时，米饮吞下。

缠金丹

治大人、小儿一切泻痢，无问冷热赤白，连绵不瘥，愈而复发，腹中疼痛者，宜服之。

硇砂　乳香_{各二钱半}　杏仁　巴豆_{去皮、心、膜，出油，各八钱}　黄蜡　朱砂_{各一两}　木鳖_{半两}　白胶香_{一钱}　黄丹_{二两半}　砒_{三钱半}

上件研为细末，熔蜡搜和为圆，如麻子仁大。每服一圆，小儿半圆。水泻，新汲水下，赤痢，甘草汤下。白痢，干姜汤下。赤白痢，甘草干姜汤下。并放冷临卧服。孕妇不得服。忌热物一二时辰。

缚虎圆

治休息痢经一二年不瘥，羸瘦衰弱。兼治脾疼腰痛。

砒_{成块好者乳细}　黄蜡_{各半两}

上将黄蜡熔开，下砒，以柳条七个，逐个搅，头焦即换，俟用足取起，旋圆如梧桐子大。每服一圆。痢，冷水下，脾疼亦然。腰痛，冷酒下，并食前。小儿圆如黍米大，每服一圆，汤使同上。

遇仙立效散

治诸般恶痢，或赤或白，或浓淡相杂，里急后重，脐腹绞痛，或下五色，或如鱼脑，日夜无度，或噤口不食。不问大人、小儿、虚弱、老人、产妇，并宜服之。

御米壳_{去蒂、盖，炒黄}　川当归_洗　甘草_{各二两}　赤芍药　酸榴皮　地榆_{各半两}

上为粗散。每服三钱，水一盏半，煎至七分，空心温服，小儿量岁数加减，以瘥为度。忌生冷、油腻、腥臊等物。

三神圆

治清浊不分，泄泻注下，或赤或白，脐腹疠痛，里急后重，并宜服之。

草乌_{三枚，各去皮、尖，一生、一炮、一烧作灰用}

上为细末，醋糊圆，如萝葡子大。大人五七圆，小儿三圆。水泻，倒流水下。赤痢，甘草汤下；白痢，干姜汤下。

〔续添诸局经验秘方〕

地榆散

治大人、小儿脾胃气虚,冷热不调,下痢脓血,赤多白少;或因肠胃乘虚为热毒所渗,下痢纯血,脐腹疠痛,里急后重,口燥烦渴,小便不利,纯下鲜血;或先经下痢,不应服热药而误服热药,蕴毒不散,积于肠间,渗而成血者,并宜服之。

地榆炒　干葛各半斤　茯苓去皮　赤芍药各六两　干姜炮,二两　当归去苗,三两　甘草炙,四两　罂粟壳蜜炒,十二两

上捣,罗为细末。每服二钱,用温热水调下,不拘时候,小儿三岁,可服半钱,更量岁数加减与之。若下痢纯白,或下紫黑血,肠滑不禁者,皆可服之。

秘传斗门散

治八种毒痢,脏腑撮痛,脓血赤白,或下瘀血,或成片子,或有五色相杂,日夜频并。兼治噤口恶痢,里急后重,久渴不止,全不进食,他药不能治者,立见神效。

黑豆炒,去皮,十二两　干姜炮,四两　罂粟壳蜜炒,半斤　地榆炒　甘草炙,各六两　白芍药三两

上为细末。每服二钱,水一盏,同煎至七分,温服。

丁香豆蔻散

治脾胃虚弱,宿寒停积,或饮食生冷,内伤脾胃,泄泻注下,水谷不化,胸满短气,呕逆恶心,脐腹疠痛,胁肋胀满,腹内虚鸣,饮食减少,及积寒久痢,纯白或白多赤少,日夜无度,或脾胃虚寒,泄泻日久,愈而复发者,并宜服之。

京三棱炮　木香不见火　厚朴去粗皮,姜汁制　芍药　肉豆蔻炮　人参　干姜炮　茯苓白者,去皮,各五两　吴茱萸汤洗七次,焙　甘草炙　丁香各三两半　苍术去皮,七两

上为细末。每服三钱,水一盏,生姜三片,枣一个(擘破),同煎至八分,空心,食前温服。如不及煎,入盐少许,汤点服亦得。

万金饮

治脾胃虚弱,内受风寒,或饮食生冷,伤于脾胃,呕吐泄泻,脐腹疠痛,胁

肋胀满,肠内虚鸣,及肠胃受湿,脓血相杂,下如豆汁,或下瘀血,里急后重,日夜无度,饮食减少,渐至瘦弱,并能治之。

陈皮去白　甘草半生、半炙　罂粟壳去蒂、盖,半生、半蜜炙,各等分

上为粗末。每服四钱,先用沸汤泡盅热,又于碗内盛重汤,坐盏在内,却抄药末在盅内,用沸汤泡至七分,盏上用盏盖之,良久,纱绵滤去渣,空心,食前温服。

如神止泻圆

治脏腑虚寒,脾胃受湿,泄泻无度,肠鸣腹痛,不进饮食,渐致羸瘦,并宜服之。

半夏汤泡七次,去滑　苍术米泔浸,去黑皮,焙干,各半斤　川乌米泔浸软,去皮,切作片,焙干,用盐四两同炒,黄色为度,去盐不用,净称,四两

上为细末,姜汁糊为圆,如梧桐子大。每服五十圆,空心,食前饭饮吞下。

神效参香散

治大人、小儿脏气虚怯,冷热不调,积在脏腑,作成痢疾,或下鲜血,或如豆汁,或如鱼脑,或下瘀血,或下紫黑血,或赤白相杂,或成五色,里急后重,日夜频并,脐腹绞痛,甚不可忍,及噤口、疳蛊、时瘟诸痢,无问新旧,并能治之。

白扁豆炒　人参　木香各二两　茯苓去皮　肉豆蔻去皮,各四两　陈皮去白　罂粟壳去蒂,各十二两

上为细末。每服三大钱,用温米饮调下,不拘时候,立见神效。

黄芪汤

治年高老人大便秘涩。

绵黄芪　陈皮去白,各半两

上为细末。每服三钱,用大麻仁一合,烂研,以水投取浆一盏,滤去滓,于银、石器内煎,候有乳起,即入白蜜一大匙,再煎令沸,调药末,空心,食前服。秘甚者不过两服愈,常服即无秘涩之患。此药不冷不燥,其效如神。

痢圣散子

治证同前。

草果去皮　石菖蒲去毛　白茯苓　麻黄去根、节　厚朴姜汁炙　独活　枳壳麸炒　藿香　白术　细辛洗,去叶　吴茱萸去梗　甘草燆　木猪苓去皮　苍术浸　良姜去芦　赤芍药　附子炮,去皮、脐　藁本去芦　柴胡　泽泻　防风去芦　半夏煮,各等分

上锉为粗散。每服三钱,水一盏半,薤白二条(擘碎),同煎至八分,去滓,食前稍温服。老人、小儿加减服食。忌生冷、油腻之物。

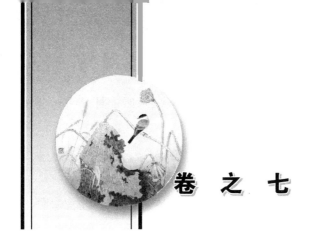

卷 之 七

治 眼 目 疾

锦鸠圆

治肝经不足，风邪内乘上攻，眼暗泪出，怕日羞明，隐涩痒痛，瞻视茫茫，多见黑花，或生翳膜，并皆治之。

草决明子　蕤仁去皮　羌活去芦　瞿麦各三两　细辛去苗　牡蛎洗，火煅取粉　黄连去须　杜蒺藜炒，去尖角　防风去芦　肉桂去粗皮　甘菊花净，各五两　白茯苓去皮，四两　斑鸠去皮、毛、肠、嘴、爪，用文武火连骨炙干，一只　羖羊肝薄批，炙令焦，一具　蔓荆子淘洗，绢袋盛，饭甑蒸一伏时，日干，二升

上十五味为末，炼蜜和杵五百下，圆如梧桐子大。每服十五圆至二十圆，以温水或温酒下，空心、日午、临卧，日三服。如久患内外障眼，服诸药无效者，渐加服五十圆，必效，暴赤眼疼痛，食后，用荆芥汤下二十圆。

驻景圆

治肝肾俱虚，眼常昏暗，多见黑花，或生障翳，视物不明，迎风有泪。久服补肝肾，增目力。

车前子　熟干地黄净洗，酒蒸，焙，各三两　菟丝子酒浸，别研为末，五两

上为末，炼蜜为圆，如梧桐子大。每服三十圆，温酒下，空心。晚食前，日二服。

密蒙花散

治风气攻注，两眼昏暗，眵泪羞明，睑生风粟，隐涩难开，或痒或痛，渐生翳膜，视物不明，及久患偏头疼，牵引两眼，渐觉细小，昏涩隐痛，并暴赤肿痛，并皆疗之。

密蒙花净　石决明用盐同东流水煮一伏时漉出，研粉　木贼　杜蒺藜炒，去尖
羌活去芦　菊花去土，各等分

上为细末。每服一钱，腊茶清调下，食后，日二服。

羚羊角散

治大人、小儿一切风热毒，上攻眼目，暴发赤肿，或生疮疼痛，隐涩羞明。

羚羊角镑　黄芩　升麻　甘草炙　车前子各十两　栀子仁　草龙胆各五两
决明子二十两

上为末。每一钱，食后温热水调下，日进三服，小儿可服半钱。

秦皮散

治大人、小儿风毒，赤眼肿痛，痒涩眵泪，昏暗羞明。

秦皮　滑石桂府者，捣碎　黄连去须，各十两

上为细末。每用半钱，沸汤泡，去滓，温热频洗。

镇肝圆

治肝经不足，内受风热，上攻眼目，昏暗痒痛，隐涩难开，堆眵多泪，怕日
羞明，时发肿赤，或生障翳，并宜服之。

蔓荆子去白皮　地肤子　人参　茺蔚子　决明子　白茯苓去皮　远志去心
防风去芦、又，各一两　青葙子　地骨皮　柴胡去芦　山药　车前子　柏子仁炒
玄参　甘菊　甘草炙，各半两　细辛去苗，一分

上为末，蜜水煮糊，圆如梧桐子大。每服二十圆，米饮下，食后，日二服。

菊睛圆

治肝肾不足，眼目昏暗，瞻视不明，茫茫漠漠，常见黑花，多有冷泪。久服
补不足，强目力。

枸杞子三两　巴戟去心，一两　甘菊花拣，四两　苁蓉酒浸，去皮，炒，切，焙，二两

上为细末，炼蜜圆，如梧桐子大。每服三十圆至五十圆，温酒或盐汤下，
空心，食前服。

〔绍兴续添方〕

菩萨散

治男子、妇人风气攻注，两眼昏暗，眵泪羞明，睑眦肿痒，或时赤痛，耳鸣

头眩。

荆芥穗_{一两半} 苍术_{米泔浸一宿，去皮，锉，炒} 白蒺藜_炒 防风_{锉，炒，各二两}
甘草_{炒，一两}

上并为细末。不拘时，入盐少许，沸汤或酒调下一大钱，神妙。

拨云散

治男子、妇人风毒上攻，眼目昏暗，翳膜遮障，怕日羞明，多生热泪，隐涩
难开，眶痒赤痛，睑眦红烂，瘀肉侵睛，但是一切风毒眼疾，并皆治之。

羌活 防风 柴胡 甘草_{炒，各一斤}

上为末。每服二钱，水一盏半，煎至七分，食后、临睡时服，薄荷茶调，菊
花苗汤下亦得。忌腌藏、鲊酱、湿面、炙煿、发风、毒物等。

〔宝庆新增方〕

草龙胆散

治上焦受于风热，气毒攻冲，眼目暴赤，磣涩羞明，肿痛多眵，迎风有泪，
翳膜攀睛，胬肉隐痛，并皆治之。（又方见后）

川芎_{不见火} 香附_{炒，去毛，各四两} 龙胆草_{洗，去芦} 草决明子_{微炒} 甘草_炙
木贼_{洗净，去节} 菊花_{去梗，各二两}

上为细末。每服二钱，用麦门冬熟水入砂糖少许同调，食后服，或米泔调
服亦得，食后或临睡服之。

蝉花散

治肝经蕴热，风毒之气内搏，上攻眼目，翳膜遮睛，赤肿疼痛，昏暗视物不
明，隐涩难开，多生眵泪，内外障眼。

蝉蜕_{洗净去土} 谷精草_{洗去土} 白蒺藜_炒 菊花_{去梗} 防风_{不见火} 草决明_炒
密蒙花_{去枝} 羌活 黄芩_{去土} 蔓荆子_{去白皮} 山栀子_{去皮} 甘草_炒 川芎_{不见火}
木贼草_{净洗} 荆芥穗_{各等分}

上为末。每服二钱，用茶清调服，或用荆芥汤入茶少许调服亦得，食后及
临卧时服。

〔淳祐新添方〕

春雪膏

治肝经不足，内受风热，上攻眼目，昏暗痒痛，隐涩难开，昏眩赤肿，怕日羞明，不能远视，迎风有泪，多见黑花，并皆疗之。

脑子研，二钱半　蕤仁去皮、壳，压去油，二两

上用生蜜六钱重，将脑子、蕤仁同搜和，每用铜筋子或金银钗股，大小眦时复少许点之。及治连眶赤烂，以油纸涂药贴。

〔吴直阁增诸家名方〕

流气饮

治肝经不足，内受风热，上攻眼目，昏暗视物不明，常见黑花，当风多泪，怕日羞明，堆眵赤肿，隐涩难开，或生障翳，倒睫拳毛，眼眩赤烂，及妇人血风眼，及时行暴赤肿眼，眼胞紫黑，应有眼病，并宜服之。

大黄炮　川芎　菊花去枝　牛蒡子炒　细辛去苗　防风去苗　山栀去皮　白蒺藜炒、去刺　黄芩去芦　甘草炙　玄参去芦　蔓荆子去白皮　荆芥去梗　木贼去根、节，各一两　苍术米泔浸一宿，炒控，二两　草决明一两半

上捣，罗为末。每服二钱半，临卧用冷酒调下，如婴儿有患，只令乳母服之。

洗肝散

治风毒上攻，暴作赤目，肿痛难开，隐涩眵泪，昏暗羞明，或生翳膜，并皆治之。

当归去芦　薄荷去梗　羌活去芦　防风去芦　山栀子仁　甘草炙　大黄煨　川芎各二两

上为末。每服二钱，冷水或熟水调下，食后，日服见效。

菊花散

理肝气风毒，眼目赤肿，昏暗羞明，隐涩难开，攀睛瘀肉，或痒或痛，渐生翳膜，及治暴赤肿痛，悉皆治之。

白蒺藜炒、去刺　羌活去芦，不见火　木贼去节　蝉蜕去头、足、翅，各三两　菊花去梗，六两

170

上为细末。每服二钱，食后临卧，茶清调下。常服明利头目，洗肝去风。忌发风、腌藏、炙煿等物。

明睛散

能治外障，退翳膜，疗风毒上攻，睛疼赤肿，或睑眦痒，时多热泪昏涩。

赤芍药　当归去芦，洗，焙　黄连去须　滑石细研

上件各五两，锉碎碾为细末，入研滑石拌匀。每用半钱，沸汤点，澄清去渣，热洗。忌一切腌藏、鱼鲊、酒、面等毒物。

〔续添诸局经验秘方〕

蝉花无比散

治大人、小儿远年近日一切风眼，气眼攻注，眼目昏暗，睑生风粟，或痛或痒，渐生翳膜、侵睛遮障，视物不明，及久患偏正头风，牵搐两眼，渐渐细小，连眶赤烂，及小儿疮疹入眼，白膜遮睛，赤涩隐痛，并皆治之。常服祛风、退翳、明目。

蛇蜕微炙，一两　蝉蜕去头、足、翅，二两　羌活　当归洗，焙　石决明用盐同东流水煮一伏时漉出，捣研如粉　川芎各三两　防风去叉枝　茯苓去皮　甘草炙，各四两　芍药赤者，十三两　蒺藜炒，去刺，半斤　苍术浸，去皮，炒，十二两

上为末。每三钱，食后，米泔调服，茶清亦得。忌食发风毒等物。

明睛地黄圆

治男子、妇人肝脏积热，肝虚目暗，膜入水轮，漏睛眵泪，眼见黑花，视物不明，混睛冷泪，翳膜遮障，及肾脏虚惫，肝受虚热，及远年日近暴热赤眼，风毒气眼，并皆治之。兼治干湿脚气，消中消渴，及诸风气等疾由肾气虚败者。但服此，能补肝益肾，驱风明目，其效不可具述。

生干地黄焙，洗　熟干地黄洗，焙，各一斤　牛膝去芦，酒浸，三两　石斛去苗　枳壳去瓤，麸炒　防风去芦、叉，各四两　杏仁去皮、尖，麸炒黄，细研，去油，二两

上为细末，炼蜜为圆，如梧桐子大。每服三十圆，空心，食前温酒吞下，或用饭饮、盐汤亦得。忌一切动风毒等物。

洗眼紫金膏

治远年日近翳膜遮障，攀睛胬肉，昏暗泪多，瞻视不明，或风气攻注，睑生

风粟,或连眶赤烂,怕日羞明,隐涩难开,并能治之。

朱砂别研 乳香别研 硼砂别研 赤芍药 当归洗,焙,各一分 雄黄研飞,二钱 麝香别研,半钱 黄连去须,半两

上捣,罗为细末,入研药拌匀,再擂,炼蜜搜和为圆,如皂荚子大。每次用一圆,安净盏内,以沸汤泡开,于无风处洗,药冷闭目少时,候三两时,再煨令热,依前洗,一贴可洗三五次。不得犯铜、铁器内洗。如暴赤眼肿者,不可洗之。

草龙胆散

治眼暴赤肿痛,风气热上冲,睛疼连眶,睑眦赤烂,瘀肉侵睛,时多热泪,及因叫怒,逆损肝气,久劳瞻视,役损眼力,风砂尘土入眼涩痛,致成内外障翳,及一切眼患,悉皆治之。

蒺藜子炒,去刺 草龙胆各六两 赤芍药半斤 甘草炙 羌活 防风去叉枝,各三两 菊花去枝,半两 茯苓去皮,四两

上捣为末。每服二钱,食后临卧,温酒调下。

汤泡散

治肝经不足,受客热风壅上攻,眼目赤涩,睛疼睑烂,怕日羞明,夜卧多泪,时行暴赤,两太阳穴疼,头旋昏眩,视物不明,渐生翳膜,并皆治之。

赤芍药 当归洗,焙 黄连去须

上等分,捣,罗为细末。每用二钱,极滚汤泡,乘热熏洗,冷即再温,洗,一日三五次洗,以瘥为度。忌腌藏、毒物。(其说云,凡眼目之病,皆以血凝滞使然,故以行血药合黄连治之。血得热即行,故乘热洗用,无不效验)

还睛圆

治男子、女人风毒上攻,眼目赤肿,怕日羞明,多饶眵泪,隐涩难开,眶痒赤痛,睑眦红烂,瘀肉侵睛,或患暴赤眼,睛疼不可忍者,并服立效。又治偏、正头痛,一切头风,头目眩运,皆治之。

白术生用 菟丝子酒浸,别研 青葙子去土 防风去芦 甘草炙 羌活去苗 白蒺藜炒,去尖 密蒙花 木贼去节

上各等分,为细末,炼蜜为圆,如弹子大。每服一圆,细嚼,白汤吞下,空心,食前,日三服。

曾青散

治一切风热毒气上攻两眼,多生眵泪,怕日羞明,隐涩难开,眶烂赤肿,或痒或痛,及时行暴赤眼,睛昏涩痛,悉皆治之。

白姜炮　防风去芦,各一两　曾青四两　蔓荆子去皮,二两

上为细末。每用少许末,搐入鼻中,立有功效。

秘传羊肝圆

治丈夫、妇人肝经不足,风毒上攻,眼目昏暗泪出,羞明怕日,隐涩难开,或痒或痛。又治远年日近内外障眼,攀睛胬肉,篦刮不能治者,此药治之。

白羊子肝一具,净洗,去膜　黄连去须,捣,罗为末

上将羊肝先入沙盆内杵烂,旋次入黄连末拌搜,干湿得所,为圆如梧桐子大。每服十四圆,食后,以温浆水吞下,连作五剂,瘥。但是诸般眼疾,及障翳、青盲者,皆主之。禁食猪肉及冷水。(治目方用黄连者多矣,此方最为奇异。刘禹锡云,有崔承元者,因官治一死罪囚而活出之,囚后数年以病目致死。一旦,崔忽为内障所苦,丧明逾年,后半夜叹息独坐,时闻阶除间悉窣之声,崔问,为谁?曰:是昔所蒙活囚,今故报恩至此,遂以此方告讫而没。崔以此方合服,不数月眼复明,因传此方于世)

治咽喉口齿

龙石散

治大人、小儿上膈壅毒,口舌生疮,咽嗌肿塞,疼痛妨闷。每用少许,掺贴患处,咽津。小儿疮疹,毒气攻口齿,先用五福化毒丹扫后,仍再用此药掺贴,立效。

朱砂研飞,二两半　寒水石烧通赤,二斤　生脑子研,二钱半

上为末。每日五七次用,夜卧掺贴妙。

如圣汤

治风热毒气上攻咽喉,咽痛喉痹,肿塞妨闷。及肺痈咳嗽,咯唾脓血,胸满振寒,咽干不渴,时出浊沫,气息腥臭,久久吐脓,状如米粥。又治伤寒咽痛。

苦桔梗炒,一两　甘草炒,二两

上为粗末。每服二钱，水一盏，煎至七分，去渣，温服，小儿时时呷服，食后临卧。

硼砂圆

治大人、小儿风壅膈热，咽喉肿痛，舌颊生疮，口干烦渴。

麝香一两,研　硼砂研　甘草浸汁,熬膏,各十两　牙硝枯研,二两　梅花脑别研,三分　寒水石烧通赤红,五十两

上为末，用甘草膏子和搜，每两作四百圆。每服一圆，含化咽津，常服化痰利膈，生津止渴。

麝脐散

治牙齿动摇，风蚛①疼痛，龈②肉宣露，涎血臭气。常服令牙齿坚牢，解骨槽毒气。

牛膝去芦,十斤　木律四十四两　黄茄细切,二十个　郁李仁二十两　麝香空皮子细锉,一百个

已上五味，捣碎入罐子内，上用瓦子盖口，留一小窍，用盐泥固济，烧令通赤，候烟白色，即住火取出，以新土罨一伏时取出，后入下项药：

升麻　细辛去苗,各十斤

上件为细末。每用少许揩患处，须臾温水漱口，临卧更贴少许，咽津亦得妙。

玉屑无忧散

治咽喉肿痛，舌颊生疮，风毒壅塞，热盛喉闭；或因误吞硬物，诸骨鲠刺，涎满气急，或至闷乱不省人事。并皆疗之。

玄参去芦　荆芥穗　滑石研　黄连去毛　缩砂去壳　白茯苓炒令黄　贯众去芦　甘草炙　山豆根各一两　寒水石研飞,二两　硼砂二钱

上为细末。每服一钱，干掺舌上，后以新水咽下，不拘时候。

〔宝庆新增方〕

如圣胜金铤

治急喉闭、缠喉风、飞扬、单蛾、双蛾、结喉、重舌、木舌，腮颌肿痛，屡经

---

① 蚛(zhòng 众)：牙齿蛀蚀。
② 龈：牙龈，牙床。

用药,不能吞水粥者。(又方见后)

硫黄_{细研}　川芎　腊茶　薄荷_{去枝、梗}　川乌_炮　硝石_研　生地黄_{各二两}

上为细末,裂生葱自然汁搜和为铤。每服,先用新汲水灌漱吐出,次嚼生薄荷五七叶,微烂,用药一铤,同嚼极烂,以井水咽下,甚者连进三服即愈。重舌腮肿,先服一铤,次以一铤安患处,其病随药便消。又治冒暑伏热,不省人事,用生薄荷水调研一铤,灌下即苏。如行路常含一铤,即无伏热之患。口舌生疮,不能合口,并食热物,如上法服讫,用水灌漱,嚼薄荷片十叶如泥吐出,再水灌漱,嚼药一铤,合口内聚涎裹之,觉涎满方吐出,如此服三铤,便能食酒醋。遇食咸、酸、鲊脯、炙煿,喉中生泡,须掐破吐血方省,薄荷数叶以一铤同嚼,井水吞下。砂淋、热淋,小便出血,同车前草七叶、生姜小块研烂,水调去渣,嚼药一铤,以水送下。此药分阴阳,去风热,化血为涎,化涎为水,常带随身备急,一铤可活一人命,小儿只服半铤。

〔淳祐新添方〕

鹏^①砂散

治大人、小儿卒患喉痹,闭塞不通,肿痛生疮,语声不快,风壅痰毒,鼻衄出血。

山药_{生,六斤}　脑子_{研,七两}　牙硝_{生,二十四两}　麝香_{研,四两}甘草　硼砂_{研,各二十两}

上为细末。每服半钱,如茶点服。

〔吴直阁增诸家名方〕

赴筵散^②

治风牙、虫牙,攻注疼痛,昼夜不止,痛不可忍,睡卧不安,牙断宣露,动摇欲脱,或腮颔浮肿,断烂血出,并能治之。

良姜_{去芦}　草乌_{去皮}　细辛_{去土、叶}　荆芥_{去梗}

上件四味各二两,碾为末。每用少许,于痛处擦之。有涎吐出,不得吞咽,良久用温盐汤灌漱,其痛即止。常使揩牙,用腐炭末一半相和。常用止牙

---

① 鹏:四库本作"硼"。义胜。

② 赴筵散:四库本作"草乌散"。

宣,辟口气,永无牙疾。

吹喉散

治三焦大热,口舌生疮,咽喉肿塞,神思昏闷,并能治之。

蒲黄一两　盆硝八两　青黛一两半

上件用生薄荷汁一升,将盆硝、青黛、蒲黄一处,用瓷罐盛,慢火熬令干,研细。每用一字或半钱,掺于口内,良久出涎,吞之不妨。或喉中肿痛,用筒子入药半钱许,用力吹之,无不立效。

〔续添诸局经验秘方〕

如圣胜金铤

治证、服饵与前如圣胜金铤同,品味小异。

朴硝四两　川芎一两　硫黄细研,一两半　贯众二两　薄荷叶　荆芥穗　嫩茶各半两

上件为末,裂生葱自然汁搜和为铤。服药汤使如前方。

五香散

治咽喉肿痛,诸恶气结塞不通,急宜服之。

木香　沉香　鸡舌香　薰陆香各一两　麝香别研,三分

上捣,罗为末,入麝香研令匀。每服二钱,水一中盏,煎至六分,温服,不拘时候。

如神散

治风牙、蚛牙,攻疰疼痛,日夜不止,睡卧不安,或牙龂动摇,连颊浮肿,不拘久近,并皆治之。

川椒去目及闭口者,微炒出汗用　露蜂房微炙

上捣罗为细末。每用一钱,水一盏,入盐少许,同煎至八分,乘热漱之,冷即吐出,一服立效。

玉池散

治风蛀牙痛,肿痒动摇,牙龂溃烂,宣露出血,口气等疾。

当归去芦　藁本　地骨皮　防风　白芷　槐花炒　川芎　甘草炙　升麻　细辛去苗,各等分

上为末。每用少许揩牙,痛甚即取二钱,水一盏半,黑豆半合,生姜三片,煎至一盏,稍温漱口,候冷吐之。

荆芥汤

治风热肺壅,咽喉肿痛,语声不出,或如有物哽。

荆芥穗半两　桔梗二两　甘草炙,一两

上为粗末。每服四钱,水一盏,姜三片,煎六分,去渣,食后温服。

细辛散

治风蚛牙疼,牙断宣烂,牙齿动摇,腮颌浮肿,皆能治之。

红椒去目,炒　鹤虱　牙皂　荜拨古方治牙疼为要药　缩砂去壳,各半两　荆芥去梗
细辛去苗,各一两　白芷　草乌各二两

上捣为细末。每用少许,于痛处擦之,有涎吐出,不得咽,少时用温水漱口,频频擦之,立有神效。

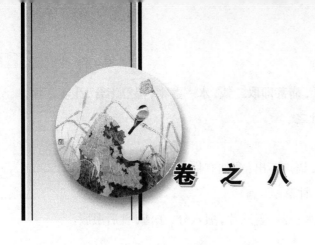

卷 之 八

治 杂 病

芪婆万病圆

治七种癖块，五种癫病，十种注忤，七种飞尸，十二种蛊毒，五种黄病，十二种疟疾，十种水病，八种大风，十二种瘄①痹，并风入头，眼暗漠漠，及上气咳嗽，喉中如水鸡声，不得卧，饮食不作肌肤，五脏滞气，积聚不消，壅闭不通，心腹胀满，连及胸背，鼓胀气坚结，流入四肢，或腹又心膈气满，时定时发，十年、二十年不瘥。五种下痢，痔虫、蛔虫、寸白虫、诸虫。上下冷热，久积痰饮，令人多眠睡，消瘦无力，荫入骨髓，便成滞疾，身体气肿，饮食呕逆，腰脚酸疼；四肢沉重，不能久行久立。妇人因产，冷入子脏，脏中不净，或闭塞不通，胞中瘀血冷滞，出流不尽，时时疼痛为患，或因此断产，并小儿赤白下痢，及狐臭。耳聋、鼻塞等病。服此药，以三圆为一剂，服不过三剂，万病悉除，说无穷尽，故以万病圆名之。疟病，未发前服一圆，未瘥，如前更服。

芍药　肉桂去粗皮　芎䓖不见火　川椒去目及闭口者,微炒去汗　干姜炮　防风去芦　巴豆去心、膜,炒　当归去芦　生屑角镑　桔梗　芫花醋炒赤　茯苓去皮　桑白皮炒　人参去芦　黄芩　黄连去须　禹余粮醋淬,研飞　蒲黄微炒　前胡去芦　大戟锉,炒　葶苈炒　麝香研　细辛去苗　雄黄研飞　朱砂研飞　紫菀去芦　甘遂　牛黄研,各一两　蜈蚣十二节,去头、足,炙　芫青二十八枚,入糯米同炒,候米色黄黑,去头、足、翅用　石蜥蜴去头、尾、足,炙,四寸

上为细末，入研药匀，炼蜜为圆，如小豆大，若一岁以下小儿有疾者，令

---

① 瘄(qún 群): 四库本作 "瘘"。

乳母服两小豆大，亦以吐利为度。近病及卒病用多服，积久疾病即少服，常服微溏利为度。卒病欲死，服一二圆，取吐利即瘥。卒中恶，口噤，服二圆，浆一合下，利即瘥。五注鬼刺客忤，服二圆；男、女邪病歌哭，腹大如妊身，服二圆，日三、夜一，间食服之。蛊毒吐血，腹痛如刺，服二圆，不瘥，更服，疟病，未发前服一圆，未瘥，更服，诸有痰饮者，服三圆。冷癖，服三圆，日三服，皆间食，常令微溏利。宿食不消，服二圆，取利，癥瘕积聚，服二圆，日三服；拘急，心腹胀满，心痛，服三圆。上气呕逆，胸满不得卧，服二圆，不瘥，更服。大痢，服二圆，日三服；痔湿，服二圆，以一圆如杏仁大，和醋二合，灌下部中。水病，服三圆，日再服，间食服之，瘥止，人弱，即隔日服；头痛恶寒，服二圆，复取汗；伤寒天行，服二圆，日三服，间食服之；小便不通，服二圆，不瘥，明日再服；大便不通，服三圆，又内一圆下部中即通。耳聋，聤耳，以绵裹如枣核，塞之，鼻衄，服二圆，痈肿、丁肿、破肿，内一圆如麻子大，日一傅之，根亦自出。犯下肿血出，以猪脂和涂，有孔，内孔中，瘥；癞疮，以酢泔洗讫，取药和猪脂傅之；漏疮有孔，以一圆内孔中，和猪脂傅上；痔疮，涂绵筋上，内孔中，日别易，瘥止。瘰疬，以酢和涂上，瘥；癣疮，以布揩令汗出，以酢和涂上，日一易，瘥，止；胸、背、腰、胁肿，以醋和傅肿上，日一易，又服二圆。诸冷疮积年不瘥，以酢和，涂之。恶刺，以一圆内疮孔中，即瘥。蝮蛇螫，以少许内螫处，若毒入腹，心烦欲绝者，服三圆。蜂螫，以少许傅之瘥。妇人诸疾，胞衣不下，服二圆。小儿惊痫，服一圆如米许，以涂乳，令嗍之，看儿大小加减。小儿客忤，服一圆如米，和乳涂乳头，令嗍之。以意量之，蝎螫，以少许傅之瘥。小儿乳不消，心腹胀满，服一圆如米许，涂乳头令嗍之，即瘥。

神应圆

治肾经不足，风冷乘之，腰痛如折，引背膂俛仰不利，转侧亦难，或因役用过多，劳伤于肾、或因寝冷湿，地气伤腰，或因坠堕伤损，或因风寒客搏，皆令腰痛，并皆治之。

威灵仙去土，二十两　当归　肉桂去粗皮，各十两

上为末，以酒煮面糊为圆，如梧桐子大。每服十五圆，温酒或煎茴香汤下，食前服。妇人煎桂心汤下，加至二十圆。有孕妇人不得服，忌食茗。

集效圆

治因脏腑虚弱，或多食甘肥，致蛔虫动作，心腹搅痛，发作肿聚，往来上下，痛有休止，腹中烦热，口吐涎沫，即是蛔咬，宜服此药，若积年不瘥，服之亦愈。又疗下部有虫，生痔痒痛。

大黄锉,炒,十五两　木香不见火　槟榔　诃黎勒煨,去核,酒浸,焙干　附子炮,去皮、脐　羌活[①]炒,研　鹤虱炒　干姜炮,各十两半

上为末，炼蜜为圆，如梧桐子大。每服三十圆，食前，橘皮汤下，妇人醋汤下。

乳香圆

治诸痔下血，肛边生肉，或结核肿疼，或生疮痒痛，或大便艰难，肛肠脱出。又治肠风下血，无问新久，及诸瘘，根在脏腑，悉能治之。

枳壳去瓤,麸炒　牡蛎火煅　荜澄茄　芫青去头、翅、足,糯米炒,以米黄色为度　大黄蒸,焙　鹤虱炒,各半两　白丁香　乳香研,各一分

上为末，粟米糊圆如梧桐子大。每服十圆至十五圆。如治肠风，腊茶清下。诸痔，煎薤白汤下；诸瘘，煎铁屑汤下。并食前服。

解毒雄黄圆

解毒，治缠喉风及急喉痹，卒然倒仆，失音不语，或牙关紧急，不省人事。

郁金　雄黄研飞,各一分　巴豆去皮,出油,十四个

上为末，醋煮面糊为圆，如绿豆大。用热茶清下七圆，吐出顽涎，立便苏省，未吐再服。如至死者，心头犹热，灌药不下，即以刀、尺、铁匙斡开口灌之，药下喉咙，无有不活，吐泻些小无妨。及治上膈壅热，痰涎不利，咽喉肿痛，赤眼痛肿，一切毒热，并宜服之。如小儿患喉咙赤肿，及惊热痰涎壅塞，服二圆或三圆，量儿大小加减。

克效饼子

治一切疟病，发作有时，先觉伸欠，乃作寒栗，鼓振颐颔，中外皆寒，腰脊俱痛，寒战既已，内外皆热，头痛如破，渴欲饮冷，或痰积胸中，烦满欲呕，或先热后寒，或先寒后热，或寒多热少，或热多寒少，或寒热相半，或但热不寒，或但寒不热，或一日一发，或隔日一发，或一发后六七日再发，并能主之。

---

① 羌活：绍兴本、四库本皆作"芜荑"。

甘草⿊ 绿豆末 荷叶⿊,各五两 定粉研 龙脑研 麝香研,各半两 金箔二十五片,为衣 信砒醋煮,二两半 朱砂研飞,一两一分

上为末,炼蜜搜和,每两作二十圆,捏扁,以金箔为衣。每服一饼子,以新汲水磨化。日发者,未发前服之。间日者,不发夜服。隔数日发者,前一日夜服。连日者,凌晨服。

乌梅圆

治脏寒蛔虫动作,上入膈中,烦闷呕吐,时发时止,得时即呕,常自吐蛔,有此证候,谓之蛔厥,此药主之。又治久痢。

乌梅三百个 黄柏炙 细辛去苗 肉桂去粗皮 附子炮,去皮、脐 人参去芦,各六两 蜀椒去目及闭口者,微炒出汗用 当归去芦,各四两 干姜炮,十两 黄连去须,十六两

上异捣,筛,合治之,以醋浸乌梅一宿,去核,蒸之五斗米下,饭熟,捣成泥,和药令相得,内臼中与炼蜜杵二千下,圆如梧桐子大。每服十五圆,温米饮下,食前服。

神助散旧名葶苈散

治十种水气,面目,四肢、遍身俱肿,以手按之,随手而起,咳嗽喘急,不得安卧,腹大肿胀,口苦舌干,小便赤涩,大便不利。

泽泻二两 椒目一两半 猪苓去黑皮,二两 黑牵牛微炒,取末,二两半 葶苈炒香,别研,三两

上为细末。每服以葱白三茎,浆水一盏,煎至半盏,入酒半盏,调药三钱,绝早面向东服。如人行十里久,以浆水葱白煮稀粥,至葱烂,入酒五合热啜,量人啜多少,须啜一升许。不得吃盐并面。自早至午,当利小便三四升,或大便利,喘定肿减七分,隔日再服。既平之后,必须大将息,及断盐、房室等三年。

立效散

治下焦结热,小便黄赤,淋闭疼痛,或有血出,及大小便俱出血者,亦宜服之。

山栀子去皮,炒,半两 瞿麦穗一两 甘草炙,三分

上为末。每服五钱至七钱,水一碗,入连须葱根七个,灯心五十茎,生姜五七片,同煎至七分,时时温服,不拘时候。

必胜散

治男子、妇人血妄流溢,吐血、衄血、呕血、咯血。

熟干地黄　小蓟并根用　人参　蒲黄微炒　当归去芦　芎䓖　乌梅去核,各一两

上件药捣,罗为粗散。每服五钱,水一盏半,煎至七分,去渣,温服,不拘时候。

钓肠圆

治久新诸痔,肛边肿痛,或生疮痒,时有脓血。又治肠风下血,及肛门脱出,并宜服之。

瓜蒌二枚,烧存性　蝟皮两个,锉碎,罐内烧存性　鸡冠花锉,微炒,五两　胡桃取仁一十五个,不油者,入罐内烧存性　白矾枯　绿矾枯　白附子生用　天南星生用　枳壳去瓤,麸炒　附子去皮、脐,生用　诃子煨,去皮　半夏各二两

上为细末,以醋煮面糊为圆,如梧桐子大。每服二十圆,空心,临卧温酒下,远年不瘥者,服十日见效,久服永除根本。小可肠风等疾,一二年内者,只十服,瘥,永不发动。

石韦散

治肾气不足,膀胱有热,水道不通,淋沥不宣,出少起数,脐腹急痛,蓄作有时,劳倦即发,或尿如豆汁,或便出砂石,并皆治之。

芍药　白术　滑石　葵子　瞿麦各三两　石韦去毛　木通各二两　王不留行　当归去芦　甘草炙,各一两

上为细末。每服二钱,煎小麦汤调下,食前,日二三服。

牡蛎散

治诸虚不足,及新病暴虚,津液不固,体常自汗,夜卧即甚,久而不止,羸瘠枯瘦,心忪惊惕,短气烦倦。

黄芪去苗、土　麻黄根洗　牡蛎米泔浸,刷去土,火烧通赤,各一两

上三味为粗散。每服三钱,水一盏半,小麦百余粒,同煎至八分,去渣,热服,日二服,不拘时候。

法制熟艾

主灸百病。

陈久黄艾不以多少,择取叶入臼内,用木杵轻捣令熟,以细筛隔去青渣,再捣再筛,如此三次,

别以马尾罗子隔之，更再捣，罗，候柔细黄熟为度

上主灸百病。世人着灸，多无法度，徒忍痛楚，罕能愈疾，今于《圣惠》《千金》《外台》等方内，摭取点穴分寸、作炷大小、壮数多少等法于后。定分寸法：取病人男左、女右中指第二节内，度两横纹相去为一寸，应取穴及作炷分寸，并依此法。

点灸穴法：凡点穴时，须得身体平直，四肢毋令拳缩，坐点毋令俛仰，立点毋令倾侧，灸时孔穴不正，无益于事，徒烧肌肉，虚忍痛楚。若坐点，则坐灸之；卧点，则卧灸之；立点，则立灸之。反此亦不得其穴。

作艾炷法：凡下火点灸，须令艾炷根下，广三分，长亦三分。若减此，不复孔穴，不中经脉，火气不行，亦不能除病。强壮人亦可稍增令大。周岁以里小儿，可如小麦大。

点火法：古来用火灸病，忌八般木火。今即不用木火灸人，不犯诸患，兼去久疴。以清油点灯，灯上烧艾茎点灸，兼滋润灸疮，至愈已来，且无疼痛，用蜡烛更佳。又火珠耀日，以艾承之，遂得火出，此火灸病为良。次有火照耀日，以艾引之，便得火出，此火亦佳。

下火灸时法：皆以日正午已后，乃可下火灸之，时谓阴气未至，灸无不着。午前平旦，谷气虚，令人颠眩，不可卧灸，慎之、慎之。其大法如此，卒急者不可用此例。若遇阴雾，天起风雪，忽降猛雨，炎暑、雷电、虹霓暂时且停。候待清明，即再下火灸。灸时不得伤饱、太饥、饮酒、食生硬物，兼忌思虑愁忧，怒呼骂叫，吁嗟叹息，一切不祥，忌之大吉。

治灸疮不发法：凡着灸疗病，历春、夏、秋、冬不较者，灸炷虽然数足，得疮发脓出，所患即瘥。如不得疮发脓出，其疾不愈。《甲乙经》云，灸疮不发者，用故履底灸令热熨之，三日即发，脓出自然愈疾。今用赤皮葱三五茎，去其葱青，于糖灰火中煨熟拍破，热熨灸疮十余遍，其疮三日自发，立坏，脓出疾愈。

淋洗灸疮法：凡着灸治病，才住火，便用赤皮葱、薄荷二味煎汤，温温淋洗灸疮周回约一二寸已来，令驱逐风气于疮口内出。兼令经脉往来，不滞于疮下，自然疮坏疾愈。若灸疮退火痂后，用桃树东南枝、稍青嫩桃皮二味等分煎汤，温温淋洗灸疮，此二味偏能护灸疮中诸风。若疮内黑烂溃者，加胡荽，

三味等分煎汤,温温淋洗,灸疮自然生好肉也。若灸疮疼痛不可忍,多时不较者,加黄连,四味等分煎汤淋洗,立有神效。

壮数多少法:《千金方》云,凡言壮数者,若丁壮遇疾,病根深笃者,可倍多于方数。其人老小羸瘦者,可复减半。依扁鹊灸法,有至五百壮、千壮者,皆临时消息之。

推人神所在法:一日足大指,二日外踝,三日股内,四日腰,五日口、舌、咽、悬雍,六日足小指,七日内踝,八日足腕,九日尻,十日背、腰,十一日鼻柱,十二日发际,十三日牙齿,十四日胃脘,十五日遍身,十六日胸、乳,十七日气冲,十八日腹内,十九日足趺,二十日膝下,二十一日手小指,二十二日伏兔,二十三日肝俞,二十四日手阳明、两胁,二十五日足阳明,二十六日手、足,二十七日膝,二十八日阴,二十九日膝、胫、颞、颥,三十日关元下至足心。已上上神所在之日,禁忌着灸。若遇病急切,不拘此例。

〔绍兴续添方〕

常山饮

治疟疾。凡疟疾,盖因外邪客于风府,生冷之物内伤脾胃,或先寒后热,或先热后寒,或寒热独作,或连日并发,或间日一发。寒则肢体颤掉,热则举身如烧,头痛恶心,烦渴引饮,气息喘急,口苦舌干,脊膂酸疼,肠鸣腹痛,诸药不治,渐成劳疟者,此药治之。

知母　川常山　草果　甘草炙,各二斤　良姜二十两　乌梅去仁,一斤

上件为粗末。每服三钱,水一盏,生姜五片,枣子一枚,煎至七分,去渣温服。

对金饮子

治证并方见伤寒类。

清心莲子饮

治证并方见痼冷类。

〔宝庆新增方〕

槐角圆

治五种肠风泻血:粪前有血,名外痔;粪后有血,名内痔;大肠不收,名脱

肛;谷道四面弩肉如奶,名举痔;头上有乳,名瘘。并皆治之。

槐角_{去枝、梗,炒,一斤} 地榆 当归_{酒浸一宿,焙} 防风_{去芦} 黄芩 枳壳_{去瓤,麸炒,各半斤}

上为末,酒糊圆,如梧桐子大。每服三十圆,米饮下,不拘时候。此药治肠风疮内小虫,里急下脓血,止痒痛,消肿聚,驱湿毒,久服永除病根。

胜金圆

治一切疟病,发作有时,盖因外邪客于脏腑,生冷之物内伤脾胃,或先寒后热,或先热后寒,或寒多热少,或寒少热多,或但热不寒,或但寒不热,或连日并发,或间日而发,或发后三五日再发,寒则肢体颤掉,热则举身如火、头痛恶心,烦渴引饮,气息喘急,口苦咽干,背脊酸疼,肠鸣腹痛,或痰聚胸中,烦满欲呕,并皆治之。

槟榔_{四两} 常山_{酒浸,蒸,焙,一斤}

上为末,水面糊为圆,如梧桐子大。每服三十圆,于发前一日晚临卧,用冷酒吞下便睡。不得吃热物、茶、汤之类,至四更尽,再用冷酒吞下十五圆。忌食一切热羹汤、粥食,午间可食温粥,至晚方可食热。忌一切生冷、鱼腥等物。一方用川常山十六两为末,鸡卵十五只,取清为圆。治证、服饵一如前法。

〔淳祐新添方〕

肠风黑散

治证与泻痢类肠风黑散同。

荆芥_{烧,二两} 枳壳_{去瓤,二两烧,一两炒用} 乱发_烧 槐花_烧 槐角_{烧,各一两} 甘草_炙 猬皮_{各一两半}

上将合烧药同入瓷瓶内,黄泥固济,烧存三分性,出火气,同甘草、枳壳捣,罗为末。每服入二钱,水一盏,煎至七分,空心温服,温酒调下亦得。

神应黑玉丹

治证并方见泻痢类。

〔吴直阁增诸家名方〕

备①急圆

治心腹诸卒暴百病，中恶客忤，心腹胀满，卒痛如刀所刺，气急口噤。

干姜炮，一两　巴豆去皮、油，研　大黄各二两

上件为末，炼蜜为圆，如梧桐子大。每服三圆，温水下，不拘时。

青解毒圆

治大人、小儿五脏积热，毒气上攻，胸膈烦闷，咽喉肿痛，赤眼痛肿，头面发热，唇口干燥，两颊生疮，精神恍惚，心忪闷乱，坐卧不宁，及伤暑毒，面赤身热，心躁烦渴，饮食不下。

寒水石研　石膏研，各十六两　青黛八两

上件细研如粉，入青黛和匀，蒸饼七个，水调为圆，如鸡头大。每服一圆，食后新汲水化下，或细嚼，用生姜水下亦得。如中诸毒，并宜服之，及小儿惊风潮热，痰涎壅塞，心胸烦躁，颊赤多渴，睡卧不稳，每三岁儿可服半粒，更量岁数加减与之。

寸金圆

治元阳虚弱，寒气攻冲，膀胱、小肠发肿作痛，或在心胁，牵连小腹，连属阴间，致身体憎寒撮痛。

楮实子　川楝子炒，各一两半　巴豆炒，七个　全蝎炒，四十个　当归去芦，酒浸一宿，一两半

上为细末，用浸当归酒打面糊和圆，如鸡头实大。空心，温酒盐汤吞下二圆至三圆，并进二服。

夺命丹

治远年日近小肠疝气，偏坠撮疼，脐下撮痛，以致闷乱，及外肾肿硬，日渐滋长，阴间湿痒，抓成疮。

吴茱萸去枝、梗，一斤，四两用酒浸，四两用醋浸，四两用汤浸，四两用童子小便浸，各浸一宿，同焙干　泽泻去灰土，二两

---

① 备：四库本作"疗"。

上为细末,酒煮面糊圆,如梧桐子大。每服五十圆,空心,食前,盐汤或酒吞下。

〔续添诸局经验秘方〕

茱萸内消圆

治肾经虚弱,膀胱为邪气所搏,结成寒疝阴癫①,偏火上攻,脐腹疼痛,肤囊肿胀,或生疮疡,时出黄水,腰脚沉重,足胫肿满,行步艰辛,服之内消,不动脏腑。(一方无枳实、陈皮、桃仁、玄胡索、川楝子、木香)

山茱萸捣,去核,取肉微炒　桔梗水浸一伏时滤出,慢火炒干为度　白蒺藜炒,去刺
川乌炮,去皮、脐　肉桂去粗皮　茴香舶上者,淘去沙石,焙干　食茱萸　吴茱萸微炒
青皮去白,各二两　海藻洗,焙　五味子净拣　大腹皮酒洗,焙　玄胡索各二两半
桃仁去皮、尖及双仁,麸炒,别研　枳实去瓤,麸炒　陈皮去白,各一两　川楝子锉,炒,三两
木香一两半

上为末,酒糊圆,如梧桐子大。温酒下三十圆,食前服。

麝香大戟圆

治阴癫肿胀,或小肠气痛。

胡芦巴炒,四两　大戟去皮,炒黄,半两　麝香别研,一钱　茴香舶上者　川楝子各六两
槟榔刮去底,细切,不见火　诃子炮,去核,酒浸,蒸,焙干用　附子炮,去皮、脐　木香各一两

上为末,独留川楝子,以好酒一二升,葱白七枚,长三四寸,煮川楝子软,去核取肉,和药捣杵,圆如梧桐子大。空心,温酒下五七圆至十圆,姜汤亦得。潮发疼痛,炒姜热酒下十五圆。

三白散

治膀胱蕴热,风湿相乘,阴囊肿胀,大小便不利。

白牵牛二两　桑白皮微炒　白术　木通去节　陈皮去白,各半两

上捣为粗末。每服二钱,姜汤调下,空心服,未觉再进。常服导利留滞,不损脏气。

胡芦巴圆

治大人、小儿小肠气、蟠肠气、奔豚气、疝气,偏坠阴肿,小腹有形如卵,

---

① 阴癫:睾丸肿大之病。

上下来去，痛不可忍，或绞结绕脐攻刺，呕恶闷乱，并皆治之。

胡芦巴炒，一斤　吴茱萸汤洗十次，炒，十两　川楝子炒，一斤二两　大巴戟去心，炒
川乌炮，去皮、脐，各六两　茴香淘去土，炒，十二两

上为细末，酒煮面糊为圆，如梧桐子大。每服十五圆，空心，温酒吞下，小
儿五圆，茴香汤下。

治疮肿伤折

云母膏

治一切疮肿伤折等病。

蜀椒去目及闭口者，微炒出汗甘　白芷　没药研　赤芍药　肉桂去粗皮　当归各半两
盐花研，一十四两　麒麟竭研　菖蒲　白及　芎䓖　草龙胆　木香　白蔹　防风去芦、叉
厚朴去粗皮，姜汁制　麝香研　桔梗　柴胡去芦头　松脂　人参　苍术泔浸一宿　黄芩
夜合用皮　乳香　附子去皮、脐　茯苓去皮　高良姜各半两　硝石研如粉　甘草
云母光明白薄者，研粉，各四两　桑白皮　水银候膏凝如人体热，以生绢袋盛水银，以手
弹如针头大，铺在膏上，谓之养药母　柏叶不用近道者　槐叶　柳枝各二两　陈皮一两
清油四十两　黄丹细研，一十四两　黄芪去芦，半两

上除云母、硝石、麒麟竭、没药、麝香、乳香、黄丹、盐花八味别研外，并锉
如豆大，用上件清油，于瓷器中浸所锉药七日，以物封闭后，用文火煎，不住手
搅，三上火，三下火。每上，候匝匝沸，乃下火，候沸定再上，如此三次，候白
芷、附子之类黄色为度，勿令焦黑，以绵或新布绞去滓，却入铛中、再上火熬。
后下黄丹与别研药八味，以柳篦不住手搅，直至膏凝，良久色变，再上熬，仍滴
少许水中，凝结不黏手为度。先炙一瓷器，热即倾药在内，候如人体温热，弹
水银在上，每用膏药，即先刮去水银。治发背，先以败蒲一斤，用水三升，煎
五十沸，如人体温，将蒲水洗疮，拭干贴药，一两分为三服，温酒下，未成脓者
立瘥。于外贴之，奶痈外贴。瘰疬骨疽，毒穿至骨，用药一两，分作三服，温酒
下，甚者即泻出恶物，兼外贴，瘥。肠痈，以药半两分为五服，甘草汤下，未成
脓者当时消，已有脓者，随药下脓出，后每日酒下五圆，如梧桐子大，待脓止即
住服。风眼，贴两太阳穴。壁镜咬、蜘蛛咬，外贴，留疮口。发脑、发髭鬓、发
眉、发耳、脐痈、牙痛、牙疼，并外贴包裹，即当时痛止。箭头所伤，箭头在内，

外贴,每日吃少许烂绿豆,箭头自出。虎、豹所伤,先以甘草汤洗,然后贴膏,每日换,不过三次贴。狗、蛇咬,生油下十圆,如梧桐子大,仍须贴外。难产三日不分娩,温酒下一分便生。血运欲死,以姜汁和小便半升温酒下十圆,死者即返。死胎在腹,以榆白皮汤下半两便生。丈夫本脏气,茴香温酒下一分,每日一服,不过二服瘥。中毒药酒洗袜(一本作中暑毒,取地水),温下一分,每日一服,不过四度,泻出恶物瘥。瘤赘,外贴消之。一切肿疖,外贴立瘥。但有所苦,并皆治之,药到即瘥。已上主疗,只忌羊血,余无所忌。如人收此药防身,以蜡纸裹,不令风干,可三十年不损药力。

小犀角圆

治肠痈、乳痈、发背,一切毒肿,服之化为水。

巴豆二十二枚,去皮、膜、心,炒出油,细研　大黄蒸,焙,一两一分　犀角三两　黄连去须　栀子去皮　干蓼蓝　升麻　黄芩　防风去芦　人参　当归去芦　黄芪去苗　甘草炙,各一两

上为细末,入巴豆匀,炼蜜搜和为圆,如梧桐子大。每服三圆,温汤下,利三两行,吃冷粥止之,不利,加至四五圆,初服取快利,后渐减圆数,取微溏泄为度,老、小,以意加减,肿消及和润乃止。利下黄水,觉肿处微皱色变,即是消候。一切肿毒皆内消,神验不可论。忌热面、蒜、猪肉、芦笋、鱼、海藻、菘菜、生冷、粘食。

何首乌散

治脾肺风毒攻冲,遍身癣疥瘙痒,或生瘾疹,搔之成疮,肩背拘倦,肌肉顽痹,手足皲裂,风气上攻,头面生疮,及治紫癜、白癜、顽麻等风。

荆芥穗　蔓荆子去白皮　蚵蚾草去土　威灵仙净洗　何首乌　防风去芦,又　甘草炙

上件各五斤,捣罗为末。每服一钱,食后,温酒调下,沸汤亦得。

桦皮散

治肺脏风毒,遍身疮疥,及瘾疹瘙痒,搔之成疮,又治面上风刺,及妇人粉刺。

杏仁去皮、尖,用水一碗,于银铫子内熬,候水减一半以来,取出放令干　荆芥穗各二两　枳壳去瓤,用炭火烧存性,取出于湿纸上令冷　桦皮烧成灰,各四两　甘草炙,半两

上件药除杏仁外，余药都捣，罗为末，却将杏仁别研令极细，次用诸药末旋旋入研令匀。每服二钱，食后，温酒调下，日进三服。疮疥甚者，每日频服。

太岳活血丹

治男子、妇人外伤内损，狗咬虫伤；驴扑马坠，手足伤折，一切疼痛，腹中瘀血刺胁筑心，及左瘫右缓，走注疼痛，痛肿痔漏。妇人冷气入腹，血脉不通，产后败血灌注四肢，吹奶肿痛，血气撮痛，并宜服之。

乱发皂角水净洗，二斤，晒干，用清麻油二斤，入锅内炒，频以手拈看，脆乱如糊苔即止，不可令炒过　栗楔谓栗三颗共一毯，其中有扁薄者是，去壳，薄切，日干　皂角刺烧通红，米醋内淬，焙　大黑豆以湿布揩去尘垢，退黑皮，焙干　花桑枝如臂大者，炭火烧，烟尽，米醋淬，取出焙，各一斤　蓖麻仁别研，涂墨，三两　乳香好者，细研，入米醋一碗熬令熟香，四两　细墨半斤，一半用蓖麻仁三两，乳钵烂研涂墨上，涂尽，用薄纸裹，以黄泥固济，日干，以火五十斤煅令通红，放地上，盆盖，出火气，两饭久。一半用硇砂二两，醋化，涂墨上，炙干　硇砂光净者，醋化涂墨上，二两

上六味为末，入乳香膏内，和杵三千下，圆如弹子大。如乳香膏少，更入醋煮面糊。痛甚者每服一圆，轻可者服半圆，用无灰酒一盏，乳香一豆大，先磨香尽，次磨药尽，煎三五沸，临卧温服，以痛处就床卧。如欲出汗，以衣被盖覆，仍用药涂磨损处。忌一切动风物。应妇人诸疾服者，更用当归末　钱，依法煎服。有孕者莫服。

玉龙膏

摩风止痛，消肿化毒。治一切伤折疮肿。

瓜蒌大者一个，去皮　黄蜡一两半　白芷净拣，锉，半两　麻油清真者，六两　麝香研，一钱　松脂研，一钱半　零香　藿香各一两　杏仁去皮、尖　升麻　黄芪　赤芍药　白及　白蔹　甘草净拣，锉，各一分

上以油浸七日，却比出油，先炼令香熟，放冷入诸药，慢火煎黄色，用绢滤去渣。入银、石锅内，入蜡并麝香、松脂，熬少时，以瓷盒器盛。每用少许，薄摊绢帛上贴。若头面风癣痒，疮肿疼痛，并涂磨令热，频频用之。如耳鼻中肉铃，用纸拈子每日点之，至一月即愈。如治灸疮及小儿瘤疮，涂之兼灭瘢痕，神效。

花蕊石散

治一切金刃箭镞伤中，及打扑伤损，猫狗咬伤，或至死者，急于伤处掺药，

其血化为黄水,再掺药便活,更不疼痛。如内损血入脏腑,热煎童子小便,入酒少许,调一大钱,服之立效。若牛抵肠出不损者,急内入,细丝桑白皮尖茸为线,缝合肚皮,缝上掺药,血止立活。如无桑白皮,用生麻缕亦得,并不得封裹疮口,恐作脓血。如疮干,以津液润之,然后择药。妇人产后败血不尽,血迷、血运,恶血奔心,胎死腹中,胎衣不下至死者,但心头暖,急以童子小便调一钱,取下恶物如猪肝片,终身不患血风、血气。若膈上有血,化为黄水,即时吐出,或随小便出,立效。

硫黄上色明净者,捣为粗末,四两　花蕊石捣为粗末,一两

上二味相拌令匀,先用纸筋和胶泥固济瓦罐子一个,内可容药,候泥干入药内,密泥封口了,焙笼内焙干,令透热,便安在四方砖上,砖上书八卦五行字,用炭一称,笼迭周匝,自巳、午时,从下生火,令渐渐上彻,有坠下火,旋夹火上,直至经宿,火冷炭消尽。又放经宿,罐冷定,取出细研,以绢罗子罗至细,瓷盒内盛,依前法使用。

〔绍兴续添方〕

化毒排脓内补十宣散亦名折里十补散

治一切痈疽疮疖。未成者速散,已成者速溃,败脓自出,无用手挤,恶肉自去,不犯刀杖,服药后疼痛顿减,其效如神。

黄芪以绵上来者为胜,半如箭竿,长二三尺,头不叉者,洗净,寸截,槌破丝,擘,以盐汤润透,用盏盛,盖汤饼上一炊久,焙燥,随众药入碾成细末,一两　人参以新罗者为上,择团结重实滋润者,洗净,去芦,薄切,焙干,捣用　当归取川中来者,择大片如马尾状,滋润甜辣芬香者,温水洗,薄切,焙干,各二两　厚朴用梓间者,肉厚而色紫,掐之油出,去粗皮,切,姜汁罨一宿,爁熟,焙燥,勿用桂朴　桔梗以有心味苦者为真,无心味甘者,荠苨也,主解药毒,切勿误用。洗净,去头尾,薄切,焙燥　桂心用卷薄者,古法带皮桂每两只取二钱半,合用一两者,当买四两,候众药罢,别研方入,不得见火　芎劳以川中来者为上,今多用抚芎大块者,净洗,切,焙　防风择新香者净洗,切,焙　甘草生用　白芷各一两

上十味,选药贵精,皆取净、晒、焙、极燥方秤,除桂心外,一处捣,罗为细末,入桂令匀。每服自三钱加至五六钱,热酒调下,日夜各数服,以多为妙。服至疮口合,更服尤佳,所以补前损,杜后患也。不饮酒人,浓煎木香汤下,然不

若酒力之胜也。或饮酒不多，能勉强间用酒调，并以木香汤解酒，功效当不减于酒也。大抵痈疽之作，皆血气凝滞，风毒壅结所致，治之不早，则外坏肌肉，内攻脏腑，其害甚大，才觉便服，倍加服数，服之醉，则其效尤速。发散风毒，流行经络，排脓止痛，生肌长肉，药性平和，老人、小儿、妇人、室女，皆可服之。

没药降圣丹

治打扑闪肭，筋断骨折，挛急疼痛，不能屈伸，及荣卫虚弱，外受游风，内伤经络，筋骨缓纵，皮肉刺痛，肩背拘急，身体倦怠，四肢少力。

自然铜火煅，醋淬十二次，研末水飞过，焙　川乌头生，去皮、脐　骨碎补煅，去毛白芍药　没药别研　乳香别研　当归洗，焙，各一两　生干地黄　川芎各一两半

上并生用，为细末，以生姜自然汁与蜜等分炼熟和圆，每一两作四圆。每服一圆，捶碎，水、酒各半盏，入苏木少许，同煎至八分，去苏木，热服，空心，食前。

〔宝庆新增方〕

千金漏芦汤

治痈疽发背，丹毒恶肿，时行热毒，发作赤色，瘰疬初发，头目赤痛，暴生障翳，吹奶肿痛。一切无名恶疮，虽觉所苦细微，不可轻慢，急服此药，并皆内消，更不成脓。若发背、痈疽已成脓者，当排脓，服之，直至脓尽。

漏芦去芦　麻黄去根、节　升麻锉　赤芍药生锉　黄芩去皮　甘草生锉白蔹净洗　白及去须　枳壳米泔浸一宿，去白，各四两　生大黄一十三两

上㕮咀。每服四钱，水二盏，煎至一盏，纱帛滤去渣，空心，食前热服，以快利为度。病人更自量，增损服之，立效。

滑肌散

治风邪客于肌中，浑身瘙痒，致生疮疥，及脾肺风毒攻冲，遍身疮疥皲裂，干湿发疮，日久不瘥，并皆治之。

剪草七两，不见火　轻粉一钱

上为细末。疮湿，用药干掺；疮干，用麻油调药傅之。

神效托里散

治痈疽发背、肠痈、奶痈、无名肿毒，焮作疼痛，憎寒壮热，类若伤寒，不

问老、幼、虚人，并皆治之。

忍冬草_{去梗} 黄芪_{去芦}，各五两 当归_{一两二钱} 甘草_{炙，八两}

上为细末。每服二钱，酒一盏半，煎至一盏。若病在上，食后服；病在下，食前服。少须再进第二服，留渣外傅。未成脓者内消，已成脓者即溃。

〔淳祐新添方〕

红玉散

敛疮口，生肌肉，止疼痛，去恶水，不问日近年深，并治之。

寒水石_{炭火烧通赤，候冷细研，二两} 黄丹_{半两}

上同研细，干掺疮口内，后用万金膏贴，每日一上，再上尤妙。

万金膏

治痈疽发背，诸般疮疖，从高坠堕，打扑伤损，脚膝生疮，远年臁疮，五般痔漏，一切恶疮，并皆治之。

龙骨 鳖甲 苦参 乌贼鱼骨 黄柏 草乌头 黄连 猪牙皂角 黄芩 白蔹 白及 木鳖子仁 当归_{洗，焙} 厚朴_{去粗皮} 川芎 香白芷 没药_{别研} 槐枝 柳枝_{并同锉，研，各一分} 乳香_{别研，一钱} 黄丹_{一两半} 清麻油_{四两，冬月用半斤}

上除黄丹外，银、石器中将诸药并油内用慢火煎紫赤色，去药不用，却入黄丹一半放油内，不住手搅，令微黑，更入余黄丹，不住手搅，须是慢火熬令紫黑，滴在水上不散，及不黏手，然后更别入黄丹少许，再熬数沸，如硬时却更入油些少，以不黏手为度。用时量疮大小摊纸上贴之。

〔吴直阁增诸家名方〕

接骨散

治从高堕下，马逐伤折，筋断骨碎，痛不可忍。接骨续筋，止痛活血。

定粉 当归_{各一钱} 硼砂_{一钱半}

上为细末。每服二钱，煎苏木汤调下，服讫后时时吃苏木汤。

急风散

治久新诸疮，破伤中风，项强背直，腰为反折，口噤不语，手足抽掣，眼目上视，喉中沸声。

丹砂一两　草乌头一半生用,一半以火烧存性,于米醋内淬令冷,三两　麝香研生乌豆同草乌一处为末,各一分

上为细末和匀。破伤风,以酒一小盏调半钱,神效。如出箭头,先用酒一盏,调服半钱,却以药贴箭疮上。

油调立效散

治湿疥浸淫,流溃遍体,大作瘭浆,搔之水出,小如粟粒,痒痛难任,肌肤湿润,经久不瘥。

腻粉　绿矾　黄柏微炙　细研　硫黄研细,各等分

上为细末研匀,以生油调药涂之。

导滞散

治重物压连,或从高坠下,作热五内,吐血、下血,出不禁止;或瘀血在内,胸腹胀满,喘粗气短。

当归　大黄

上等分,炒为末。每二钱,温酒调下,不拘时候。

如圣散

治肺脏风毒攻发皮肤,血气凝涩,变生疥疮瘙痒,搔之,皮起作痂,增展浸引,连滞不瘥。此药活血脉,润皮肤,散风邪,止瘙痒。

蛇床子半两　黄连去须,三分　胡粉结砂子,一两　水银同胡粉点水研令黑,一分

上件药,以生麻油和稀滑。每用药时,先以盐浆水洗疮令净,后以药涂之,干即便换,不过三五度,瘥。

槟榔散

治痈疽疮疖脓溃之后,外触风寒,肿焮结硬,脓水清稀,出而不绝,内膜空虚,恶汁臭败,疮边干急,好肌不生,及疔疮瘘恶疮,连滞不瘥,下注臁疮,浸溃不敛。

槟榔　黄连去须,切　木香各等分

上为细末。每用,干贴疮上。

拔毒散

治小儿丹毒,肉色变异,或着四肢,或在胸背,游走不定,焮热疼痛,拔痛消肿,散热定疼。

石膏三两　甘草　黄柏各一两　寒水石七两

上为细末。每用水调,时复以鸡翎刷扫,以芭蕉自然汁调妙。

琥珀膏

治颈项瘰疬,及发腋下,初如梅子,肿结硬强,渐若连珠,不消不溃,或穿穴脓溃,肌汁不绝,经久难瘥,渐成瘘疾,并治之。

琥珀一两　木通　桂心　当归　白芷　防风　松脂　朱砂研　木鳖去壳,各半两　麻油二斤　丁香　木香各三分

上件药,先用琥珀、丁香、桂心、朱砂、木香五味捣,罗为末,其余药并细锉,以油浸一宿,于铛中以慢火煎,候白芷焦黄滤出。次下松脂末,滤去渣,再澄清油,却安铛中慢火熬,下黄丹一斤,以柳木篦不住手搅,令黑色,滴入水中成珠子不散,看硬软得所,入琥珀等末搅令匀,于瓷器内盛之。每使时看大小,用火憯纸上匀摊,贴之。

丹参膏

治乳肿、乳痈毒气焮作赤热,渐成攻刺疼痛,及治乳核结硬不消散。通顺经络,宣导壅滞。

丹参　赤芍药　白芷各等分

上细锉,以酒淹三宿,入猪脂半斤,微煎令白芷黄色,滤去渣,入黄蜡一两。每用少许,时时涂之。

神效当归膏

治汤火伤初起瘰浆,热毒侵展,焮赤疼痛,毒气壅盛,腐化成脓。敛疮口,生肌肉,拔热毒,止疼痛。

当归　黄蜡各一两　麻油四两

上件先将油煎,令当归焦黑,去滓,次入蜡急搅之,放冷,入瓷盒内。每使时,故帛子摊贴之。

腻粉膏

治风邪热毒客搏皮肤,身体生疮,痒痛无时,及大疥作疮,焮赤疼痛,浸淫侵展,肌汁不绝。拔热毒,止疼痛,生肌肉,敛疮口,神效。

猪脂炼,六两　松脂半两　腻粉　胡粉　黄连为末　甘草为末,各一两

上件药,先以猪脂煎松脂,次入黄蜡二两,滤去渣,次下腻粉并四味,搅

匀,倾于瓷器中,每用药少许涂之,日三四易。

乌蛇膏

治风邪毒气外客皮肤,熏发成肿,所起不定,游走往来,时发痒痛,或风毒势盛,攻注成疮,焮赤多脓,疮边紧急,但是风肿,并皆治之。

吴茱萸　藁本　独活　细辛　白僵蚕去丝、嘴、炒　半夏　蜀椒去目,炒　防风　赤芍药　当归　桂心　川芎　香白芷各半两　乌蛇　黄蜡各二两　干蝎　附子去皮、尖,各一两

上件细锉,以炼腊月猪脂二斤文火煎,候白芷赤黑色为度,绵滤去渣,下蜡,入瓷器内盛。每用,取少许摩之令热,日三服。

槐白皮膏

治内外诸痔,肿核结硬,或痒发无时,或痛不可忍,或肛边生疮,赤烂侵溃,或鼠乳附核,久不消散。

槐白皮　楝实各五两　甘草　白芷各二两　赤小豆二合　桃仁六十枚　当归三两

上七味㕮咀,以煎成猪膏一斤,微火煎白芷黄,药成。每用摩疮上,日再用。

神仙太一膏

治八发痈疽,一切恶疮软疖,不问年月深远,已成脓未成脓,贴之即效。蛇、虎、蝎、犬、汤火、刀斧所伤,并可内服、外贴。发背,先以温水洗疮,拭干,用帛子摊药贴,仍用水下一粒。血气,木通酒下。赤白带下,当归酒下。咳嗽、喉闭、缠喉风,并绵裹含化。一切风赤眼,贴太阳穴,后用山栀子汤下。打扑伤损,贴药,仍用橘皮汤下。腰膝痛,贴之,盐汤下。唾血,桑白皮汤下。诸漏,先以盐汤洗其诸疮疖,并量大小,以纸摊药贴之,并每服一粒。旋圆樱桃大,以蛤粉为衣,其药可收十年不坏,愈久愈烈,神效不可具述。

玄参　白芷　川当归去芦　肉桂去粗皮　大黄　赤芍药　生干地黄各一两

上锉,用麻油二斤浸,春五日、夏三日、秋七日、冬十日,滤去滓,油熬得所,次下黄丹一斤,以滴油在水中不散为度。

〔续添诸局经验秘方〕

补损当归散

疗坠马、落车、被打,伤腕折臂,呼叫不绝,服此药呼吸之间,不复大痛,

196

服三日,筋骨即当相连,神效。

泽兰制　附子炮,去皮、脐,各一分　当归炒　蜀椒炒,出汗　甘草炙　桂心各三分
芎藭炒,六分

上为细末。每服二钱,温酒调下,日三服。忌海藻、菘菜、生葱、猪肉、冷水。

复元通气散

治疮疖痈疽,方作焮赤,初发疼痛,及脓已溃、未溃,小肠气、肾痈、便毒,腰痛气刺,腿膝生疮,及妇人吹奶。

舶上茴香炒　穿山甲锉,蛤粉炒,去粉,各二两　南木香不见火,一两半　延胡索擦去皮
白牵牛炒,取末　陈皮去白　甘草炒,各一两

上为细末。每服一大钱,热酒调。病在上,食后服;病在下,食前服。不饮酒人,煎南木香汤调下。

排脓托里散

治一切疮疖痈毒,及肠痈、背疽,或赤肿而未破,或已破而脓血不散,浑身发热,疼痛不可堪忍者。并治妇人奶痈,一切毒肿,并宜服之。

地蜈蚣　赤芍药　当归　甘草各等分
上为细末。每服二钱,温酒调下,不拘时候。

升麻和气饮

治疮疥发于四肢,臀髀痛痒不常,甚至憎寒发热,攻刺疼痛,浸淫浮肿。又癞风入脏,阴下湿痒,耳鸣眼痛,皆治之。

干姜　熟枳壳各半钱　干葛　熟苍术　桔梗　升麻各一两　当归　熟半夏
茯苓　白芷各二钱　陈皮　甘草各一两半　芍药七钱半　大黄蒸,半两

上为锉散。每服四大钱,水一盏半,姜三片,灯心十五茎,煎至七分,去渣,食前服。

五香连翘汤

治一切恶核,瘰疬痈疽,恶肿等病。(出《三因方》)

沉香不见火　乳香不见火,研　甘草生　舶上青木香不见火,各一分　连翘去蒂
射干　升麻　桑寄生无,以升麻代之　独活今铺家所卖者,只是宿前胡,或是土当归,不堪
用,只用羌活,甚妙　木通去节,各三分　丁香不见火,半两　大黄蒸,三两　麝香真者,别

研,一钱半

上㕮咀。每服四大钱,水二盏,煮取一盏以上,去渣,取八分清汁,空心热服,半日以上未利,再吃一服,以利下恶物为度。未生肉前服不妨,以折去热毒之气。本方有竹沥、芒硝,恐泥(去声)者不能斟酌,故阙之,智者当自添减。

五香连翘汤方甚多,当以《三因》为正,《李氏方》今并存之。

李氏方

(用乳香、甘草、木香、沉香、连翘、射干、升麻、木通、桑寄生、独活各三分,丁香半两,大便秘者加大黄三分。李氏所以不用大黄者,盖恐虚人、老人不宜服,故临时加减用)

又 一 方

(青木香三分,桑寄生二分,沉香、木通、生黄芪、大黄各一两,酒浸,煨,麝香二钱,乳香、藿香、川升麻、连翘各半两,鸡舌香三分。此方与《三因》、李氏方同,但外加鸡舌香、藿香耳)

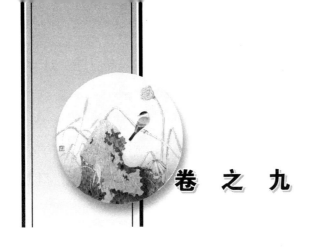

卷 之 九

治妇人诸疾<small>附产图。外有治疗诸方，互见各类</small>

熟干地黄圆

治妇人风虚劳冷一切诸疾。或风寒邪气留滞经络，气血冷涩，不能温润肌肤；或风寒客于腹内，则脾胃冷弱，不能克消水谷；或肠虚受冷，大便时泄；或子脏挟寒，久不成胎，月水不调，乍多乍少，或月前月后，或淋沥不止，或闭断不通，积聚癥瘕，面体少色，饮食进退，肌肉消瘦，百节酸疼，时发寒热，渐至羸损，带漏五色，阴中冷痛，时发肿痒，月水将行，脐腹先痛，皮肤皱涩，瘾疹瘙痒，麻痹筋挛，面生黑皯，发黄脱落，目泪自出；心忪目眩；及产后劳损未复，肌瘦寒热，颜色枯黑，饮食无味，渐成蓐劳，并皆治之。

熟干地黄<small>酒浸</small>　五味子<small>拣净</small>　柏子仁<small>微炒，别研</small>　芎劳<small>一两半</small>　泽兰<small>去梗，二两一分</small>　禹余粮<small>火烧红，醋淬七遍，细研</small>　防风<small>去芦，又</small>　肉苁蓉<small>酒浸一宿</small>　白茯苓<small>去皮</small>　厚朴<small>去粗皮，姜汁炙</small>　白芷　干姜<small>炮</small>　山药　细辛<small>去苗</small>　卷柏<small>去根，各一两</small>　当归<small>去芦，酒浸，炒</small>　藁本<small>去芦，洗</small>　甘草<small>炙，各一两三分</small>　蜀椒<small>去目及闭口者，微炒去汗</small>　牛膝<small>去苗，酒浸一宿</small>　人参　续断　蛇床子<small>拣净，微炒</small>　芜荑<small>炒</small>　杜仲<small>去粗皮，炙黄</small>　艾叶<small>炒，各三分</small>　赤石脂<small>煅，醋淬</small>　石膏<small>煅，研飞，各二两</small>　肉桂<small>去粗皮</small>　石斛<small>去根</small>　白术<small>各一两一分</small>　紫石英<small>煅，醋淬，研飞，三两</small>

上件药捣，罗为末，炼蜜和捣五七百杵，圆如梧桐子大。每服三十圆，温酒或米饮下，空心，食前服。常服养血补气，和顺荣卫，充实肌肤，调匀月水，长发驻颜，除风去冷，令人有子。温平不热无毒，妊娠不宜服之。

泽兰圆

治产后劳伤，脏腑虚羸未复，气血不调，肢体瘦弱，困乏少力，面色萎黄，心常惊悸，多汗嗜卧，饮食不进。产后百日内，每日常服，壮气益血，暖下脏，进饮食。

黄芪　泽兰去梗　牛膝去苗,酒浸一宿　人参去芦　赤石脂煅,各一两　附子炮,去皮、脐　木香　草薢　白茯苓去皮　续断各三分　肉桂去粗皮　芎䓖　白术　干姜炮　当归去芦,锉,微炒　甘草炙,微赤,各半两　熟干地黄净洗,酒蒸,焙,一两半

上为末，炼蜜圆，如梧桐子大。每三十圆，温米饮下，空心，食前。

钟乳泽兰圆

补虚羸，益血气。治冲任虚损，月水不调，脐腹疼痛，腰腿沉重，四肢倦怠，百节酸痛，心忪恍惚，忧恚不乐，面少光泽，饮食无味。除下脏风冷，治带下三十六疾，崩中漏下五色，子宫久冷无子，及数堕胎，或因产劳损，冲任血气虚羸，肌瘦嗜卧。久服补暖元脏，润泽肌肤，长发去皏，除头风，令人有子。

钟乳粉三两　泽兰二两二钱半　芜荑炒,半两　麦门冬去心,焙,一两半　山茱萸一两二钱半　艾叶醋炒,七钱半　防风一两七钱半　柏子仁炒,别捣　人参去芦　石膏研飞　石斛去根　熟干地黄酒蒸,各一两半　芎䓖　甘草微炙赤　牛膝去芦,酒浸,焙　白芷　山药　当归去芦,炒　藁本细辛去苗,不见火　肉桂去粗皮,各一两

上为细末，炼蜜和为圆，如梧桐子大。每服三十圆至五十圆，温酒或米饮下，空心，食前，日二服。

人参荆芥散

治妇人血风劳气，身体疼痛，头昏目涩，心怔烦倦，寒热盗汗，颊赤口干，痰嗽胸满，精神不爽；或月水不调，脐腹疼痛，疢癖块硬，疼痛发歇；或时呕逆，饮食不进，或因产将理失节，淹延瘦瘁，乍起乍卧，甚即着床。

荆芥穗　羚羊角镑　酸枣仁微炒　生干地黄　枳壳麸炒,去瓤,称　人参　鳖甲醋浸,去裙,炙黄　肉桂去粗皮　白术　柴胡各七两半　甘草锉,煻　芎䓖　赤芍药　牡丹皮　当归　防风去苗、叉,各五两

上为粗末。每服三钱，水一盏半，生姜三片，煎至八分，去渣热服，不拘时，日二服。常服除一切风虚劳冷宿病。有孕不宜服。

牡丹煎圆

治妇人冲任本虚，少腹挟寒，或因产劳损，子脏风寒，搏于血气，结生瘕聚，块硬发歇，脐腹刺痛，胁肋紧张，腰膝疼重，拘挛肿满，背项强急，手足麻

痹，或月水不调，或瘀滞涩闭，或崩漏带下，少腹冷疼，寒热盗汗，四肢酸痛，面色萎黄，多生䵠黯，羸乏少力，心多惊悸，不欲饮食。

延胡索　缩砂仁各半两　赤芍药　牡丹皮各一两　山茱萸　干姜炮，各半两　龙骨细研水飞　熟干地黄酒浸　槟榔　羌活各二两　藁本去土　五味子　人参　白芷　当归去芦，酒浸　干山药泽泻　续断细者　肉桂去粗皮　白茯苓　白术　附子去皮、脐　木香　牛膝去苗，酒浸一宿，焙　萆薢炮，为末，炒熟，各一两　石斛去根，酒浸，三两

上为细末，炼蜜和圆，如梧桐子大。每服二十圆至三十圆，温酒或醋汤下，空心，食前，日二服。妊娠不宜服。

椒红圆

治妇人血气不调，腑脏怯弱，风冷邪气乘虚客搏，脐腹冷疼，胁肋时胀，面色痿黄，肌体羸瘦，怠惰嗜卧，不思饮食。常服补虚损，暖下脏、逐痼冷，进欲食。

沉香　莪术　诃黎勒煨，去核　椒红微炒，出汗　当归去芦，酒浸，微炒　附子炮，去皮、脐　白术各一两　麝香一分，别研　丁香　肉豆蔻炮　高良姜去芦，麻油炒，各半两

上为细末，入麝香匀，酒煮面糊圆，如梧桐子大。每服三十圆，用温酒下，空心，食前。

熟干地黄散

治妇人劳伤血气，腑脏虚损，风冷邪气乘虚客搏，肢体烦痛，头目昏重，心多惊悸，寒热盗汗，羸瘦少力，饮食不进。

丹参去芦头　防风去芦、叉　当归去芦，微炒　细辛去苗　藁本去芦，洗　芎藭各半两　人参　熟干地黄酒洒，蒸，焙　白茯苓去皮　肉桂去粗皮　白术各一两　续断　附子炮，去皮、脐　黄芪去芦，各三分

上为粗散。每服四钱，水一盏半，入生姜半分、枣三个（擘破），煎至一盏，滤去渣，食前温服。

安息活血丹

治冲任不足，下焦久寒，脐腹疗痛，月事不匀，或来多不断，或过期不来，或崩中去血，或带下不止，面色痿黄，肌肉瘦瘁，肢体沉重，胸胁胀满，气力衰乏，饮食减少，一切血气虚寒，并宜服之。

吴茱萸汤浸七遍,焙干,微炒　安息香捣碎,入好酒研,澄去渣,银器内慢火熬成膏
柏子仁炒　山茱萸去核　延胡索　桃仁去皮、尖,麸炒微黄色　虎杖　当归　杜仲去粗
皮,锉,炒　附子炮,去皮、脐　木香各二十两　泽兰叶　干姜炮　肉桂去粗皮　艾叶微炒
黄芪去芦　牡丹皮各二斤半　肉苁蓉酒浸,焙　厚朴去粗皮,姜汁炙令熟,各五斤

上为细末,以前安息香膏,入白面同煮作糊和圆,如梧桐子大。每服三十
圆,食前以温酒下,醋汤亦得。

吴茱萸汤

治妇人脏气本虚,宿挟风冷,胸膈满痛,腹胁疗刺,呕吐恶心,饮食减少,
身面虚浮,恶寒战栗,或泄痢不止,少气羸困,及因而生产,脏气暴虚,邪冷内
胜,宿疾转甚,并皆治之。

桔梗去苗　防风去苗、叉　干姜炮　甘草炙　当归去苗,微炒　细辛去苗,各半两
熟干地黄三分　吴茱萸汤洗七遍,微炒,二两

上为粗散。每服三钱,水一盏,煎至八分,细滤去渣,热服,空心,食前。

伏龙肝散

治气血劳伤,冲任脉虚,经血非时,忽然崩下,或如豆汁,或成血片,或五
色相杂,或赤白相兼,脐腹冷痛,经久未止,令人黄瘦口干,饮食减少,四肢无
力,虚烦惊悸。

伏龙肝即灶心土也　赤石脂各一两　熟干地黄酒浸一宿　艾叶微炒,各二两
甘草炙　肉桂去粗皮,各半两　当归去苗,炒　干姜炮,各三分　芎䓖三两　麦门冬去心,一两半

上为粗散。每服四钱,水一盏半,入枣三个(擘破),煎至七分,去渣,食前
温服。

温经汤

治冲任虚损,月候不调,或来多不断,或过期不来,或崩中去血过多不止。
又治曾经损娠,瘀血停留,少腹急痛,发热下利,手掌烦热,唇干口燥。及治少
腹有寒,久不受胎。

阿胶蛤粉碎炒　当归去芦　芎䓖　人参　肉桂去粗皮　甘草炒　芍药　牡丹
皮各二两　半夏汤洗七次,二两半　吴茱萸汤洗七次,焙,炒,三两　麦门冬去心,五两半

上为粗末。每服三钱,水一盏半,入生姜五片,煎至八分,去渣,热服,空
心,食前服。

禹余粮圆

治妇人带下久虚,胞络伤败,月水不调,渐成崩漏,气血虚竭,面黄体瘦,脐腹里急,腰膝疼重,肢体烦痛,心忪头眩,手足寒热,不思饮食。

桑寄生　柏叶微炒　当归去芦,微炒　厚朴去粗皮,涂姜汁,炙　干姜炮　白术　鳖甲醋浸,去裙,炙黄　附子炮,去皮、脐,各一两　禹余粮烧,醋淬七遍,飞研　白石脂各二两　狗脊去毛　白芍药各三分　吴茱萸汤洗七次,微炒,半两

上为细末,炼蜜和圆,如梧桐子大。每服三十圆,温酒或米饮下,空心,食前服。

逍遥散

治血虚劳倦,五心烦热,肢体疼痛,头目昏重,心忪颊赤,口燥咽干,发热盗汗,减食嗜卧,及血热相搏,月水不调,脐腹胀痛,寒热如疟。又疗室女血弱阴虚,荣卫不和,痰嗽潮热,肌体羸瘦,渐成骨蒸。

甘草微炙赤,半两　当归去苗,锉,微炒　茯苓去皮,白者　芍药白　白术　柴胡去苗,各一两

上为粗末。每服二钱,水一大盏,烧生姜一块切破,薄荷少许,同煎至七分,去渣热服,不拘时候。

白薇圆

补调冲任,温暖子宫。治胞络伤损,宿受风寒,久无子息,或受胎不牢,多致损堕。久服去下脏风冷,令人有子。

秦椒去目及闭口者,微炒出汗,半两　白薇去苗　熟干地黄　当归去芦,锉,微炒　姜黄各一两七钱半　牡蒙　藁本去苗及土,各一两二钱半　禹余粮火煅、酒淬七遍,研,二两　人参　柏子仁微炒　桑寄生　附子炮,去皮、脐　肉桂去粗皮　五味子去梗　吴茱萸汤浸,微炒　石斛去根　甘草炙,微赤　牛膝去苗,酒浸一宿,焙干　防风去苗、又芎䓖各一两半

上为细末,入研药匀,炼蜜为圆,如梧桐子大。每服三十圆至五十圆,温酒或米饮下。空心食前服,才觉妊娠即住服,已怀孕者尤不宜服之。

小白薇圆

治妇人冲任虚损,子脏受寒,久无子息,及断续不产,此因上热下冷,百病滋生;或月水崩下,带漏五色,腰腹疼重,面黄肌瘦,或因产乳不能将护,登厕

太早，或久坐湿地，并冷风从下入，血脏既虚，风邪内乘；或月水当行，失于调摄，伤动胞络，阴阳不和，上焦虚阳壅燥，下脏邪冷结伏。致使胎孕不成，冷极伤败，月水不匀，饮食减少，夜多盗汗，面生黯黵，齿摇发落，脚膝疼重，举动少力，并宜服之。

覆盆子去梗　菖蒲微炒，各三分　白龙骨　熟干地黄　川椒去目及闭口者，微炒出汗　白薇去苗，各一两　蛇床子炒　干姜炮　细辛去苗　当归去芦，微炒　车前子　芎䓖各半两　远志去心　桃仁去皮、尖，麸炒黄　白茯苓去皮　藁本去苗　人参　卷柏去根　白芷　肉桂去粗皮，各三两　麦门冬去心，焙，一两半

上为细末，炼蜜和圆，如梧桐子大。每服三十圆，温酒或米饮下，空心，食前。常服壮筋骨，益血气，暖下脏，除风冷，令人有子。

紫石英圆

治妇人久冷无子，及数经堕胎，皆因冲任之脉虚损，胞内宿寒疾病，经水不时，暴下不止，月内再行，或月前月后，及子脏积冷，虚羸百病，崩漏带下三十六疾，积聚癥瘕，脐下冷痛，少腹急重，小便白浊。已上疾证，皆令孕育不成，以至绝嗣不孕，此药并能主疗。常服除瘀血，温子脏，令人有孕，临产易生，及生子充实无病。

乌贼鱼骨烧灰　山蓣　甘草炙，各一两半　天门冬去心，焙　紫石英研，各三两　紫葳　辛夷仁　熟干地黄　卷柏去根　禹余粮烧，醋淬七遍，研　肉桂去粗皮　石斛去根　芎䓖　牡蒙各二两　食茱萸　人参　续断　当归去芦，微炒　川乌炮，去皮、脐　牡丹皮　桑寄生　细辛去苗　厚朴去粗皮，姜汁炙　干姜炮　牛膝去苗，各一两一分　柏子仁微炒，别研，一两半

上为细末，炼蜜圆，如梧桐子大。每服三十圆，温酒或温米饮下，空心，食前，日二服。

四物汤

调益荣卫，滋养气血。治冲任虚损，月水不调，脐腹疞痛，崩中漏下，血瘕块硬，发歇疼痛，妊娠宿冷，将理失宜，胎动不安，血下不止，及产后乘虚，风寒内搏，恶露不下，结生瘕聚，少腹坚痛，时作寒热。

当归去芦，酒浸，炒　川芎　白芍药　熟干地黄酒洒，蒸，各等分

上为粗末。每服三钱，水一盏半，煎至八分，去渣，热服空心，食前。若妊

娠胎动不安,下血不止者,加艾十叶、阿胶一片,同煎如前法。或血脏虚冷,崩中去血过多,亦加胶、艾煎。

阳起石圆

治妇人子脏虚冷,劳伤过度,风寒结搏,久不受胎,遂致绝子不产。此药服之,大益子宫,消除积冷。

阳起石酒浸半日,细研,二两　吴茱萸汤洗七遍,焙,微炒,三分　熟地黄一两
牛膝去苗,酒浸,焙　干姜炮　白术各三分

上为细末,炼蜜和捣三百杵,圆如梧桐子大。每服二十圆至三十圆,温酒或温米饮下,空心,食前,日二服,若觉有妊,即住服。

白术散

调补冲任,扶养胎气。治妊娠宿有风冷,胎痿不长,或失于将理,动伤胎气,多致损堕。怀孕常服,壮气益血,保护胎脏。

牡蛎烧粉,二两　白术　芎䓖各四分　蜀椒去目及闭口者,炒出汁,三分

上杵为散。每服二钱,温酒调服,空心,食前。

胶艾汤

治劳伤血气,冲任虚损,月水过多,淋沥漏下,连日不断,脐腹疼痛,及妊娠将摄失宜,胎动不安,腹痛下坠。或劳伤胞络,胞阻漏血,腰痛闷乱,或因损动,胎上抢心,奔冲短气,及因产乳,冲任气虚,不能约制,经血淋沥不断,延引日月,渐成羸瘦。

阿胶碎,炒燥　芎䓖　甘草炙,各二两　当归　艾叶微炒,各三两　白芍药
熟干地黄各四两

上为粗末。每服三钱,水一盏,酒六分,煎至八分,滤去渣,稍热服,空心,食前,日三服。甚者连夜并服。

保生圆

养胎益血,安和子脏。治妊娠将理失宜,或因劳役,胎动不安,腰腹痛重,胞阻漏胎,恶露时下,子脏挟疾,久不成胎,或受妊不能固养,痿燥不长,过年不产,日月虽满,转动不力;或致损堕,及临产节适乖宜,惊动太早,产时未至,恶露先下,胎胞枯燥,致令难产;或横或逆,痛极闷乱,连日不产,子死腹中,腹上冰冷,口唇青黑,吐出冷沫。新产恶血上冲,运闷不

205

省，喘促出汗，及瘀血未尽，脐腹疗痛，寒热往来；或因产劳损，虚羸未复，面黄肌瘦，心忪盗汗，饮食不进，渐成蓐劳。入月常服，壮气养胎，正顺产理，润胎易产。产后常服，滋养血气，和调阴阳，密腠理，实腑脏，治风虚，除痼冷。

大麻仁去皮，一两半　贝母　黄芩　大豆黄卷　粳米　甘草微炙赤　干姜炮　肉桂去粗皮　石斛去根　石膏细研，各一两　当归去芦，炒，半两　秦椒微炒出汗，一两

上为细末，炼蜜和圆，如弹子大。每服一圆，并用温酒或枣汤化下，嚼亦得，空心，食前服。

榆白皮散

滑胎易产。治妊娠曾因漏胎去血，或临产惊动太早，产时未至，秽露先下，致使胎胞干燥，临产艰难，并宜服之。

冬葵子　榆白皮　瞿麦各一两　木通半两　大麻仁去壳　牛膝去苗，酒浸，焙，各三分

上为粗末。每服三钱，水一盏半，煎至八分，去渣，温服，不拘时。

当归圆

治产后虚羸，及伤血过多，虚竭少气，脐腹拘急，痛引腰背，面白脱色，嗜卧不眠，唇口干燥，心忪烦倦，手足寒热，头重目眩，不思饮食，或劳伤冲任，内积风冷，崩中漏下，淋沥不断，及月水将行，腰腿重疼，脐腹急痛。及治男子、妇人从高坠下，内有瘀血、吐血、下血等病。

真蒲黄炒，三分半　熟干地黄十两　阿胶捣碎，炒燥　当归去芦，微炒　续断　干姜炮　甘草微炙赤　芎藭各四两　附子炮，去皮、脐　白芷　白术　吴茱萸汤洗七次，微炒，各三两　肉桂去皮　白芍药各二两

上为细末，炼蜜和圆，如梧桐子大。每服二十圆，食前以温酒下，渐加至五十圆。

当归建中汤

治妇人一切血气虚损，及产后劳伤，虚羸不足，腹中疗痛，吸吸少气，少腹拘急，痛引腰背，时自汗出，不思饮食。

当归四两　肉桂去粗皮，三两　甘草炙，二两　白芍药六两

上为粗散。每服三钱，水一盏半，姜五片，枣一枚（擘碎），同煎至一盏，去渣，热服，空心，食前。产讫直至满月，每日三服，令人丁壮。

大通真圆

治气血劳伤,荣卫不足,寒客经络,侵伤腑脏,月水不调,脐腹疼痛,容颜萎瘁,肌体瘦弱,胁肋虚胀,头目眩重,心忪短气,食减嗜卧,及因产劳伤,虚羸不复,风冷邪气乘虚客搏,腹胁时痛,肢体疼倦,乍起乍卧,渐成劳损,并宜服之。产后百日内,每日常服,能除宿血,养新血,益气补虚,调和冲任,不生诸疾。

苍术米泔浸一宿,微炒　蝉壳去嘴、脚,微炒　甘草微炙赤　白芜荑微炒　白术　白薇　芎藭　藁本微炒　干姜炮,各半两　蚕纸烧灰,二两半　人参去苗　川椒去目闭口者,微炒出汗　防风去苗、叉　石膏研飞　当归去芦,微炒　附子炮,去皮、脐　泽兰叶　桔梗去苗　柏子仁微炒,别研,各一两　白芷　白芍药　食茱萸　厚朴去粗皮,姜汁炙,各三分

上件捣,罗为末,炼蜜为圆,每一两二钱分十圆。每服一圆,食前,当归酒研下。

半夏茯苓汤

治妊娠恶阻,心中愦闷,头目眩运,四肢怠惰,百节烦疼,胸膈痰逆,呕吐恶心,嫌闻食气,好啖咸酸,多卧少起,全不进食。

旋覆花　陈皮去瓤,麸炒　桔梗　白芍药　人参　甘草微炙赤　芎藭各半两　熟干地黄酒浸　赤茯苓去皮,各三分　半夏汤洗十遍,切,焙,一两二分

上为粗末。每服二钱,水一盏半,生姜四片,同煎至八分,去渣,稍热服,食前服。次服茯苓圆,即痰水消除,便能食。

茯苓圆

治妊娠阻病,心中烦愦,头目眩重,憎闻食气,呕逆吐闷,颠倒不安,四肢困弱,不自胜持。常服此药,消痰水,令能食,强力养胎。当先服半夏茯苓汤,次进此药。

葛根　枳实去瓤,麸炒黄　白术　甘草炙,各二两　赤茯苓去皮　人参　干姜炮　肉桂去粗皮　陈皮　半夏汤洗十遍去滑,切,焙,各一两

上为细末,炼蜜和为圆,如梧桐子大。每服三十圆,温米饮空心下,食前服。

催生丹

治产妇生理不顺,产育艰难,或横或逆,并宜服之,神效。

麝香别研,一字　乳香别研极细,一分　母丁香取末,一钱　兔脑髓腊月者,去皮膜,研

上拌匀,以兔脑和圆,如鸡头瓣大,阴干,用油纸密封贴。每服一圆,温水下,即时产下。随男左、女右,手中握药圆出是验。

芎劳汤

治产后去血过多,运闷不省,及伤胎去血多,崩中去血多,金疮去血多,拔牙齿去血多,不止,悬虚,心烦眩运,头重目暗,耳聋满塞,举头欲倒,并皆治之。

当归去芦,洗,焙　芎劳各等分

上粗散。每服三钱,水一盏半,煎至一盏,去渣,稍热服,不拘时。

蒲黄散

治产后恶露不快,血上抢心,烦闷满急,昏迷不省,或狂言妄语,气喘欲绝。

干荷叶炙　牡丹皮　延胡索　生干地黄　甘草炙,各三分　蒲黄生,二两

上为粗末。每服二钱,水一盏,入蜜少许,同煎至七分,去滓,温服,不拘时候。

当归散

治产后败血不散,儿枕块硬,疼痛发歇,及新产乘虚,风寒内搏,恶露不快,脐腹坚胀(一本作坚痛)。

红蓝花　鬼箭去中心木　当归去苗,炒,各一两

上为粗散。每服三钱,酒一大盏,煎至七分,去滓,粥食前温服。

牛膝汤

治产儿已出,胞衣不下,脐腹坚满,胀急疼痛,及子死腹中不得出者,亦宜服之。

滑石八两　当归去苗,酒浸　木通各六两　牛膝去苗,酒浸,焙　瞿麦各四两　冬葵子五两

上为粗散。每服三钱,水两盏,煎至八分,去滓消[①]热服,不拘时。

四顺理中圆

治新产血气俱伤,五脏暴虚,肢体羸乏,少气多汗。才产直至百晬,每日

———————————
① 消:据文义疑作衍文。

常服,壮气补虚,调养脏气,蠲除余疾,消谷嗜食。

甘草_{炙微赤,二两}　人参_{去芦}　干姜_炮　白术_{各一两}

上细末,炼蜜圆,如梧桐子大。每三十圆,米饮温下,空心,食前。

漏芦散

治乳妇气脉壅塞,乳汁不行,及经络凝滞,乳内胀痛,留蓄邪毒,或作痈肿。此药服之,自然内消,乳汁通行。

漏芦_{二两半}　瓜蒌_{十个,急火烧焦存性}　蛇蜕_{十条,炙}

上为细散。每服二钱,温酒调服,不拘时,良久,吃热羹汤助之。

大圣散

治妇人血海虚冷,久无子息,及产后败血冲心,中风口噤,子死腹中,擘开口灌药,须臾生下,便得无恙。治堕胎,腹中攻刺疼痛,横生逆产;胎衣不下,血运、血癖、血滞、血崩,血入四肢,应血脏有患,及诸种风气,或伤寒吐逆咳嗽,寒热往来,遍身生疮,头痛恶心,经脉不调,赤白带下,乳生恶气,胎脏虚冷,数曾堕胎,崩中不定,因此成疾,及室女经脉不通,并宜服之。常服暖子宫,和血气,悦颜色,退风冷,消除万病。兼疗丈夫五劳七伤,虚损等病。

泽兰叶　石膏_{研,各二两}　卷柏_{去根}　白茯苓_{去皮}　防风_{去芦}　厚朴_{去粗皮,姜汁炙}　细辛_{去苗}　柏子仁_{微炒}　桔梗　吴茱萸_{汤洗七次,焙,炒,各一两}　五味子_{拣净}　人参　藁本_{去苗}　干姜_炮　川椒_{去目,闭口者,微炒出汗}　白芷　白术　黄芪_{去苗}　川乌_{炮,去皮、脐}　丹参_{各三分}　芜荑_{微炒赤}　甘草_炙　川芎　芍药　当归_{各一两三分}　白薇　阿胶_{碎,炒燥,各半两}　肉桂_{一两一分}　生干地黄_{一两半}

上为细末。每服二钱,空心,临卧,热酒调下。若急疾有患,不拘时候,日三服。

〔绍兴续添方〕

黑神散

治妇人产后恶露不尽,胞衣不下,攻冲心胸痞满,或脐腹坚胀撮疼,及血晕神昏,眼黑口噤,产后瘀血诸疾,并皆治之。

黑豆炒半升,去皮　熟干地黄酒浸　当归去芦,酒制　肉桂去粗皮　干姜炮　甘草炙　芍药　蒲黄各四两

上为细末。每服二钱,酒半盏,童子小便半盏,同煎调下,急患不拘时候,连进二服。

油煎散

治妇人血风劳,形容憔悴,肢节困倦,喘满虚烦,吸吸少气,发热汗多,口干舌涩,不思饮食。

五加皮　牡丹皮　赤芍药　当归去芦,各一两

上为末。每服一钱,水一盏,将青铜钱一文,蘸油入药,煎七分,温服,煎不得搅,吃不得吹,日三服。常服能肥妇人,其效妙甚。

〔宝庆新增方〕

滋血汤

治妇人劳伤过度,致伤脏腑,冲任气虚,不能约制其经血,或暴下,谓之崩中,或下鲜血,或下瘀血,连日不止,淋沥不断,形羸气劣,倦怠困乏,并能治之。(又方见后)

赤石脂火煅红　海螵蛸去壳　侧柏叶去枝,各五两

上为细末。每服二钱,用热饭饮调下,一日连进三服即愈,不拘时。此药功效,不可尽述。

乌金散

治妇人久无子息,及数堕胎,皆因冲任之脉宿挟疾病,经水不时,暴下不止,月内再行,或月前月后,或淋沥不断,及子脏积冷,崩漏带下,脐下冷痛,小腹急重。已上疾证,皆令孕育不成,及头目昏眩,心忪短气,并能疗之。(又方见后)

败棕　乌梅　干姜三味并烧存性,各五两

上为细末。每服二钱至三钱,煎乌梅汤调下。崩漏甚者,日三四服,并空心,食前服。

暖宫圆

治冲任虚损,下焦久冷,脐腹疼痛,月事不调,或来多不断,或过期不至,

或崩中漏血,赤白带下,或月内再行,淋沥不止,带下五色,经脉将至,腰腿沉重,痛连脐腹,小便白浊,面色萎黄,肢体倦怠,饮食不进,渐至羸弱。及治子宫久寒,不成胎孕。

生硫黄六两　禹余粮醋淬,手拈为度,九两　赤石脂火煅红　附子炮,去皮、脐　海螵蛸去壳,各三两

上为细末,以醋糊和圆,如梧桐子大。每服十五圆至二十圆,空心,食前,温酒下,或淡醋汤亦得。(又方见后)

琥珀泽兰煎

治妇人三十八种血气,八风五痹,七癥八瘕,心腹刺痛,中风瘫痪,手足酸疼,乳中结瘕,妊娠胎动,死胎不出,产衣不下,败血凑心,头旋眼花,血注四肢,浑身浮肿,冲任久疼,绝产无嗣,早晚服食;或因有子,经脉不调,赤白带下,恶心呕逆,身体瘦倦,怀胎入月,一日一服,胎滑易产。

紫巴戟去心,糯米炒　茴香炒　牡丹皮去心　刘寄奴草去枝　五味子去梗　白芷　五加皮去心　金钗石斛去根,铿,酒浸,炒　泽兰叶去梗　川芎　赤芍药　生干地黄洗,去芦　川当归酒浸一宿　人参去芦　白芍药　熟干地黄洗去土　白术　艾叶醋炒,糯米糊调成饼,焙干,为末　附子炮,去皮、脐,各一两

上为细末,炼蜜圆,如弹子大。每服一圆,用温酒磨下。漏胎刺痛,煮糯米饮下。寒热往来,四肢烦疼,煎青酒下。妇人、室女经血不通,煎红花酒下。血晕不省人事,童子小便和暖酒下。催生,鸡子清和酒下。血气血块攻刺心腹,烧称锤淬酒下。伤寒及中风口噤,煎麻黄汤下,用被盖出汗即愈。心惊悸及头疼,薄荷酒下。咳嗽,煎桑白皮汤下;血风攻注,浑身瘙痒,头面麻痹,炒黑豆浸酒下。产前、产后常服,不生诸疾,神效。

安胎饮

治妊娠三月、四月至九个月恶阻病者,心中愦闷,头重目眩,四肢沉重,懒怠不欲执作,恶闻食气,欲啖咸酸,多睡少起,呕逆不食;或胎动不安,非时转动,腰腹疼痛,或时下血,及妊娠一切疾病,并皆治之。(又方见后)

地榆　甘草微炙赤　茯苓去皮　熟干地黄洗,酒洒,蒸,焙　当归去芦,洗,酒浸　川芎　白术　半夏汤洗七次　阿胶捣碎,麸炒　黄芪去苗　白芍药各等分

上为粗散。每服三钱,水一盏半,煎至八分,去渣温服,不拘时。如或恶

食，但以所思之物任意与之，必愈。按妊娠禁忌，勿食鸡、鸭子、鲤鱼脍、兔、犬、驴、骡、山羊肉、鱼子、鳖卵、雉雀、桑椹。又按《胎教论》云："令母常居静室，多听美言，听人讲论诗书，陈说礼乐。耳不听非言，目不视恶事，心不起邪念，能令生子庞厚福寿，忠孝仁义，聪明无疾。"斯乃圣人所留教论，故随方状以书。

〔淳祐新添方〕

神仙聚宝丹

治妇人血海虚寒，外乘风冷，搏结不散，积聚成块，或成坚瘕，及血气攻注，腹胁疼痛，小腹急胀，或时虚鸣，面色痿黄，肢体浮肿，经候欲行，先若重病，或多或少，带下赤白，崩漏不止，惊悸健忘，小便频数，或下白水，时发虚热，盗汗羸瘦。此药不问胎前、产后、室女，并宜服之。常服安心神，去邪气，逐败血，养新血，令人有子。

没药别研　琥珀别研　木香煨，令取末　当归洗，焙，取末，各一两　辰砂别研　麝香别研，各一钱　滴乳香别研，一分

上研令细和停，滴冷熟水捣为圆，每一两作一十五圆。每服一圆，温酒磨下。胎息不顺，腹内疼痛，一切难产，温酒和童子小便磨下。产后血晕，败血奔心，口噤，舌强，或恶露未尽，发渴面浮，煎乌梅汤和童子小便磨下。产后气力虚羸，诸药不能速效，用童子小便磨下。室女经候不调，每服半圆，温酒磨下，不拘时候服。

诜诜圆

治妇人冲任虚寒，胎孕不成，或多损堕。

泽兰叶　白术各一两半　肉桂去粗皮　干姜炮，各半两　熟地黄洗，焙　当归洗，焙，各二两　川芎　石斛酒浸，锉，炒　白芍药　牡丹皮去心　延胡索各一两

上为细末，醋煮面糊圆，如梧桐子大。每服五十圆，温酒空心下。

人参鳖甲圆

治妇人一切虚损，肌肉瘦瘁，盗汗心忪，咳嗽上气，经脉不调，或作寒热，不思饮食。

杏仁汤浸，去皮、尖、炒　人参　当归洗，焙　赤芍药　甘草炙　柴胡去苗

桔梗_{去芦,各一两}　地骨皮　宣黄连_{去须}　胡黄连_{各一分}　肉桂_{去粗皮}　木香_{各半两}

麝香_{别研,半分}　鳖甲_{一枚,可重二两者,醋炙黄色为度}

上为细末,用青蒿一斤,研烂,绞取汁,童子小便五升,酒五升,同熬至二升以来,次入真酥三两,白沙蜜三两,再熬成膏,冷,方下众药末,搜和令匀,圆如梧桐子大。每服五十圆,温酒送下,不拘时候。

〔吴直阁增诸家名方〕

济危上丹《保庆集》第二十一论

论产后所下过多,虚极生风者,盖皆缘妇人以荣血为主,因产,血下太多,气无所主,唇青肉冷汗出,目瞑神昏,命在须臾者,不可误用风药,急宜服此。

太阴玄精　五灵脂_{去沙石}　硫黄_{老红色者}　乳香_研

已上四味各等分,慢火炒结成砂,研极细。

桑寄生_{须要真者}　陈皮_{去白净称}　阿胶_{蛤粉炒}　卷柏_{去根,生用}

已上四味各等分,修事了,焙干,为末。

上八味同研,用生地黄汁和捣一千下,圆如梧桐子大。温酒或当归酒下二十圆,食前服。

琥珀黑龙丹

治产后一切血疾,淋露不快,儿枕不散,积瘕坚聚,按之攫手,疼痛攻心,困顿垂死者,但灌药无有不效,验不可言。

五灵脂_{去沙石}　当归_{去芦}　川芎　干地黄_{生者}　良姜

已上各等分,入砂盒(一本用橡头砂盒)内,赤石脂泯缝,纸筋盐泥固济封合,炭火十斤煅通红;去火候冷,开取合子,看成黑糟,乃取出细研,入后药。

花乳石_煅　琥珀_{研,各一分,}乳香_{别研}　硫黄_{研,各一钱半}　百草霜_{别研,五两}

上同为细末,米醋煮糊,圆如弹子大。每服一圆,炭火烧通红,投生姜自然汁与无灰酒各一合,小便半盏,研开,顿服,立效。

南岳魏①夫人济阴丹

治妇人血气久冷无子,及数经堕胎,皆因冲任之脉虚损,胞内宿挟疾病,

---

① 魏:四库本无此字。

经水不时，暴下不止，月内再行，或前或后，或崩中漏下，三十六疾，积聚癖瘕，脐下冷痛，小便白浊，以上疾证，皆令孕育不成，以至绝嗣。治产后百病，百日内常服，除宿血，生新血，令人有孕，及生子充实。亦治男子亡血诸疾。

秦艽　石斛_{去根，酒浸，焙}　藁本_{去芦}　甘草_炙　蚕布_{烧灰}　桔梗_{炒，各二两}　京墨_{煅，醋淬，研}　茯苓_{去皮}　人参_{去芦}　木香_炮　桃仁_{去皮、尖，炒，各一两}　熟干地黄_{洗过，酒蒸，焙}　香附_{炒，去毛}　泽兰_{去梗，各四两}　当归_{去芦}　肉桂_{去粗皮}　干姜_炮　细辛_{去苗}　川芎　牡丹皮各_{一两半}　山药　川椒_{去目，炒，各三分}　苍术_{米泔浸，去皮，八两}　大豆黄卷_{炒，半升}　糯米_{炒，一升（一本，山药、川椒各三两）}

上为细末，炼蜜搜，每两作六圆。每服一圆，细嚼，空心，食前，温酒、醋汤任下。

琥珀黑散

治产妇一切疾病，产前胎死，产难、横生、逆生。产后胞衣不下，衣带先断，遍身疼痛，口干心闷，非时不语。如血晕眼花，误以为暗风；乍寒乍热，误以为疟疾；四肢浮肿，误以为水气；言语颠狂，乍见鬼神，误以为邪祟；腹胁胀满，呕逆不定，误以为翻胃；大便秘涩，小便出血，误以为五淋。及恶露未尽，经候未还，起居饮食，便不戒忌，血气之疾，聚即成块，散即上冲，气急心疼，咳嗽多唾，四肢虚热，睡惊盗汗，崩中败证，绕脐刺痛，或即面赤，因变骨蒸，皆宜多服。若产后鼻衄，口鼻黑色，气起喉中喘急，中风口噤，皆为难治，须急服之。凡产前宜进一两服，能安神顺胎。产后虽无疾，七日内亦进一二服，能散诸病。或因惊恐，变生他证，当连服取效。

琥珀_{别研}　朱砂_{别研}　百草霜_{别研}　新罗白附子_炮　松墨_烧　黑衣_{灶屋尘也}　血猫灰_{鲤鱼鳞是也，烧为末，各半两}　麝香_研　川当归_{去芦}　白僵蚕_{炒，去丝、嘴，各一分}

上为末。每服二钱，炒姜、温酒和童子小便调下，食前。

滑胎枳壳散

治妇人胎气不足，能令胎滑易产。常服养胎益气，安和子脏，治胎中一切恶疾。

枳壳_{去瓤，炒，二十四两}　甘草_{熘，六两}

上为细末。每服一钱，空心，沸汤点服。入月，日进三服。

茂香散

治妇人血风脏气，头目昏晕，心烦怔忪，手足热疼，经候不调，脐腹时痛，或多便利，饮食减少，并宜服之。

天台乌药　三棱煨　蓬莪煨　川当归去芦　荆芥穗　天麻　桂心不见火　延胡索　厚朴姜汁制,炒　附子炮,去皮、脐,各一两

上为细末。每服一钱，生姜汁少许，和温酒调下。

竹茹汤

治妊娠择食，呕吐头疼，眩运颠倒，痰逆烦闷，四肢不和，并宜服之。

橘红净去白　人参　白术　麦门冬子去心,各一两　白茯苓　厚朴姜汁制,各半两　甘草一分

上为粗末。每服三钱，水一盏，生姜五片，入竹茹一块，如弹子大，同煎至七分，去渣服之。

〔续添诸局经验秘方〕

琥珀圆

治妇人或老、或少，产前、产后百病，及疗三十六种血冷，七疝八瘕，心腹刺痛，卒中瘫痪，半身不遂，八风、十二痹等，手足酸疼，乳中毒结瘀血，怀胎惊动，伤犯不安，死胎不出，并衣不下，并宜服之。

琥珀研　辰砂别研　沉香　阿胶碎,炒　肉桂去粗皮　石斛去根　附子炮,去皮、脐　五味子拣净　川芎各半两　牛膝去苗,酒浸一宿　当归去苗,炒　肉苁蓉切,酒浸一宿,焙　人参　续断　没药研,各三分　熟干地黄　木香各一分

上为细末，炼蜜和圆，如弹子大。每服一圆，空心，暖酒调下，午、晚食前再服，能生精血，去恶血。若人腹胁疼痛，绕脐如刀刺，及呕逆上气筑心，痰毒不思饮食，用姜汁少许和酒服；诸痢及赤白带，血冷崩中下血，漏胎下血，用生姜与艾锉炒令赤色，入酒同煎数沸，去渣调服；泄泻不止，陈米饮服；涩尿诸淋，煎通草灯心汤服；血运不知人，煎当归酒调服。上热下冷，浓煎人参汤服，遍身虚肿水气，煎赤小豆汤服。产内二毒伤寒，及中风角弓反张，身如板硬，煎麻黄汤服，使被盖出汗。月经不通，或间杂五色，频并而下，断续不止，饮食无味，肌肤瘦劣，面赤唇焦，乍寒乍热，四肢烦疼，五心燥热，黑䵟，遍身血斑，赤肿走注，及血风劳伤无力，用童子小便入姜汁少许调服；常服以小便为妙，

若恐恶心,和以半酒。如怀胎人,于难月一日一服,至产下不觉疼痛。或病人服至五服、十服,日倍饮食,是药功效矣。其功不能具载,略述急用汤使于前。

皱血圆

治妇人血海虚冷,百病变生,气血不调,时发寒热,或下血过多,或久闭不通,崩中不止,带下赤白,癥瘕癖块,攻刺疼痛,小腹紧满,胁肋胀痛,腰重脚弱,面黄体虚,饮食减少,渐成劳状,及经脉不调,胎气多损,产前、产后一切病患,无不治疗。

菊花去梗　茴香　香附炒,酒浸一宿,焙　熟干地黄　当归　肉桂去粗皮　牛膝　延胡索炒　芍药　蒲黄　蓬茂各三两

上为细末,用乌豆一升醋煮,候干,焙为末,再入醋二碗,煮至一碗,留为糊,圆如梧桐子大。每服二十圆,温酒或醋汤下。血气攻刺,炒姜酒下。癥块绞痛,当归酒下。忌鸭肉、羊血。此药暖子宫,能令有子。

内灸散

治妇人产前、产后一切血疾,血崩虚愈,腹胁疼痛,气逆呕吐,冷血、冷气凝积,块硬刺痛,泄下青白,或下五色,腹中虚鸣,气满坚胀,沥血腰疼,口吐清水,频产血衰,颜色青黄,劳伤劣弱,月经不调,下血堕胎,血迷、血运、血瘕,时发疼痛,头目眩运,恶血上心,闷绝昏迷,恶露不干,体虚多汗,手足逆冷,并宜服之。

茴香　藿香　丁香皮　熟干地黄洗,焙　肉桂去粗皮,各一两半　甘草炙赤　山药　当归去芦,洗　白术　白芷各八两　藁本去芦　干姜炮　川芎　黄芪去苗,各二两　木香一两　陈皮去白,四两　白芍药十两

上为细末。每服三钱,水一大盏,入生姜五片,艾一团,同煎至七分,空心,食前热服,温酒调下亦得。如产后下血过多,蒲黄煎服。恶露不快,加当归、红花煎服。水泻,加肉豆蔻末煎服。呕吐,加藿香、生姜煎。上热下冷,加荆芥煎。但是腹中虚冷,血气不和,并宜服。产后每日一服,则百病不生。丈夫虚冷气刺,心腹疼痛,尤宜服之。

乌鸡煎圆

治妇人胎前、产后诸般疾患,并皆治之。

乌雄鸡一个　乌药　石床　牡丹皮　人参去芦　白术　黄芪各一两　苍术米泔

浸,切,焙,一两半　海桐皮　肉桂_{去粗皮}　附子_{炮,去皮、脐}　白芍药　蓬莪茂
川乌_炮　红花　陈皮_{各二两}　延胡索　木香　琥珀　熟干地黄_{洗,焙}　肉豆蔻
草果_{各半两}

上细锉,用乌雄鸡一只,汤挦①去毛及肠肚,将上件药安放鸡肚中,用新瓷瓶好酒一斗同煮令干,去鸡骨,以油单盛,焙干为细末,炼蜜为圆,如梧桐子大。每服三十圆。胎前产后伤寒,蜜糖酒下;胎前气闷壮热,炒姜酒下;赤白带下,生姜地黄煮酒下;产后败血攻心,童子小便炒姜酒吞下;产后血块攻筑,心腹疼痛,延胡索酒下;胎前呕逆,姜汤下;催生,炒蜀葵子酒下;安胎,盐酒下;室女经脉当通不通,四肢疼痛,煎红花酒下;血气攻刺,心腹疼痛,煎当归酒下;血运,棕榈烧灰,酒调吞下;血邪,研朱砂、麝香酒下;血闷,煎乌梅汤研朱砂下;子宫久冷,温酒或枣汤下,空腹,日一服;血风劳,人参酒吞下;小腹疗痛,炒茴香盐酒下;血散四肢,遍身虚浮黄肿,赤小豆酒下。常服,温酒、醋汤任下,并空心,食前服。

白垩丹

治妇人三十六病,崩中漏下,身瘦手足热,恶风怯寒,咳逆烦满,拘急短气,心、胁、腰、背、腹肚与子脏相引痛,漏下五色,心常恐惧,遇恚怒忧劳即发,皆是内伤所致,并皆治之。

牡蛎_{煅,研}　白垩　细辛_{去苗}　禹余粮_{煅,醋淬九遍,研}　白石脂_煅　龙骨_{煅,}
_{研,各一两半}　瞿麦穗　附子_{炮,去皮、脐}　乌贼鱼骨_{烧灰}　芍药　石韦_{去毛}　白蔹
黄连_{去毛}　茯苓_{去皮}　肉桂_{去粗皮}　白芷　当归_{去苗}　干姜_炮　人参　甘草_{炙,各一两}
川椒_{去目及闭口者,炒出汗,半两}

上为细末,炼蜜圆,如梧桐子大。每服三十圆至五十圆,空心,温酒下。

暖宫圆

治证与前暖宫圆同。

沙参_{净洗}　地榆　黄芪　桔梗　白薇　牛膝_{酒浸一宿}　杜仲_{去粗皮,姜汁炙}
厚朴_{去粗皮,姜汁炒}　白芷_{各半两}　干姜_炮　细辛_{去苗}　蜀椒_{去目,闭口,炒出汗,各一分}
附子_{大者炮,去皮、脐,一个}

---

① 挦(xián 闲):拉扯,拔取。

上为细末,炼蜜圆,如梧桐子大。每服二十、三十圆,空心,温酒或枣汤吞下。及疗妇人子宫久寒,不成胎孕。

滋血汤

治妇人血热气虚,经候涩滞不通,致使血聚,肢体麻木,肌热生疮,浑身痛倦,将成劳瘵,不可妄服他药,但宜以此滋养通利。(又治证与前滋血汤同,可互观之)

马鞭草　荆芥穗各四两　牡丹皮一两　赤芍药　枳壳去心,麸炒　肉桂去粗皮　当归去苗,炒　川芎各二两

上粗散。每四钱,乌梅一个,水二盏,煎一盏,去渣,食前空心,日四五服。有此证,服至半月或一月,经脉自通,百病皆除,神效。

安胎饮

治证、品味与前安胎饮同。(一方无半夏、地榆,有人参、桑寄生。一方无白术、黄芪、半夏、地榆,有艾叶,并各等分)

上为粗散。每服四钱,水一盏半,煎至八分,去渣,温服,不拘时。

益[①]阴丹

治妇人血海久虚,脏腑怯弱,风冷邪气,乘虚客搏,膝腹冷痛,大便时泄;或子脏挟寒,久不成孕,月水不调,乍多乍少;或月前月后,淋沥不止,带下五色;或闭断不通,结聚疝瘕,面体少色,饮食进退,肌肉消瘦,百节酸痛,时发寒热,月水将行,脐腹先痛,皮肤燥涩,面生䵟䵲,头皮肿痒,发随梳落,或产后劳损未复,颜色枯瘁,饮食无味,渐成蓐劳,并能治之。

方与前南岳魏夫人济阴丹同。

妙应丹一名延龄丹

治妇人众病,无所不治。

晚蚕沙炒　鲤鱼鳞烧为末　当归去芦　石膏煅,研　泽兰去梗　附子炮,去皮、脐　木香炮,各二两　熟干地黄洗,酒浸,蒸,焙　川芎　防风去芦,又　芜荑炒　马牙硝烧　人参　黄芪　川椒微炒　柏子仁微炒,别研　蝉蜕去足,洗,焙　白薇　槟榔不见火,各一两　厚朴去粗皮,姜制　藁本去苗　白姜炮　甘草炙赤,各三两　吴茱萸汤洗七次

---

① 益:四库本作"盛"。

红花炒,各半两

上为末,炼蜜搜和,杵数千下,圆如弹子大。每服一圆。血瘕块痛,绵灰酒下,催生,温酒吞细下,血劳血虚,桔梗酒下;血崩,棕榈灰酒下;血气痛,炒白姜酒下;血风,荆芥酒下;血晕闷绝,胎死腹中,胞衣不下,并用生地黄汁、童子小便、酒各一盏,煎二沸调下;常服,醋汤、温酒化下,并空心,食前服。

人参养血圆

治女人禀受怯弱,血气虚损。常服补冲任,调血脉,宣壅破积,退邪热,除寒痹,缓中、下坚胀,安神润颜色,通气散闷。兼治妇人怀身,腹中绞痛,口干不食,崩伤眩晕,及产出月,羸瘦不复常者。

乌梅肉三两　熟干地黄五两　当归去苗,二两　人参　川芎　赤芍药
菖蒲微炒,各一两

上为细末,蜜搜,杵数千下,圆如梧桐子大。每服五十圆至百圆,温酒、米汤下,食前服。

牡丹散

治血虚劳倦,五心烦热,肢体疼痛,头目昏重,心忪颊赤,口燥咽干,发热盗汗,减食嗜卧,及血热相搏,月水不利,脐腹胀痛,寒热如疟。又治室女血弱阴虚,荣卫不和,痰嗽潮热,肌体羸瘦,渐成骨蒸。

干漆炒　苏木　鬼箭　蓬莪茂炮,各一分　甘草半盐汤炙,半生　当归　桂心
牡丹皮　芍药　陈皮去白　红花　延胡索炒　没药别研令细　乌药各一两

上为末。每服二钱,水一盏,煎至七分,不拘时候。

红花当归散

治妇人血脏虚竭,或积瘀血,经候不行;或断续不定,时作腹痛,腰胯疼重,攻刺小腹紧硬,室女月经不通,并宜服之。

刘寄奴草五两　当归去芦　牛膝酒浸　甘草炙　紫葳　红花　苏木一本作莪茂,各二两　赤芍药九两　肉桂去粗皮　白芷各一两半

上为细末。每服三钱,热酒调下,空心、临卧各一服。若血久不行,浓煎红花酒调下。有孕不可服。

乌金散

治产后血迷、血运,败血不止,淋沥不断,脐腹疼痛,头目昏眩,无力多

汗。又治崩中下血,过多不止,并宜服之。

麒麟竭　百草霜　乱发要男子者,烧灰　松墨煅,醋淬　鲤鱼鳞烧为末　延胡索　当归去芦　肉桂去粗皮　赤芍药

上等分,捣,罗为末。每服二钱,温酒调下。

艾煎圆

治崩伤淋沥,小肠满痛。

人参　川芎　菖蒲节,蜜炒,各一两　熟艾糯米饮调作饼,焙干,四两　食茱萸汤洗　当归各七钱半　白芍药　熟干地黄各一两半

上为末,煮酒糊为圆,如梧桐子大。每服五十圆,酒、饮任下。常服补荣卫,固经脉。

当归芍药散

治妊娠腹中绞痛,心下急满,及产后血晕,内虚气乏,崩中久痢,并宜服之。

当归　茯苓去皮　白术各二两　川芎　泽泻各四两　白芍药八两

上为末。每服二钱,温酒调下,食前服。常服通畅血脉,不生痈疡,消痰养胃,明日益津。

调经散

治产后败血乘虚停积于五脏,循经流入于四肢,留滞日深,腐败如水,渐致身体面目浮肿。又治因产,败血上干于心不[①]受触,致心烦躁,卧起不安,如见鬼神,言语颠倒,并宜服之。

当归去芦　肉桂去粗皮　没药别研　琥珀别研　赤芍药各一两　细辛去苗　麝香别研,各半两

上捣为细末,入研药匀。每服一钱,温酒入生姜汁少许调匀服。大抵产后虚浮,医人不识,便作水气治之。凡治水气,多以导水药,极是虚人。夫产后既虚,又以药虚之,是谓重虚,往往因致枉夭。但服此药,血行肿消即愈。

调中汤

治产后肠胃虚怯,寒邪所侵,及未满月,饮冷当风,乘虚袭留于肓膜,散于

---

① 不:据文义当作"下"。

腹胁,腹痛作阵,或如锥刀所刺,流入大肠,水谷不化,洞泻肠鸣,或下赤白,胠胁䐜胀,或走痛不定,急宜服之。

当归　肉桂去粗皮　川芎　白芍药　附子炮　良姜各一两　甘草炙,半两

上为锉散。每服三钱匕,水三盏,煎至一盏,去滓,热服。

旋覆汤

治产后伤风,感寒,暑湿,咳嗽喘满,痰涎壅塞,坐卧不宁。

旋覆花　五味子　前胡　麻黄去节　赤芍药　半夏曲　杏仁去皮、尖,麸炒　茯苓去皮　甘草炙　荆芥去梗

上各等分,为粗末。每服四大钱,水一盏半,姜五片,枣一枚,煎至七分,去滓,食前服。

黑龙丹

治证、品味与前琥珀黑龙丹同。

人参当归散

治产后去血过多,血虚则阴虚,阴虚生内热,内热曰烦,其证心胸烦满,吸吸短气,头痛闷乱,骨节疼痛,晡时辄甚,与大病后虚烦相类,急宜服之。

干地黄　人参　当归　肉桂去粗皮　麦门冬去心,各一两　白芍药二两

上为粗散。每服四大钱,水二盏,先将粳米一合,淡竹叶十片,煎至一盏,去米、叶入药,并枣三枚,煎七分,去滓,食前服。地黄宜用生干者,虚甚,则用熟者。

当归养血圆

治产后恶血不散,发歇疼痛,及恶露不快,脐腹坚胀,兼室女经候不匀,赤白带下,心腹腰脚疼痛。

当归　牡丹皮　赤芍药　延胡索各二两,炒　肉桂一两

上为细末,蜜圆如梧桐子大。温酒,米饮下三十圆,食前温服。痛甚,细嚼咽下。

四神散

治产后留血不消,积聚作块,急切疼痛,犹如遁尸,及心腹绞痛,下痢。

当归　干姜炮　川芎　赤芍药

上等分捣为末。每服方寸匕,温酒调下。

当归黄芪汤

治产后腰脚疼痛，不可转侧，壮热自汗，体强气短。

当归去苗,三两　黄芪　芍药各二两

上粗末。每四大钱，水一盏半，姜五片，煎七分，去滓，食前温服。

神授散

治产后一切疾病，不问大小，以至危笃者。

青皮去白　桂心　牡丹皮　陈橘皮去白　白芍药各五两　红花一本不用红花,一两半　百合水浸洗　干姜炮　甘草炙　当归　川芎各二两　神曲炒　人参去芦　麦芽炒,各三两

上为末。每服二钱，水一盏，姜三片，枣一个，煎至七分，空心服。孕妇不得服。

小地黄圆

治妊娠酸心吐清水，腹痛不能饮食。

人参去芦　干姜炮,各等分

上为末，用生地黄汁，圆如梧子大。每五十圆，米汤下，食前服。

交感地黄煎圆

治妇人产前、产后眼见黑花，或即发狂，如见鬼状，胞衣不下，失音不语，心腹胀满，水谷不化，口干烦渴，寒热往来，口内生疮，咽中肿痛，心虚怔悸，夜不得眠，产后中风，角弓反张，面赤，牙关紧急，崩中下血，如豚肝状，脐腹疞痛，血多血少，结为癥瘕，恍惚昏迷，四肢肿满，产前胎不安，产后血刺痛，皆治之。

生地黄净洗，研，以布裂汁留渣，以生姜汁炒地黄渣，以地黄汁炒生姜渣，各至干，堪为末为度　生姜净洗，烂研，以布裂汁留渣，各二斤　延胡索拌糯米,炒赤,去米　当归去苗　琥珀别研,各一两　蒲黄炒香,四两

上为末，蜜圆，弹子大。当归汤化下一圆，食前服。

加减吴茱萸汤

证治与吴茱萸汤同，此方极妙。

防风去芦、叉　干姜炮　当归去芦,酒浸,炒　牡丹皮　桂心不见火　茯苓去皮　甘草炙　麦门冬去心　半夏汤洗七次　桔梗炒　细辛去苗,各一两　吴茱萸汤洗七次,炒,三两

上为粗末。每服四钱,水一盏半,煎七分,去渣,食前热服。

熟干地黄汤

治产后虚渴不止,少气脚弱,眼昏头眩,饮食无味。

熟干地黄净洗,酒浸,蒸,焙,一两　人参三两　麦门冬去心,二两　瓜蒌根一两
甘草炙,半两

上为锉散。每服四钱,水二盏,糯米一撮,生姜三片,枣三枚,煎七分,去渣,食前服。

阿胶枳壳圆

治产后虚羸,大便秘涩。

阿胶碎炒　枳壳浸,去瓤,麸炒,各二两　滑石研飞为衣,半两

上为末,炼蜜圆,如梧桐子大。每服二十圆,温水下,半日来未通再服。

失笑散

治产后心腹痛欲死,百药不效,服此顿愈。

蒲黄炒香　五灵脂酒研,淘去砂土,各等分,为末

上先用酽醋①调二钱熬成膏,入水一盏,煎七分,食前热服。

增损四物汤 出自《易简方》

治妇人气血不足,四肢怠惰,乏力少气。兼治产后下血过多,荣卫虚损,阴阳不和,乍寒乍热,并皆服之。

当归　川芎　人参　干姜炮　甘草炙　白芍药各等分

上㕮咀。每服四钱,水一盏,煎至六分,去滓,热服。若产后寒热,腹中刺痛,则有败血,当用五积散加醋煎,及大圣散服之。若所下过多,犹有刺痛,亦宜服此二药。一方治经血凝滞腹内,血气作疼,用四物汤加莪茂、官桂等分,名六合汤。一方治下血不止,及妊妇胎动,加熟艾、干姜、甘草、阿胶、黄芪等分,名胶艾汤。一法治血痢,止加胶、艾。治产后血搏,口干烦渴,加瓜蒌、麦门冬。烦热小便涩大便秘,加大黄桃仁汤。胁胀,加厚朴、枳实。虚烦不得睡,加竹叶、人参。大渴烦躁,加知母、石膏。一方治妇人血虚,心腹酸痛不可忍者,去地黄加干姜,名四神汤。大率产后,不问下血多少,须日进黑

---

① 酽(yàn 燕)醋:浓醋。酽:浓,味厚。

神散三服。下血少者,以大圣散间之。至二腊以后,腹内略无疼痛,方服四物汤、建中汤之类。若早服之,则补住败血,为后患不浅。黑神、大圣非逐血药,但能推陈致新,多服不妨。今人往往疑其逐血性寒,则不然,看其用药可见矣。若恶血去多,徐徐补之,亦不为晚,不可姑息以贻后患。且如古方用四顺理中圆为产后进食之剂,既用蜜圆,又倍甘草,其甜特甚,岂能快脾? 不若只用理中汤少损甘草。素有痰饮者,二陈汤之类服之为佳。且如妊妇恶阻,古方有茯苓圆、茯苓汤,内有地黄、竹茹、川芎辈,定能定呕,服之则愈见增极。大抵恶阻,皆由素有痰饮以致之,可用二陈汤改名小茯苓汤,用之极效,不可不知。

成炼钟乳散

治乳妇气少血衰,脉涩不行,乳汁绝少。

钟乳粉

上用成炼者,每服二钱,浓煎漏芦汤调下。

猪蹄汤

治奶妇气少血衰,脉涩不行,绝无乳汁。

猪蹄一只　通草五两

上将猪蹄净洗,依食法事治,次用水一斗,同通草浸煮,得四五升,取汁饮。如乳不下,再服之为妙。

产图①

入月安产图

凡产于入月一日,贴于卧阁内正北壁。凡安产藏衣方法,并于卧阁内分布。凡逐月安产藏衣,避忌神杀方位,并随节气更换,交得次月节,即换次月产图。凡产讫,弃沃秽污不净之水,并随藏衣之方向,不拘远近弃之,切忌向闭肚之方也。

体玄子借地法

咒曰:东借拾步,西借拾步,南借拾步,北借拾步,右借拾步,下借拾步,壁方之中,肆拾余步,安产借地,恐有秽污。或有东海神王,或有西海神王,或

---

① 此下原图脱。

有南海神王，或有北海神王，或有日游将军，白虎夫人，远去拾丈，轩辕招摇，举高十丈，天符地轴，入地十丈，令此地空闲。产妇某氏，安居无所妨碍，无所畏忌，诸神拥护，百邪逐去。急急如律令敕。

禁草法

铺草及毡褥讫，即咒曰：铁铁汤汤，非公所当是王，一言得之铜，一言得之铁，母子相生俱箴铁。急急如律令。

禁水法

欲产时贮水，咒曰：南无三宝水，水在井中为井水，水在河中为河水，水在器中为净水，水在法中为真水，自知非真莫当真水。以净持浊，以正治邪，日游夜煞，五土将军，青龙白虎，朱雀玄武，招摇天狗，轩辕女婹，天吞地吞，悬尸闭肚，六甲禁讳，十二神王，土符伏神，各安所在，不得动静，不得忌干。若有动静，若有忌干，施以神咒，当摄汝形。阿佉尼阿毗罗莫多梨婆地梨婆诃。

产前将护法

按诸家产论云，凡产妇入月，切忌饮酒，恐产时心神昏乱。临产之时，不可令旁人喧扰，大小仓忙，虑致惊动产母。只可令熟事产婆及稳审谨卓老成亲蜜三两人扶侍。产母初觉腹痛，只宜任意坐卧，勉强饮食，恐致临产气力虚羸。若腹痛渐甚，唯且熟忍，仍可按节次渐服滑胎榆白皮散一二服。服药之法，慎勿太早，须得其时。又，傍人不得逼迫。且须令人扶策徐徐而行。若行步稍难，即凭物而立，须臾扶策再行，直至腹痛连腰相引，作阵痛频，即服催生丹一服，更且勉强扶行。阵痛转甚，难以立，认定产时将至，即服催生符毕，然后安详上草。上草之时，慎勿伤早，若太早，则子在腹中难以转侧。又须仔细体候，直待儿逼欲生，然后令抱腰也。抱腰之人，不得倾斜，则儿得顺其理，自然易产也。又有卧产者，亦待卧定，背平着席，体不抠曲，则子不失其道。苟或不能依此节适，必致产难，纵或幸免，必须变生诸疾。

产后将护法

按经云，妇人非止临产须忧，至于产后，大须将理，慎勿以产时无他，乃纵心姿[①]意，无所不犯，犯时微若秋毫，感病重于嵩岱。且才得分娩，切忌问是男

---

① 姿：通"恣"。

是女,看血下多少,随证服压血运药。良久吃粥,服四顺理中圆,便令人从心下按至脐腹,日五七次。若有疾证,即随证服药,粥药相间,频频服饵,且宜闭目而坐,背后倚物,左右看承。常令直立两膝,虽时眠睡,频令唤觉,过一复时方得上床,亦须立膝。高楷床头,厚铺裀褥,遮围四向,窒塞孔隙,恐御贼风。一腊之内,常闻醋烟,以防运闷。一腊之后,渐加滋味,或以羊肉及雌鸡煮取浓汁作糜粥,直至百晬。常服当归圆、当归建中汤、四顺理中圆,日各一二服,以养脏气,补血脉。两腊之后,方得食糜烂肉食。满月之内,尤忌任意饮食,触冒风寒,恣情喜怒,梳头用力,高声作劳工巧之类,及上厕便溺。如此节养将摄,以至百晬[1],始得气血和调,脏腑平复。设不依此,即致产后余疾。

胎神游方

所直方位忌修造主损胎:

正	二	三	四	五	六	七	八	九	十	十一	十二
床	户	门	灶	䏚	灶	妤	厕	门	户	灶	床

催生符

催生符图

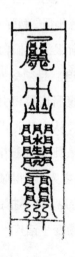

上件符用水飞朱砂书之,贴于房内北壁上,遇坐草之时,搭于针上,就灯烧之,不得飞扬,温水调服。

---

[1] 晬(zuì 最):古代称婴儿满一百天或一周岁。

推妇人行年法

生气方：产妇宜向之坐卧及产帐向之开门，大吉。

反支月：遇此月即铺灰上，用牛皮或马、驴皮讫，铺草，勿令恶血污地，吉。

祸害月：不得于其上产，又不得向之大小便，避之大吉。

绝命方：不得于其上产，又不得向之大小便，避之大吉。

悬尸日：遇此日产，不得攀绳，官悬马辔，攀之大吉。

闭肚日：临月至满月，并不得向之大小便，及弃不净之水，谨之吉。

八庄方：产帐不得向之开门，忌之大吉。

逐一排行年吉凶方于后，按上件七神，详断吉凶。

逐日产母生子宜向方

子、午、卯、酉宜向南方，寅、申、巳、亥日宜向西北方，辰、戌、丑、未宜向东南方。

逐月产母忌向方

忌下月、下凶方生产。

藏胎衣吉方

出《广济历》。

逐日日游神

癸巳、甲午、乙未、丙申、丁酉在房内北，庚子、辛丑、壬寅在房内南，癸卯在房内西，甲辰、乙巳、丙午、丁未在房内东，六戊、六己在房内中央，余日在房外，吉①。

---

① 入月安产图……余日在房外，吉：此段中，诸多内容为巫术迷信。

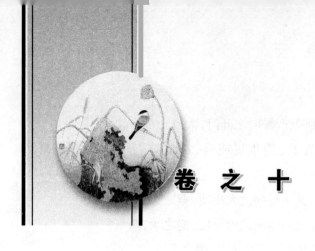

卷 之 十

治小儿诸疾_{附诸汤、诸香}[①]。外有治疗诸方,互见各类

反魂丹

治小儿诸风癫痫,潮发瘈疭,口眼相引,项背强直,牙关紧急,目睛上视,及诸病久虚,变生虚风,多睡昏困,荏苒不解,速宜服之。

当归酒浸,切,焙,微炒　乌犀镑,各二两　干姜炮　枳壳去瓤,麸炒　白术泔浸一宿,微炒　人参去芦　木香不见火　茯苓去皮　丁香不见火　厚朴去皮,姜汁炙熟　藁本去土　天竺黄细研　败龟酒、醋涂,炙黄　蔓荆子去白　桑螵蛸微炒　何首乌泔浸一宿,煮过,切,焙　白芷　虎骨酒、醋炙令黄　晚蚕蛾微炒,各三分　缩砂仁　麻黄去根、节　麝香别研　羌活去芦　羚羊角镑　半夏汤洗七次,姜汁浸三宿,焙干,炒黄　川乌头烧令通红,留烟少许,入坑以盏盖,新土围,食顷　防风去芦　白花蛇酒浸一宿,炙令熟,去皮、骨,用肉　白僵蚕去丝、嘴,微炒　槟榔　白附子微炮　天南星汤洗,生姜自然汁煮软,切,焙,炒黄　沉香不见火　藿香叶,去土　阿胶碎炒　草薢微炙　肉桂去粗皮　细辛去苗　陈皮去瓤,微炒　槐胶　乌蛇酒浸一宿,炙熟,取肉用　干蝎微炙　独活去苗　天麻酒洗,切,焙,各一两　朱砂细研水飞　石斛去根　雄黄细研水飞　肉豆蔻去壳,微炒　牛黄别研　龙脑别研　水银　蝉壳去土,微炒　附子水浸后,炮,去皮、脐　川芎各半两　腻粉别研,一分　乌鸦一个去嘴、翅、足　狐肝腊月采取,同乌鸦一个,入新瓷内,以瓦盆盖头,用泥固济,炭火一斤,烧令通赤烟尽出,候冷,研细用,三具　硫黄研细,用瓷盏盛,慢火养成汁,入水银,急炒如青泥,成砂再研,半两　金箔为衣,二十片

上如法修事,捣研令细,炼白蜜合和,入酥,再捣三五千下,圆如梧桐子大。每一岁儿一圆,温薄荷自然汁化下,不计时候。

---

① 附诸汤、诸香:原脱,据原本目录补。

定命丹

治小儿急、慢惊风，天吊撮口，潮发搐搦，奶痫壮热，昏塞不省。

青黛研，半钱　蟾酥干者，酒浸一宿，一钱　干蝎全者，七个，微炒　麝香研，一字
白附子炮为末，半分　天南星炮，为末，一分

上件细研令匀，以粟米粥和圆，如绿豆大，别以青黛为衣。每服一圆，荆
芥薄荷汤下，后困睡无疑。但有患者，先化半圆滴入鼻中，嚏喷者必瘥（一本
不用天南星）。

八珍丹

治小儿惊风壮热，精神昏愦，呕吐痰涎，惊悸恍惚，或发瘛疭，目睛上视。

甘草炒　天麻去芦　朱砂研飞　天南星牛胆制，各五两　牛黄研，一分　腻粉研
雄黄飞，各一两一分　天浆子微炒，三百五十个　银箔七十片，为衣

上为细末，入研药匀，炼蜜为圆，如豌豆大，以银箔为衣。每服，一岁儿服
一圆，薄荷汤化下。疾证未退，可再服之，更量儿大小加减，奶食后服。

太一银朱丹

治小儿惊风壮热，涎盛发痫，手足搐搦，目睛上视，及风壅痰实；心膈满
闷，呕吐痰涎，大便秘涩。

黑铅炼十遍，称三两，与水银结砂子，分为小块，同甘草水煮半日，候冷，取出研，去草不用
水银结砂子　铁粉各三两　甘草同铅煮，十两　天南星炮为末，三分　朱砂飞研，半两
腻粉研，一两

上同研匀，以面糊为圆，如麻子大。每一岁儿服一圆，用薄荷蜜汤下，微
利为度，未利再服，乳食后。

软金丹

治小儿惊风壮热，多睡惊掣，精神昏愦，痰涎壅塞，手足搐搦，目睛上视，
项背强硬，牙关紧急。

使君子炒，为末　尧墨烧，研　青黛细研　麝香细研　腻粉研，各一分　胡黄连为
末，一分　寒食面七钱半　天浆子炒，为末，七个

上合研匀，以白面糊为圆，如小豆大。每服一圆，煎金银薄荷汤化下。五
岁以上可服二圆，更量大小、虚实加减，不计时候。

鹤顶丹

治大人、小儿风壅痰实,咽膈不利,口干烦渴,睡卧不安,及中暑头痛,躁渴不解。

麝香研,二两半　朱砂研飞,一百两　牙硝枯研,一百二十五两　寒水石粉一百一十两　甘草炒为末,三十五两

上合研匀,炼蜜搜和,每一两二钱作十圆。大人温生姜水化下一圆。如治中暑,入生龙脑少许,同研细,新水化下。小儿一圆分四服,更量大小加减。又治小儿脏腑积热,心神不宁,夜卧狂叫,口舌生疮,用薄荷自然汁化下,并食后服。

至圣丹

治一切惊风天吊,目睛上视,手足搐搦,状候多端。用药一圆,用温水化,滴鼻中令喷嚏三五次,更用薄荷汤下二圆即愈。如久患五疳,腹胀头大,四肢瘦小,好吃泥土,不思奶食,爱咬指甲,时挦眉毛,头发稀疏,肚上青筋,及久患泻痢,并用米饮下二圆。如久患疳蛔咬心,发歇疼痛,并用苦楝子煎汤下二圆。如鼻下赤烂,口齿疳虫,并口疮等,用儿所吃奶汁研二圆,涂在患处。疳眼雀目,用白羊子肝一枚,以竹刀子批开,入药二圆在内,以麻缕缠定,用淘米泔煮熟,空心食之,仍令乳母常忌毒鱼、大蒜、鸡、鸭、猪肉等。

熊胆用温水化入药　芦荟研　腻粉同水银研　朱砂干飞,各一分　麝香研,半分　蟾酥研者,酒浸一宿　龙脑研　铅霜研,各一字　雄黄研飞　青黛研　胡黄连末,各半两　白附子炮,二钱　水银一钱,与腻粉同研,不见米星

上为末,入研药匀,用熬过猯猪胆汁浸,蒸饼为圆,如黄米大,汤使如前。此药退惊治风,化虫杀疳,除百病,进乳食。若隔三两日进一服,永无百病,不染横夭之疾,凡有患与服,必见功效。

定吐救生丹

治小儿伏热生涎,心膈烦躁,壮热霍乱,乳食不下,呕哕恶心,或发吐逆。

山大戟浆水煮,切,焙干,为末,一十五两　乳香别研　丁香为末,各五两　粉霜研　腻粉研碎,各七两半　龙脑研,二两半　水银　黄蜡　黑铅与水银同结砂子,各一十两半

上件合研令匀,每熔蜡一两,入蜜二钱半,和为圆,如黄米大。每一岁儿服一圆。如烦躁,研生脂麻、马齿水下。如吐逆,煎丁香马齿汤下。更量虚实

加减,食后,临卧服之。此药除热化涎,下膈止吐逆,若胃虚伤冷,呕吐不止者,不可服。凡小儿吐逆,宜速疗之,久不止,遂为慢惊,常宜收此药备急。

五福化毒丹

治小儿蕴积毒热,惊惕狂躁,颊赤咽干,口舌生疮,夜卧不宁,谵语烦渴,头面身体多生疮疖。

桔梗微炒　玄参洗,焙,各六两　青黛研　牙硝枯　人参去芦,各二两　茯苓去皮,五两
甘草炒,一两半　银箔八片,为衣　麝香研,半钱　金箔八片,为衣

上为细末,入研药匀,炼蜜为圆,每两作十二圆。每一岁儿,一圆分四服,用薄荷水化下。及疮疹后,余毒上攻口齿,涎血臭气,以生地黄自然汁化一圆,用鸡翎掭在口内。热疳肌肉黄瘦,雀目夜不见物,陈粟米泔水化下。食后,临卧服。

灵砂归命丹

治小儿蕴积邪热。潮热不除,颊赤口干,心膈烦躁,痰涎不利,睡卧不安,或发惊痫,涎潮搐搦。又疗积滞不消,下利多日,腹中疞痛,烦渴呕哕,服药调和不能愈者,并可服之。

巴豆去心、膜、皮,炒熟,研如面油,三百一十五粒　牛黄研　龙脑研　麝香研
腻粉研,各三两　辰砂研飞,九两　金箔研,九十片

上合研匀,炼黄蜡六两,入白沙蜜三分,同炼令匀,为圆如绿豆大。每服二圆,金银薄荷汤下,更量岁数加减。如惊痫搐搦,用龙脑、腻粉、蜜汤下。服药先以冷水浸少时,服之见效尤速。

大天南星圆

治小儿急慢惊风,涎潮发搐,目睛上视,口眼相引,牙关紧急,背脊强直,精神昏塞,连日不省。

龙脑研　牛黄研　乳香研,各一钱　天南星牛胆制者,半两　人参　天麻去芦
防风去芦,各一分　朱砂研,三钱　麝香研,一钱半　干蝎十四个,汤浸润,去土,微炒,为末

上件研杵令匀,炼蜜和圆,如大鸡头大。每服一圆,荆芥薄荷汤化下。量儿大小以意加减服,不计时候。

五疳保童圆

治小儿五疳。盖其骨肉轻软,肠胃微细,若乳哺有节,则脏腑相调;或乳

母寒温失理,饮食无常,醉饱喜怒,及小儿百晬以后,五岁以前,乳食渐多,不择生冷,好餐肥腻、甘、酸之物,即成五疳。一曰肝疳,其候摇头揉目,白膜遮睛,流汗遍身,合面而卧,目中涩痒,肉色青黄,发立头焦,筋青脑热,腹中积聚,下痢频多,久而不瘥,转甚羸瘦;二曰心疳,其候浑身壮热吐痢无常,颊赤面黄,胸膈烦满,鼻干心躁,口舌生疮,痢久不瘥,多下脓血,有时盗汗,或乃虚惊;三曰脾疳,其候腹多筋脉,喘促气粗,乳食不多,心腹胀满,多啼咳逆,面色萎黄,骨立毛焦,形枯力劣,胸膈壅闷,水谷不消,口鼻常干,好吃泥土,情意不悦,爱暗憎明,肠胃不和,痢多酸臭;四曰肺疳,其候咳嗽气逆,皮毛干焦,饶涕多啼,咽喉不利,揉鼻咬甲,壮热憎寒,口鼻生疮,唇边赤痒,腹内气胀,乳食渐稀,大肠不调,频频泄痢,粪中米出,皮上粟生;五曰肾疳,其候肌肉消瘦,齿龈生疮,寒热时作,口鼻干燥,脑热如火,脚冷如冰,吐逆既增,乳食减少,泻痢频并,下部开张,肛门不收,疳疮痒痛。已上疾状,并皆治疗。

黄连去须　白鳝头炙令焦黄,无,即炒白芜荑充代　草龙胆去芦　雄黄研飞　青橘皮去瓤　五倍子　夜明砂微炒,各一两　蟾头一枚,炙令黄色　苦楝根　天浆子微炒　胡黄连　麝香　青黛研　熊胆研　芦荟研,各一两（一本有虾蟆灰、蜗牛微炒）

上为细末,都研令匀,用糯米饭和圆,如麻子大。每服一岁儿一圆,不计时候,温米饮下,日进三服尤妙。一方有蜗牛微炒,一分。

熊胆圆

杀疳退惊。治壮热昏愦,呕吐痰涎,颊赤面黄,鼻干目涩,有时盗汗,或即虚惊,荏苒不除,乳食不进。

熊胆研　胡黄连木,各二钱　使君子麸炮,为末　天浆子麸炒,各七个　青黛研,一钱　寒食面三钱　麝香研,一分　细墨烧淬,半钱

上件一处同研匀,用白面糊和圆,如黍米大。每服五圆至七圆,米饮下,不计时候。

虎睛圆

治小儿惊风壮热,痰涎壅滞,精神昏愦,睡多惊啼,或发搐搦,目睛直视。

茯神去木　天麻去苗　腻粉研　天竺黄研　胡黄连各五两　朱砂研飞,二两　麝香研　白附子炮　天南星炮,各三两　青黛研,七两　使君子一百个　天浆子微炒,四十个

上为细末，以面糊为圆，如梧桐子大。每一岁儿服一圆，薄荷汤化下，更量虚实加减，乳食后服。

天麻防风圆

治一切惊风，身体壮热，多睡惊悸，手足抽掣，精神昏愦，痰涎不利，及风温邪热，并宜服之。

白僵蚕去丝、嘴，炒　干蝎炒，各半两　天麻去苗　防风去苗　人参各一两　朱砂研飞　雄黄研　麝香研　甘草炙，各一分　牛黄一钱

上为细末，炼蜜为圆，如梧桐子大。每服一圆至二圆，薄荷汤化下，不拘时候。

化虫圆

治小儿疾病多有诸虫，或因腑脏虚弱而动，或因食甘肥而动，其动则腹中疼痛，发作肿聚，往来上下，痛无休止，亦攻心痛，叫哭合眼，仰身扑手，心神闷乱，呕哕涎沫，或吐清水，四肢羸困，面色青黄，饮食虽进，不生肌肤，或寒或热，沉沉嘿嘿，不的知病之去处。其虫不疗，则子母相生，无有休止，长一尺则害人。

胡粉炒　鹤虱去土　槟榔　苦楝根去浮皮，各五十两　白矾枯，十二两半

上为末，以面糊为圆，如麻子大。一岁儿服五圆，温浆水入生麻油一二点，调匀下之，温米饮下亦得，不拘时候。其虫细小者皆化为水，大者自下。

进食圆

治乳食不消，心腹胀满，壮热喘粗，呕吐痰逆，肠鸣泄泻，米谷不化；或下痢赤白，腹痛后重，及食癥乳癖，痃气痞结，并皆治之。

代赭石烧醋淬，研　当归去芦，微炒　朱砂研，飞　枳壳去瓤，麸炒微黄　木香各半两　麝香细研，一分　巴豆霜半分

上件药捣，罗为末，入研药匀，面糊为圆，如麻子大。每一岁儿服一圆，温米饮下，更量虚实加减服之，食后服。

金箔镇心圆

治小儿风壅痰热，心神不宁，惊悸烦渴，唇焦颊赤，夜卧不安，谵语狂妄。

紫河车用黑豆煮软，切作片，焙干，二十五两　山药一百五十两　牙硝枯，十五两　甘草爁　人参去芦　茯苓去皮，各五十两　朱砂研飞，一百两　龙脑研，十两　麝香研，五两

金箔一千二百箔,为衣

上为细末,炼蜜为圆,每一两半作五十圆,以金箔为衣。每服一圆,薄荷汤化下,含化亦得,食后,临卧。常服安镇心神,散败邪热,凉咽膈,止惊啼。

比金圆

治小儿惊风体热,喘粗涎嗽,心忪颊赤,大小便不利,夜卧不稳。

滑石　腻粉研,各十五两　青黛研,二两半　天南星炮,一十二两半　巴豆七百个,去皮、去霜

上为细末,以面糊为圆,如麻子大。每服一岁一圆,薄荷温水下。如急惊风,头热足冷,口噤面青,筋脉抽掣,上膈顽涎,疾状甚者,加一二圆,煎桃符汤下,疏利下蕴毒热涎,立便安愈。小儿疮疹后余毒不解,宜与服,食后。

香连圆

治小儿冷热不调,泄泻烦渴,米谷不化,腹痛肠鸣;或下痢脓血,里急后重,夜起频并,不思乳食,肌肉消瘦,渐变成疳。

白石脂　龙骨　干姜炮　黄连去须,微炒　白矾煅,各半两

上件药捣,罗为末,醋煮面糊和圆,如麻子大。每一岁儿服十圆,米饮下,乳食前服。如烦渴,煎人参汤下,更量儿大小,以意加减,日三四服。

紫霜圆

治乳哺失节,宿滞不化,胸腹痞满,呕吐恶心,便利不调,乳食减少。又治伤寒温壮,内挟冷实,大便酸臭,乳食不消,或已得汗,身热不除,及变蒸发热,多日不解,因食成痫,先寒后热。

代赭石醋淬,细研,一两　赤石脂为末,一两　杏仁去皮、尖,麸炒,别研,五十枚　巴豆去皮、心,出油,炒研,三十粒

上合研匀,汤浸正饼,圆如黄米大。儿生三十日外,可服一圆,一岁至三岁并服二圆至三岁,乳汁送下,米饮亦得,微利为度,亦不虚人,未利再服,更量虚实加减,乳食后服。

开胃圆

治小儿脏腑怯弱,内受风冷,腹痛胀满,肠鸣泄利,或青或白,乳食不化,又治脏冷夜啼,胎寒腹痛。

白芍药　麝香细研,各一分　人参　木香　蓬莪茂煨　白术　当归去苗,微炒,

各半两（一本无白术）

上件捣，罗为末，都研令匀，汤浸炊饼和圆，如黍米大。每服十五圆，温米饮下。新生儿腹痛夜啼，可服五圆，并乳食前服。

没食子圆

治小儿肠虚受热，下痢鲜血，或便赤汁，腹痛后重，昼夜不止，遍数频多。

没食子　地榆各半两　黄柏锉，蜜炒，二两　黄连锉，炒，一两半　酸石榴皮一两

上件捣，罗为细末，以醋煮面糊为圆，如麻子大。每服十圆至二十圆，温米饮下。食前服。

水银扁圆子

治小儿惊风壮热，涎盛喘粗，或发搐搦，目睛上视，及因乳哺不节，胸满呕逆，精神迷闷，发痫瘈疭，并宜服之。

黄明胶炒令黄燥，一钱三字　腻粉　干蝎全者　百草霜研　牛黄研　铅霜研　青黛研，各一分　巴豆去皮、膜、脂，煮黄　黑铅同水银结砂子　水银各一两　香墨烧，淬，三钱

上为细末，入研药匀，以陈粟米饭为圆，如绿豆大，捏扁。每一岁儿服一圆，二岁服二圆，三岁服三圆，四岁以上服四圆，用干柿汤下，薄荷汤亦得，更量虚实加减服，利下青黏滑涎为度，乳食后服。此药不得化破。

牛黄膏

治惊化涎，凉膈镇心，祛邪热，止痰嗽。

蛤粉研飞，二百两　牙硝枯研　朱砂研飞，各十两　人参二十五两　雄黄研飞，七十五两　龙脑研，四两　甘草爁，五十两　金箔　银箔为衣，各二百片　牛黄二两，别研

上为细末，炼蜜搜和，每一两八钱作二十圆，以金箔、银箔为衣。一岁儿每服如绿豆大，薄荷温水化下，量岁数临时加减服之，食后。

金屑辰砂膏

治小儿经邪热，颊赤多渴，睡卧不宁，谵语狂妄，痰涎不利，精神恍惚，及大人痰热蕴积，心膈烦躁，咽喉肿痛，口舌生疮。

牙硝枯研　铁粉研，各半两　甘草炙，二两　龙脑研，二钱　辰砂研飞，三两　蛤粉研飞，八两　人参一两　金箔为衣，三十片

上为细末，炼蜜搜和，每一两半作二十圆，捏扁，用金箔为衣。每服半皂子大，大人一圆分作两服，并用薄荷汤化下。食后，临卧服。

润肺散

治小儿寒壅相交，肺气不利，咳嗽喘急，语声不出，痰涎壅塞，胸膈烦满，鼻塞清涕，咽喉干痛。

贝母去心，麸炒黄　杏仁汤去皮、尖及双仁者，焙干，面炒，各二两半　麻黄去根、节人参各二两　阿胶炒令黄燥　桔梗各半两　陈皮去白，一分　甘草炙，一两

上同杵，罗为粗末。每服一钱，水八分，煎六分，去滓，温服，食后。

惺惺散

治小儿风热疮疹，伤寒时气，头痛壮热，目涩多睡，咳嗽喘粗，鼻塞清涕。

瓜蒌根　人参　细辛去叶　茯苓去皮　白术　甘草炙　桔梗各一两半

上件同杵，罗为末。每服一钱，水一小盏，入薄荷三叶，同煎至四分，温服。如要和气，即入生姜煎服，不计时。

人参羌活散

治小儿寒邪温病，时疫疮疹，头痛体疼，壮热多睡，及治潮热烦渴，痰实咳嗽。

柴胡去苗　独活去芦　羌活去苗，各二两　人参去芦　芎䓖　枳壳去瓤，麸炒茯苓去皮　甘草炙，各一两　桔梗　前胡　天麻酒浸，炙　地骨皮去土，各半两

上为散。每服一钱，水七分盏，入薄荷少许，煎至五分，去滓，温服，不计时候。

辰砂金箔散

治小儿心膈邪热，神志不宁，惊惕烦渴，恍惚怔悸，夜卧不安，谵语狂妄，齿龈生疮，及痰实咳嗽，咽膈不利。

辰砂研飞，七十两　人参去芦　茯苓去皮　牙硝枯，各三十两　桔梗五十两蛤粉研飞，八十两　甘草炒，二十五两　金箔入药，二百片　生脑子研，二两

大人[①]、小儿咽喉肿痛，口舌生疮，每服少许，掺在患处，咽津，立效。大人膈热，每服一钱，新水调下，食后，临卧服。

消毒散

治小儿疮疹已出，未能匀透，及毒气壅遏，虽出不快，壮热狂躁，咽膈壅塞，睡卧不安，大便秘涩，及治大人、小儿上膈壅热，咽喉肿痛，胸膈不利。

[①] 大人：此上"辰砂金箔散"的制法及剂型缺如。疑脱。

牛蒡子爁,六两　荆芥穗一两　甘草炙,二两

上为粗末。每服一钱,用水一盏,煎七分,去滓温服,食后,小儿量力,少少与之。如治疮疹,若大便利者,不宜服之。

人参散

治中和气,止呕逆,除烦渴。治昏困多睡,乳食减少,及伤寒时气,胃气不顺,吐利止后,躁渴不解。

干葛二两　人参　白茯苓去皮,各一两　木香　甘草炙　藿香叶各一分

上件为末。每服一钱,水一中盏,煎七分,去滓,放温服,不计时。

生犀散

治小儿骨蒸肌瘦,颊赤口干,日晚潮热,夜有盗汗,五心烦躁,四肢困倦,饮食虽多,不生肌肉,及大病瘥后,余毒不解,或伤寒病后,因食羊肉,体热不除,并宜服之。

大黄蒸,切,焙　鳖甲汤煮,去裙襕,醋涂,炙黄　麦门冬去心　黄芪　秦艽去苗并土　羚羊角镑　桑白皮锉　人参　茯苓去皮　地骨皮去土　赤芍药　柴胡去苗　枳壳去瓤,麸炒

上各等分,捣为粗末。每服二钱,水一盏,入青蒿少许,煎至六分,去滓,温服,食后,儿小即分为二服。

清凉饮子

治小儿血脉壅实,腑脏生热,颊赤多渴,五心烦躁,睡卧不宁,四肢惊掣,及因乳哺不时,寒温失度,令儿血气不理,肠胃不调,或温壮连滞,欲成伏热,或壮热不歇,欲发惊痫。又治风热结核,头面疮疖,目赤咽痛,疮疹余毒,一切壅滞,并宜服之。

当归去芦,酒浸　甘草炙　大黄蒸,焙　赤芍药

上等分为粗末。每服一钱,水一中盏,煎至七分,去滓,温服,量儿大小,虚实加减,微溏利为度,食后,临卧服。

天竺饮子

治大人、小儿腑脏积热,烦躁多渴,舌颊生疮,咽喉肿痛,面热口干,目赤鼻衄,丹瘤结核,痛疮肿痛。又治伏暑燥热,疮疹余毒,及大便下血,小便赤涩。

川郁金用皂角水煮,切作片,焙干　甘草_{炙,各二十两}　大栀子仁_{微炒}　连翘_{各二十两}
雄黄_{飞研,五两}　瓜蒌根_{十斤}

上为细末。每服一大钱,食后,临卧,用新水调服,小儿半钱,临时更量儿大小,以意加减。

朱砂圆

镇心神,化痰涎,利咽膈,止烦渴。

硼砂_{研,一分}　朱砂_{研飞,五十两}　麝香_研　梅花脑_{研,各半两}　脑子_研
牙硝_{枯,各一两}　甘草_{浸汁熬膏,五斤}　寒水石_{烧通红,研,四两}

上研匀,用甘草膏和,每两作一百圆。每服一圆,含化。小儿夜多惊啼,薄荷水化下。

芦荟圆

治疳气羸瘦,面色萎黄,腹胁胀满,头发作穗,揉鼻咬甲,好吃泥土,利色无定,寒热往来,目涩口臭,齿龈烂黑。常服长肌退黄,杀疳虫,进乳食。

大皂角　干虾蟆_{用各等分,同烧存性,为末,一两,入下项药}　青黛_{研,一分}　芦荟_研
朱砂_{研飞}　麝香_{研,各一钱}

上合研匀,用汤浸蒸饼和为圆,如麻子大。每三岁儿,服二十圆,不计时候,温米饮下,更量大小加减。

和中散

治小儿脾胃不和,呕逆恶心,冷热不调,减食泄泻,腹痛肠鸣,少力嗜卧。

厚朴_{去皮,姜炙,六两}　白术_{三两}　干姜_炮　甘草_{炙,各二两}

上为末。每服一钱,水八分盏,生姜二片,煎六分,去滓,稍热服,乳食前服。

人参半夏圆

治肺胃受冷,咳嗽气急,胸膈痞满,喉中呀呷,呕吐涎沫,乳食不下。

半夏_{汤洗七次,切,焙}　厚朴_{去粗皮,姜汁炙}　丁香_{各四两}　陈皮_{去瓤}　人参_{去芦}
细辛_{去苗,各二两}

上为细末,用生姜汁打面糊为圆,如麻子大。三岁儿每服二十圆,生姜汤下,食后服,量儿大小加减。

辰砂半夏圆

治小儿肺壅痰实,咳嗽喘急,胸膈痞满,心忪烦闷,痰涎不利,呀呷有声。

五灵脂微炒,用酒研飞,去砂土　朱砂研飞,各一两　葶苈水淘净,日干,别杵成膏
杏仁汤浸,去皮、尖及双仁,麸炒,别杵成膏　半夏汤浸七次,去滑,焙干,各半两

上为末,入研药匀,以生姜汁煮面和圆,如小麻子大。每服五圆至七圆,
淡生姜汤下,食后。

丁香散

治胃虚气逆,呕吐不定,精神羸困,霍乱不安。

人参半两　丁香　藿香叶各一分

上件同杵,罗为散。每服一钱,水半盏,煎五七沸,入乳汁少许,去滓,稍
热服,不拘时服。

六神丹

治小儿疳气羸瘦,脏腑怯弱,泄利虚滑,乳食减少,引饮无度,心腹胀满。

丁香　木香　肉豆蔻去壳,各半两

上三味,用面裹同入慢灰火煨,令面熟为度,取出放冷。

诃子煨,去核　使君子仁各半两　芦荟细研入药,一两

上件同杵,罗为细末,以枣肉和圆,如麻子大。每服五圆至七圆,温米饮
下,乳食前服。

太一丹

治小儿诸风惊痫,潮发搐搦,口眼相引,项背强直,精神昏困,痰涎不利,
及一切虚风,并皆治之。

天南星炮　乌蛇酒炙,取肉,各三钱　天麻去芦,酒浸一宿　附子炮,去皮脐
麻黄去根、节,各半两　干蝎微炒,一钱半　白附子炮,三钱半　白僵蚕去丝、嘴,炒,四钱

已上为细末,以水一升,调浸三日,以寒食面一斗拌匀,踏作曲,须六月六
日,以楮叶罨七日取出,逐片用纸袋盛,挂当风,十四日可用,每曲末一两,入
下项药:

琥珀研,一钱　辰砂研飞,六钱　雄黄研飞,三钱　甘草炙,为末,半钱

上合研匀,炼蜜和圆,如鸡头大。每服一圆,温水化下,不计时。

大惊圆

治惊风诸痫,壮热昏愦,神志恍惚,痰涎壅塞,或发搐搦,目睛直视,并皆
治之。

蛇黄_{火煅,醋淬九次,研飞,二钱} 青礞石_{研,一钱} 朱砂_{研飞,三钱} 虾蟆灰 雄黄_{各一钱} 铁粉_{研,二钱半}

上研匀,以水浸蒸饼,圆如桐子大。每服一圆,煎薄荷水磨剪刀股化下,日二三服。此药治惊化涎,不用银粉。小儿脏腑、口齿、肠胃柔弱,凡用银粉药,切须慎之,则无他苦。

〔绍兴续添方〕

睡惊丹

治小儿惊邪,风热痰壅,咽膈不利,夜卧不安,睡中啼哭,惊风搐搦。

蛇黄_{火煅红,米醋淬五遍,再将醋煮丁为度} 天南星_{碾为粉,用薄荷汁搜和为饼、炙熟} 茯苓_{去皮} 铁粉_{重罗} 使君子仁

已上五味捣,罗为末,各称半斤。

脑子_{别研,半两} 麝香_{别研,一两} 银箔_研 金箔_{研,各一百片}

上前项五味药末,入后项研药拌匀,糯米糊为圆,如皂荚子大,朱砂为衣。用薄荷汤磨下,五岁儿一圆分二服,三岁以下儿一圆分三四服,更量岁数加减。常服安神镇心、定惊控痰。

使君子圆

治小儿五疳,脾胃不和,心腹膨胀,时复疞痛,不进饮食,渐致羸瘦,并宜服之。

厚朴_{去皮,姜汁炙} 陈皮_{去白} 川芎_{各一分} 使君子仁_{浸,去黑皮,一两}

上为细末,炼蜜圆如皂子大。三岁以上一粒,已下半粒,陈米饮化下。大治小儿腹痛。

加减四君子汤

治小儿吐泻不止,不进乳食,常服调胃进食。

白扁豆_{蒸熟,焙干} 藿香叶 甘草_炙 黄芪_{去苗,各一两} 人参 茯苓_{去皮,焙} 白术_{各四两}

上为细末。每服一钱,入盐点服,或用水七分盏,煎五分,温服。

消毒犀角饮

治证并方见前积热类。

〔宝庆新增方〕

肥儿圆

治小儿疳病者，多因阙乳，食吃太早所致；或因久患脏腑，胃虚虫动，日渐赢瘦，腹大发竖，不能行步，面黄口臭发热，面无精神，此药杀虫进食。

神曲炒　黄连去须，各十两　肉豆蔻面裹，煨　使君子去皮，麦芽炒，各五两　槟榔不见火，细锉，晒，二十个　木香二两

上为细末，猪胆为圆如粟米大。每服三十圆，量岁数加减，熟水下，空心腹。一方黄连、神曲、使君子各一两，槟榔、肉豆蔻各半两，木香二钱，面糊圆如萝卜子大，熟水吞下。

至圣保命丹

治小儿胎惊内吊，腹肚坚硬，目睛上视，手足抽掣，角弓反张。但是涎痰壅盛，一切急慢惊风，悉皆治之。

全蝎十四个　白附子　天南星炮　白僵蚕直青者，炒　朱砂研　麝香研，各一钱　防风去芦、叉　天麻各二钱　金箔十片　蝉蜕去泥，一钱

上为细末，入研药和匀，以粳米煮饭，取中心软者搜为圆，每两作四十圆。初生儿半圆，乳汁化下，周岁儿一圆，金银薄荷汤化下，十岁已上有急候者二圆，薄荷汤化下。常服镇心安神化痰，除一切惊风证候。

挨积圆

治小儿脾胃不和，宿滞不化，腹胀肠鸣，呕逆恶心，便利不调，乳食减少，或疳泻、积泻，大便酸臭。亦治丈夫、妇人胸膈不快，酒积、食积，呕逆恶心，吐泻脾疼。

京三棱炮　丁香皮不见火，各三两　丁香不见火　青皮去白，各一两　干姜炮　巴豆去皮、膜、油，各二钱半

上件为细末，入巴豆拌匀，面醋糊为圆，如粟米大。每服五十圆至六十圆，二岁儿可服七圆至十圆，生姜汤吞下，熟水亦得，不拘时候，更量儿岁数加减与之。此药不用大黄、硇砂、汞粉之类，并是性温之药，常服消积滞，进乳食，退黄长肌。

急风丹

治小儿伤风,鼻塞清涕,酒调涂囟门上,不可服。方见诸风类。

〔淳祐新添方〕

助胃膏

治小儿胃气虚弱,乳食不进,腹胁胀满,肠鸣泄泻,呃乳便青,或时夜啼,胎寒腹痛。

白豆蔻仁　肉豆蔻煨　丁香　人参　木香各一两　白茯苓去皮　官桂去粗皮　白术　藿香叶　缩砂仁　甘草炙,各二两　橘红去白　山药各四两

上为细末,炼蜜和成膏。每服如鸡头实大一圆,量儿大小加减,米饮化下,不拘时候。

观音散

治小儿外感风冷,内伤脾胃,呕逆吐泻,不进乳食,久则渐渐羸弱。大抵脾虚则泻,胃虚则吐,脾胃俱虚,吐泻不已。此药大能温养脾胃,进美饮食。全蝎观音散方见后。

人参一两　茯苓一钱半　神曲炒,二钱　石莲肉炒,去心,一分　绵芪　白芷　木香炮　白扁豆去皮,炙焦黄,去火毒　甘草炙,各一钱

上为细末。每服一钱,水一小盏,枣一枚,藿香三叶,煎四分,去滓,温服,量儿大小加减。

小抱龙圆

治伤风瘟疫,身热昏睡,气粗喘满,痰实壅嗽,及惊风潮搐,蛊毒、中暑,并可服之,壮实小儿宜与服之。

天竺黄一两　雄黄研飞,二分　辰砂别研　麝香别研,各半两　天南星腊月酿黄牛胆中,阴干百日者。如无,只以生者去皮、脐,锉,炒熟用,四两

上为细末,煮甘草水和圆,如皂子大。每服一圆,温水化下,百晬内者作三服,或用腊雪水煮甘草和药尤佳。

钓藤膏

治小儿胎寒胃冷,腹肚疗痛,夜间啼哭,呕吐乳食,大便泻青,状若惊搐,时有冷汗。

姜黄二钱　没药别研　木香　乳香别研,各四钱(一本有木鳖子二十个,去油,研)

上为细末,炼蜜和成膏。每服三钱,儿一圆,如鸡头实大,煎钓藤汤化下,更量大小加减,不拘时候。

〔吴直阁增诸家名方〕

蚵蚾圆

治小儿五疳八痢,乳食不节,寒温调适乖违,发竖毛焦,皮肤枯悴,脚细肚大,颅解胸陷,渐觉尪羸,时发寒热,盗汗咳嗽,脑后核起,腹内块生,小便泔浊,脓痢淀青;捋眉咬指,吃土甘酸,吐食不化,烦渴并频,心神昏瞀,鼻赤唇燥,小蛊既出,蛔虫咬心,疳眼雀目,名曰丁奚。此药救疗,效验如神。

白芜荑去皮　黄连去须　蚵蚾酒浸,去骨,焙　胡黄连各一两半　青黛半两,为衣

上件碾为细末,猪胆汁面糊圆,如粟米大。每服三十圆,用饭饮吞下,食后,临卧,日进三服。

高良姜散

治小儿冷伤,脾胃不和,腹胀气闷,不欲饮食。

高良姜　草豆蔻去皮　陈皮去白　当归微炒　肉桂去粗皮,各一分　人参去芦,半两

上件捣,罗为散。三岁儿每服一钱,水一盏,煎至五分,去滓,温服,不计时候。量儿大小,加减服之。

人参圆

治小儿乳哺,饮冷过度,伤冷脾胃,腹胁胀满,多吐痰涎。

人参　丁香　陈皮去白　干姜焙　白术各一分　半夏汤洗七次,半两

上件捣,罗为末,炼蜜和圆,如麻子大。每三岁小儿,服一十圆,温汤下,不拘时,日二服,量儿大小加减。

温脾散

治脾胃气不和,腹胁虚胀,不欲乳食,困倦无力,壮热憎寒,并皆疗之。

诃黎勒皮炮　人参各三分　甘草炙,一分　白术　木香　茯苓去皮　藿香去梗　陈皮去白　黄芪　桔梗各半两

上件捣,罗为散。三岁儿每服一钱,水一盏,入生姜钱子大片,淮枣一枚,同煎至五分、去滓,温服,不计时候,量儿大小加减。

243

白豆蔻散

治小儿脾胃不和,憎寒壮热,腹痛呕吐,不纳乳食。

枇杷叶去毛,微炙　白豆蔻去皮　陈皮去白　芎䓖　甘草炙,各一分　干木瓜　人参　黄芪各半两

上为粗散。三岁小儿每服一钱,水一小盏,生姜钱子三片,枣一枚,同煎至七分,去滓,温服,不计时候,量儿大小加减。

当归圆

治小儿冷热不调,大便青黄,心腹多痛,或腹中气满,或时呕逆,不欲乳食。

白芍药　当归微炒　人参　芎䓖各三分　白术　甘草炙,各半两

上件捣罗为末,水煮面糊圆,如麻子大,三岁小儿每服十圆,粥饮下,日三服,更量儿大小加减。

厚朴散

治小儿外感风冷,壮热憎寒,头痛体重,中寒气逆,呕吐恶心,或手足厥冷,及脾胃不和,并皆治之。

苍术米泔浸一宿,去黑皮,焙　厚朴去皮,姜汁炙　陈皮去白,各一两　干姜炮,三分　甘草炙,半两

上件为细末。三岁小儿每服一钱,水一小盏,入生姜钱二片,枣子一枚,同煎至五分,滤去滓,热服。

柴胡散

治小儿伤寒壮热,头痛体疼,口干烦渴。

石膏　黄芩　甘草　赤芍药　葛根各一两　麻黄去根、节　柴胡去苗,各半两

上捣罗为散。三岁小儿每服一钱,水一小盏,入生姜少许,葱白三寸,豉二十粒,同煎至五分,滤去滓,温服,不拘时候,汗出为效,量儿大小加减。

葛根散

治小儿伤寒,四肢烦热,头疼体痛,心躁口干发渴。

葛根　麻黄去根、节　人参各半两　肉桂去粗皮　甘草炙,各一分

上件捣为粗散。三岁儿每服一钱,水一小盏,入生姜少许,枣子一枚,同煎至五分,滤去滓,温服,量儿大小加减,不计时候。

人参散

治小儿伤寒作热。常服调顺阴阳,和养脾胃,定吐逆,止烦渴,品味与前人参散同。

上为散。三岁儿每服一钱,水一小盏,煎五分,温服,量儿大小加减。

豆蔻香连圆

治小儿乳食不节,肠胃虚弱,冷热之气客于肠间,下赤白痢,肠内痛,日夜频并,不欲饮食,量儿大小加减服之。

黄连去须,微炒,三分　肉豆蔻仁二枚　丁香一分　木香　诃黎勒炮,去核,各半两

上捣罗为末,以粟米粥和圆黍米大。三岁儿服十圆,粥饮下。

木香白术散

治小儿冷痢腹痛,四肢不和,饭食减少,渐至羸瘦。

诃黎勒炮,去核　龙骨　厚朴去粗皮,姜汁炙　当归微炒,各半两　木香　干姜炮白术各一分

上捣罗为散。三岁小儿每服一钱,以水一小盏,入枣二枚,同煎至五分,去滓,温服,食前,量儿大小加减。

龙骨圆

治小儿久患赤白痢,日夜频并,腹痛羸弱,不欲饮食。

黄连去须,微炒　黄柏　白龙骨　诃黎勒皮炮,去核　木香各一分　当归微炒干姜炮　白矾枯研,各半两　胡粉微炒黄,三分

上件捣,罗为末,炼蜜和圆,如绿豆大。三岁儿每服十圆,温粥饮下,日三服,量儿大小临时加减。

乌梅散

治小儿下痢后,津液减少,脏腑虚燥,烦渴引饮,及治诸病烦渴,引饮无度。

乌梅肉微炒,半两　白茯苓　干木瓜各一两

上捣,罗为粗散。三岁儿每服一钱,水一小盏,入生姜钱一片,煎至五分,去滓,温服,不计时候服,量儿大小加减。

白及散

治小儿肾气不成,脑髓不足。小儿年大,骨应合而不合,头缝开者是也,

宜以药涂之。

白及　柏仁　防风去苗　细辛去叶,各一两

上为细末。每一钱,以乳汁调涂,在儿颅骨上,每日一次用之。

附子散

治小儿大肠虚冷,肛门脱出,多因下痢得之,宜以药傅。

附子生,去皮、脐　龙骨各一两

上捣罗为细散。每服一钱,傅在脱肛上,按令人,频用之。

赤石脂散

治小儿因痢后䐬气下,推出肛门不入。

伏龙肝　赤石脂各等分

上件细研为散。每用半钱,傅肠头上,每日三上用。

柏墨散

治小儿断脐后,为水湿所伤,或褓袍湿气,伤于脐中,或解脱,风冷乘攻,令小儿四肢不和,脐肿啼哭,不能乳哺,宜速治之。

乱发净洗,烧为灰　釜下黑煤　黄柏末各等分

上件药同研令细。每用少许傅之。

半夏散

治小儿咳逆上气,心胸痰壅,不欲乳食。

紫菀去苗,净洗　五味子捡净　半夏汤泡七次　甘草炙,各五两　肉桂去粗皮　细辛去苗,各二两半

上件为细末。三岁儿每服一钱,水一盏,入生姜一片,煎至五分,去滓,温服,不计时候,量儿大小加减服。

朱矾散

治小儿初生鹅口,其舌上有白屑如米屑者,鼻外亦有,并不能乳。

朱砂细研　白矾枯,各等分

上件药研极细。每用少许,傅儿舌上,每日三次用之,先使乱发频揩舌上垢,令净即瘥。

紫苏子散

治小儿啼气未定,与乳饮之,与气相逆,气不得下。

紫苏子_{微炒}　萝卜子_{微炒}　诃黎勒皮　杏仁_{去皮、尖，麸炒黄}　人参_{去苗}　木香_{各半两}　青皮_{去白}　甘草_{炙微赤，各一两}

上件捣，罗为细散。每服一钱，以水一盏，入生姜钱少许，同煎至五分，去滓，温服，不计时候，量儿大小加减。

犀角人参散

治小儿虚热，及吐泻烦渴不止，及疏转后，并宜服。

生犀_{镑，二两}　人参_{十五两}　茯苓_{二十五两}　甘草_{熁，五两}　桔梗　干葛_{各二两半}

上为细末。每服一大钱，水一中盏，入灯心五茎，同煎六分，放温服，不计时候。烦渴者，入新竹叶同煎。

益黄散

治小儿脾胃虚弱，腹痛泄痢，不思乳食，呕吐不止，困乏神懒，心胁膨胀，颜色青黄，恹恹不醒。

丁香_{四钱，不见火}　陈皮_{去白，二两}　甘草_熁　诃子_{炮，去核}　青皮_{去白，各一两}

上为细末，每服一大钱，水七分盏，煎至五六分，食前进，量大小加减与服。此药极有神效，不可尽述。

钱氏白术散

治小儿脾胃久虚，呕吐泄泻，频并不止，津液枯竭，烦渴多燥，但欲饮水，乳食不进，羸困少力，因而失治，变成风痫，不问阴阳虚实，并宜服之。

人参　白术_{不见火}　木香_{不见火}　白茯苓_{去黑皮}　藿香_{去土、梗}　甘草_{炙，各一两}　干葛_{锉，二两}

上为粗末。每服一钱，水一小盏，煎至半盏，去滓，通口服，不拘时，更量儿大小加减，渴甚者并煎，任意饮之。

〔续添诸局经验秘方〕

全蝎观音散

治证与前观音散同。

石莲肉_{炒，去心}　白扁豆_炒　人参_{各二两半}　神曲_{炒，二两}　全蝎　羌活　天麻_{去苗}　防风_{去苗}　木香_炮　白芷　甘草_炙　黄芪_{捶扁，蜜刷，炙，各一两}　茯苓_{去皮，一两半}

上为细末。婴儿一字，二三岁半钱，四五岁一钱，用水一盏或半盏，枣子半个或一个，同煎至七分，去滓服，不拘时候。

镇心至宝丹

治小儿一切惊风搐搦，壮热涎多，鱼口鸦声，眼睛直视。

天南星煨 白附子炮 雄黄研 干蝎各半两 白僵蚕去丝、嘴，炒 郁金各一两 龙脑研 麝香研，各二钱半 辰砂研，一分 腻粉二钱 滑石末，二两

上为细末，炼蜜为圆，如皂荚子大，金、银箔为衣。每服一圆，食后，临卧薄荷汤下。常服镇心神，凉咽膈。

小黄连阿胶圆

治小儿乳食无度，冷热不调，下痢赤白，或如鱼脑，白多赤少，后重腹痛，烦渴引饮，小便不利，便圊频数，食减少力。

肉豆蔻 茯苓去皮 诃子炮，去核，各一两 黄连去须，微炒，二两

上为细末，用阿胶一两醋煎溶，搜为圆，如粟米大。每服一岁儿十粒至十五粒、二十粒，用温饮下，随乳亦得，更量岁数加减服，不计时候。

蛇头圆

治小儿急慢惊风，手足抽掣，眼睛直视，角弓反张，证候危急者。

蛇含石十个，煅三度，醋淬，却用甘草汤煮，出酸气，研飞，为细末 铁腻粉 五灵脂酒浸，去砂 神砂研 蝎梢 白附子炮 郁金炮，各二两 龙脑别研，半两 麝香研，一两 花蛇头十个，酒浸，去骨，用齿并肉

上为细末，面糊为圆，如鸡头大。每服一圆，薄荷自然汁磨，以井花水化开，量儿大小加减与服。

五疳消食圆

治小儿五疳八痢，杀腹脏虫，疗疳劳及走马，牙齿唇烂，肚大青筋。此药大能进食，悦颜色，长肌肤。

麦芽 使君子去皮，炒 黄连去须，微炒 橘红焙 草龙胆 芜荑

上等分为细末，粟米糊为圆，如粟米大。每服二三十圆，空心，米饮吞下，不拘时候，量儿岁数加减。

麦煎散

治小儿夹惊伤寒，吐逆壮热，表里不解，气粗喘急，面赤自汗，或狂言惊叫，或不语无汗，及瘾疹遍身，赤痒往来，潮热时行，麻豆疹子余毒未尽，浑身

浮肿,痰涎咳嗽,或变急慢惊风,手足搐搦,眼目上视,及伤风涎喘头疼,并皆治之。

知母　地骨皮拣净　赤芍药　甘草炙　石膏　葶苈子　白茯苓去皮　杏仁去皮、尖,麸炒　人参　滑石各半两　麻黄去根、节,一两半

上为细末。每服一钱,麦子煎汤调下。如初生孩儿感冒风冷,鼻塞身热,喷嚏多啼、每一字许,并用麦子煎汤下。

辰砂茯神膏

治小儿急慢惊风,潮涎搐搦,手足抽掣,心膈烦躁,及疗惊啼,睡不宁贴,腹中疗痛。

酸枣仁净,去壳　代赭石烧,醋淬,研　乳香炙,别研,各一两　茯神去木,一两半　朱砂研飞,半两　麝香研,一钱

上为细末,炼蜜圆如鸡头大。每服一圆,用金银薄荷汤研下,更量岁数加减与服。常服镇心、安神、定志。此药比他惊药大不同,温平不冷。

秘传神仙消痞圆

治小儿一切痞疾,皆因寒温不调,乳哺失节,或啖生冷、果子、黏食等物,脾胃微弱,不能消化,致五脏不利,三焦壅滞,结块腹内,坚硬如石,或发作寒热,有如疟证,不能饮食,渐致羸瘦,急宜服之。

斑蝥二十个,去头、足、翼,用糯米半升同炒,候米焦黄色为度,去米不用　巴豆去皮,取霜,二十粒

上先将斑蝥碾为细末、却入巴豆霜同研令匀,用米糊为圆,如小绿豆大。小儿三岁以前,每服三圆,五更初,茶清下,更量岁数、虚实,加减与服。此药神妙。

小驻车圆

治小儿冷热不调,或乳哺失节,泄泻不止,或下痢鲜血,或赤多白少,腹痛后重,肠胃虚滑,便数频并,减食困倦,一切泻痢,并宜服之。

当归去芦,二两　诃子炮,去核,一两　干姜炮　黄连去须,各三分

上为细末,用阿胶一两三分,水煎成汁,搜和为圆,如粟米大。每一岁儿服十粒至二十、三十粒,温饭饮下,随乳亦得,更量岁数加减与服。

银白散

治小儿百病。如慢惊搐搦,用麝香饭饮调下。急惊定后,用陈米饮调下。

惊吐不止，丁香汤调下。天柱倒，脚软，浓米饮调下。挟惊伤寒，薄荷葱白汤调下。疳气肚胀，气急多渴，百合汤调下。浑身壮热，面赤惊叫，金银薄荷汤调下，赤白痢不思乳食，姜钱三片，枣子三枚，煎汤调下。吃食不知饥饱，不长肌肉，炒麦芽一撮，同生姜煎汤调下。暴泻，紫苏木瓜汤调下。神形脱，言语不正，及大人吐泻，藿香汤调下。诸病后无精神，少气力，不思食，煎生姜枣汤调下。禀受气怯小儿，可每日一服，最妙。

升麻　知母　甘草炙　白扁豆炒　山药　人参　茯苓去皮　白术各等分

上为细末。每服一钱，汤使如前。当服沸汤点，不计时。

虾蟆圆

治小儿五疳八痢，腹胀面黄，肌肤瘦瘁，时作寒热，不思乳食，爱吃泥土，揉鼻咬甲，头发作穗，不长肌肉，多生疮癣，大便无时，小便如泔，呗吐乳食，痢色无定，或吃交奶，渐黄渐瘦，变成疳疾，并宜服之。

虾蟆　使君子炒　皂角烧，各二两　青黛二两半　龙胆草去草，四两　雄黄研, 飞, 二两

上为细末，入研药令匀，水糊为圆，如粟米大。每一岁儿七粒，二岁十粒，三岁二十粒，随乳下，饭饮亦得，不计时候。

磨积圆

治小儿脏腑怯弱，内受积冷，胁肋胀痛，呕吐痰逆，肠鸣泄泻，日夜频并，四肢困倦，面无颜色，肌肉消瘦，不进饮食，及疳气羸瘦，肚大青筋，口干烦渴，小便白浊，食不生肌，或发虚肿，寒热往来，或因食甘肥，虫动作痛，叫哭合眼，并能治之。

干漆炒　丁香各一两　青皮去白　京三棱炮，各六两　蓬茂半斤

上为细末、水糊为圆，如粟米大。每二岁儿，可服五圆，淡姜汤吞下，不拘时候，更量岁数、虚实，加减与之。

龙胆圆

治疳病发热。

龙胆草去芦　黄连去须, 微炒　青皮去白　使君子去皮,炒

上等分为细末，猪胆汁和为圆，如萝卜子大。每服二十粒，以意加减，临卧热水下。

〔诸汤〕

豆蔻汤

治一切冷气,心腹胀满,胸膈痞滞,哕逆呕吐,泄泻虚滑,水谷不消,困倦少力,不思饮食。

丁香枝杖七斤　甘草炒,十一斤　白面炒,六斤　肉豆蔻面裹,煨,八斤

上炒盐十三斤同为末。每服一钱,沸汤点服,食前。

木香汤

治胸膈痞塞,心腹刺痛,胁肋胀满,饮食减少,噫气吞酸,呕逆噎闷,一切气疾,并皆治之。

木香　青皮各三斤　姜黄　麦芽炒,各五斤　甘草炒　盐炒,各一十一斤　蓬茂四斤

上为末,每服一钱,沸汤点服,不计时候。

桂花汤

治一切冷气,心腹刺痛,胸膈痞闷,胁肋胀满,呕逆恶心,饮食无味。

干姜炮,九两　桂心　甘草炒,各九斤　缩砂仁三斤十四两

上炒盐十四斤,同为末。每服一钱,沸汤点服,食前。

破气汤

治一切冷气,攻心、腹、胁、肋,胀满刺痛,噫气吞酸,呕逆恶心,胸膈噎塞,饮食减少。

青皮不去白　陈皮不去白　茴香拣炒,各十二两　杏仁去皮、尖,麸炒,别捣　桂心各一斤　良姜炒　姜黄　荜澄茄　木香各六两　甘草炒,八斤半　盐炒,十四斤　丁香皮九两

上为末。每服一钱,沸汤点,食前服。

玉真汤

治一切冷气,痰逆恶心,胸膈痞闷,脐腹撮痛,口苦无味,饮食不美。

阿魏面裹,煨　茴香拣净,炒,各三斤　檀香一斤半　胡椒九两　干姜炮,一斤半　杏仁去皮、尖,麸炒,别捣,三斤十二两　白粳米炒,一斗六升　白面炒,六两　甘草炒,十两　盐炒,二十三两①

上为末。每服一钱,沸汤点服,食前。

---

① 二十三两:四库本、正保本皆作"二十三斤半"。

薄荷汤

消风壅，化痰涎。治头昏目眩，鼻塞咽干，心胸烦闷，精神不爽。

荆芥穗 盐炒，各三斤　鸡苏叶七斤半　瓜蒌根十一两　缩砂仁三两　甘草锉，炒，四斤

上为末。每服一钱，沸汤点，食后服。

紫苏汤

调气利膈，消痰止嗽。治心胸烦闷，口干多渴。

紫苏叶六斤　乌梅去核，微炒，九斤　甘草炒，十斤　杏仁去皮、尖，麸炒，别捣，三斤

上炒盐十斤同为末。每服一钱，沸汤点服，不拘时候。

枣汤

治脾胃不和，干呕恶心，胁肋胀满，不美饮食。

枣去核，一斤　生姜洗，切，五斤　甘草炙，锉，三斤

上三味一处拌匀，用盆器盛贮，以布盖罨一宿，焙干，捣为末。每服一钱，入盐少许，沸汤点服。常服健脾胃，顺气进食。

二宜汤

治冒暑引饮，冷热不调，泄泻多渴，心腹烦闷，痢下赤白，腹痛后重。

桂心四斤四两　干姜砂炒，四斤　甘草用砂炒，三十斤　杏仁去皮、尖，砂炒，四斤四两，别研

上为末。每服一钱，沸汤点服。如伤暑烦渴，新水调下，不计时。

厚朴汤

治脾胃虚冷，腹痛泄泻，胸膈痞闷，胁肋胀满，呕逆恶心，不思饮食。

厚朴去粗皮，用生姜二斤，制，十斤　枣一斗六升　丁香皮八两　甘草炒，十一斤
丁香枝杖十二两　盐炒，十五斤

上为末。每服二钱，水一盏，入生姜三片，枣二个（擘破），同煎至七分，热服。常服温中顺气，进饮食。每服一钱，沸汤点服，食前。

五味汤

温中益气。治胸膈痞满，心腹刺痛，短气噎闷，咳嗽痰唾，呕逆恶心，不思饮食。

五味子洗，九斤　良姜炒　陈皮去白　茴香炒，各一斤半　甘草炒，十七斤半
盐炒，二十二斤

上为末，每服二钱，沸汤点服，食前。

仙术汤

辟瘟疫,除寒湿,温脾胃,进饮食。

苍术去皮,四十八斤　枣去核,二斗四升　干姜炮,二十四两　杏仁去皮、尖,麸炒,别捣,六斤　甘草炒,十四斤　盐炒,二十五斤

上为细末,入杏仁和匀。每服一钱,沸汤点服,食前。常服延年,明目驻颜,轻身不老。

杏霜汤

调肺气,利胸膈,治咳嗽,止痰逆。

粟米炒,一斗六升　甘草炒,十斤半　盐炒,十六斤　杏仁去皮、尖,麸炒,别研,十斤

上为末。每服一钱,沸汤点服,不拘时。常服悦泽颜色,光润皮肤。

生姜汤

治酒食所伤,心胸烦满,口吐酸水,呕逆不定,饮食无味,胸膈不快。

干生姜二斤　白面炒,三斤　甘草炒,十三斤　杏仁去皮、尖,麸炒,别研,十斤

上炒盐二十二斤同为末。每服半钱,如茶点吃。常服一字,消食化痰,宽利胸膈,不拘时候。

益智汤

治一切冷气,呕逆恶心,脐腹胁肋,胀满刺痛,胸膈痞闷,饮食减少。

益智仁四斤半　京三棱煨,一斤半　干姜炮,三两　青皮　蓬莪茂　陈皮各十二两　甘草炒,十五斤　盐炒,十六斤半

上为细末。每服一钱,沸汤点服,不拘时候。常服顺气宽中,消宿冷,调脾胃。

茴香汤

疗元脏气虚冷,脐腹胀满,疞刺疼痛,不思饮食,一切冷气,并皆治之。又方见后。

茴香去土,炒,六斤　川楝子洗,炒　陈皮各二斤　甘草炒,七斤　盐炒,一斤

上为末。每服一钱,如茶点吃,常服温中益气,利胸膈,进饮食。

〔宝庆新增方〕

茴香汤

治疗与前茴香汤同。

白芷不见火　肉桂不见火,各二两　桔梗焙,三十两　茴香　甘草并炒,各六两

上为末。每服一钱,盐少许,沸汤点,食前。常服宽中,益气温胃。

檀香汤

治精神不爽,头目昏眩,心忪烦躁,志意不定。

川芎不见火　白芷不见火,各二两　桔梗焙,三十两　檀香不见火,三两　甘草炒,六两

上为细末。每服一钱,入盐少许,沸汤点服。调中顺气,安神定志,清爽头目。

缩砂汤

治一切冷气,心腹刺痛,胸膈痞闷,胁腹胀满,呕逆恶心,饮食无味,脾胃不和,酒食多伤,呕吐不止。

缩砂仁不见火　甘草炒,各十二两(一本作各二两)　桔梗焙,六十两　丁香皮不见火,六两

上为细末。每服一钱,入盐少许,沸汤点服,食前。常服消滞气,宽胸膈,健脾胃,进饮食,止呕吐。

胡椒汤

治脾胃受寒,胸膈不利,心腹疼痛,呕逆恶心。常服温暖脾胃,去寒顺气。

红豆　肉桂不见火,各一两　胡椒六两　干姜炒,三两　桔梗焙,三十两　甘草炒,七两

上为细末。每服一大钱,入盐少许,沸汤点服,不拘时。

〔吴直阁增诸家名方〕

挝[1]脾汤

治脾胃不快,宿醒留滞,呕吐酸水,心腹胀痛,不思饮食,伤冷泄泻,并宜服之。

麻油四两　良姜十五两　茴香炒,七两半　甘草十一两七钱[2]

---

[1] 挝:四库本作"养"。

[2] 钱:此下四库本、正保本皆有"半"一字。

上炒盐一斤同药炒，为细末。每服一钱，白汤点下。常服快气，大解中酒，美进饮食。

小理中汤

治脾胃不和，中寒上冲，胸胁逆满，心腹疞痛，饮酒过度，痰逆恶心，或时呕吐，心下虚胀，隔塞不通，饮食减少，短气羸困，温中逐水去湿。又治肠胃冷湿，泄泻注下，水谷不分，腹中雷鸣，霍乱吐利，手足厥冷，胸痹心痛，逆气结气，并皆治之。

苍术米泔浸，焙，五两　生姜五斤　甘草生用，十两　盐炒，十五两

上锉碎同碾，淹一宿，焙干，碾为细末。每一钱，沸汤点，空心服。

白梅汤

治中热，五心烦躁，霍乱呕吐，口干烦渴，津液不通。

白梅研破，二十九斤　檀香十四两　甘草十三斤半　盐炒，十五斤

上为末。每一钱，擦生姜、新汲水下。如酒后干哕，恶心舌涩，如茶吃。

三倍汤

治脾胃不和，胸膈闷满，饮食不化，呕逆恶心，或霍乱呕吐，心腹刺痛，肠鸣泄痢，水谷不分。

草豆蔻仁二两　甘草一两　生姜　盐炒，各五两

上件拌和匀，入瓷器内淹一宿，焙干，为末。沸汤点服。

〔续添诸局经验秘方〕

铁刷汤

治胃气不和，心腹疼痛，饮酒过度，呕哕恶心，脾痛翻胃，内感风冷，肠鸣泄泻；妇人血气刺痛，并皆治之。

香附子六两　桔梗一斤半　甘草一斤　干姜半斤　肉桂去粗皮，四两　茴香半斤良姜　陈皮各十二两

上除肉桂外，同炒，为细末。每服一钱，入盐少许，沸汤点下。常服快气，不拘时候。

快汤

大治脾胃虚冷，酒食所伤，胸膈不快，呕逆恶心，吞酸吐水，口淡舌涩，不

思饮食，并宜服之。

甘草炙，十八两　干姜炮，二^①斤半　粟米炒，三十两　桔梗炒，三斤

上炒盐一百二十钱重，同为细末。每服一钱，沸汤点，食前。

〔诸香〕

芬积香

沉香锉，二十五两　笺香　檀香锉，茶青浸，炒黄　甲香炭火煮两日，以蜜、酒煮熟沙木炭各二十两　丁香　藿香叶　麝香研　零陵香叶　牙硝研，各十两　脑子研，三两梅花脑研，二两

上除研药外，为细末，用蜜十两炼，同研药，常法烧。

衙香

甲香制法同前　沉香锉　笺香锉，各六两　脑子研　麝香研，各九两　牙硝研，十二两檀香锉，蜡茶清炒，十二斤　蜜比香称两加倍用，炼，和香

上为末，入研药，用蜜搜和令匀，如常法烧。

降真香

紫檀香锉，三十两　建茶末一两，汤调湿，拌匀，慢火炒，勿焦、末气尽为度　白茅香细，三十两青州枣二十个，擘破，水二大升，煮变色，炒色变，拣去枣及黑不用，十五两　紫润降真香锉，四十两　黄熟香锉，三十两　焰硝汤化，飞去滓，熬成霜，半斤　粉草锉，五两　瓶香二十两麝香末十五两　甘松拣净　丁香皮　藿香各十两　龙脑二两　笺香锉，三十两

上为末，入研药，炼蜜搜和，如常法烧。

玄参拣净，各五两　香白芷　藿香锉，各三两　香附子拣净　甘松拣净，各十两麝香末半斤^②

清远香

降真香紫藤者　零陵香　茅香各六两　丁香皮^③
上为末，炼蜜搜和，用如常法。

---

① 二：四库本作"三"。

② 玄参……麝香末半斤：疑为衍文。

③ 丁香皮：此下药量缺如。待考。

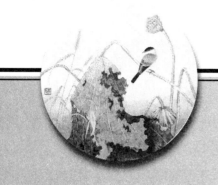

局 方 发 挥

原著　元·朱震亨

《和剂局方》之为书也，可以据证检方，即方用药，不必求医，不必修制，寻赎见成丸散，病痛便可安痊。仁民之意，可谓至矣！自宋迄今，官府守之以为法，医门传之以为业，病者恃之以立命，世人习之以成俗。然予窃有疑焉。何者？古人以神圣工巧言医。又曰：医者，意也。以其传授虽的，造诣虽深，临机应变，如对敌之将，操舟之工，自非尽君子随时反①中之妙，宁无愧于医乎？今乃集前人已②效之方，应今人无限之病，何异刻舟求剑，按图索骥？翼其偶然中，难矣！

或曰：仲景治伤寒著一百一十三方，治杂病著《金匮要略》③二十有三门④。历代名方，汗牛充栋，流传至今，明效大验，显然耳目。今吾子致疑于《局方》，无乃失之谬妄乎？

予曰：医之视病问证，已得病之情矣。然病者一身血气有浅深，体段有上下，脏腑有内外，时月有久近，形志有苦乐，资禀⑤有厚薄，能⑥毒有可否，标本有先后；年有老弱，治有五方，令有四时；某药治某病，某经用某药；孰为正治反治，孰为君臣佐使。合是数者，计较分毫；议方治疗，贵乎适中。今观《局方》，别无病源议论，止各方条述证候，继以药石之分两，修制药饵之法度，而又勉其多服、常服、久服。殊不知一方通治诸病，似乎立法简便，广络原野，冀获一兔⑦，宁免许学士⑧之诮乎？仲景诸方，实万世医门之规矩准绳也，后之欲为方圆平直者，必于是而取则焉。然犹设为问难，药作何应，处以何法。许学士亦曰：我善读仲景书而知其意，然未尝全用其方。《局方》制作，将拟仲景耶？故不揣荒陋，敢陈管见，倘蒙改而正诸，实为医道之幸。今世所谓风病，大率与诸痿证混同论治，良由《局方》多以治风之药，通治诸痿也。古圣论风、论痿，

---

① 反：据文义当作"取"。

② 已：当作"已"。下同。

③《金匮要略》：此下四库本有"曰"一字。

④ 二十有三门：即二十三门。

⑤ 资禀：四库本作"肌肤"。

⑥ 能（nài 奈）：通"耐"。

⑦ 兔：四库本作"二"。

⑧ 许学士：即许叔微，字知可，南宋医学家，曾为翰林学士。著《伤寒百证歌》《伤寒发微论》《伤寒九十论》等。

各有篇目；源流不同，治法亦异，不得不辨。按：《风论》①，风者，百病之长，至其变化，乃为他病。又曰善行数变，曰因于露风，曰先受邪，曰在腠理，曰客，曰入，曰伤，曰中。历陈五脏与胃之伤，皆多汗而恶风。其发明风邪系外感之病，有脏腑、内外、虚实、寒热之不同，若是之明且尽也。别无瘫痪、痿弱、卒中不省、僵仆、㖞斜、挛缩、眩运②、语涩、不语之文。新旧所录治风之方凡十道，且即至宝丹、灵宝丹论之，曰：治中风不语，治中风语涩。夫不语与语涩，其可一例看乎？有失音不语，有舌强不语，有神昏不语，有口禁③不语；有舌纵语涩，有舌麻语涩。治大肠风秘，秘有风热，有风虚，曾谓一方可通治乎？又曰：治口鼻血出。夫口鼻出血，皆是阳盛阴虚，有升无降，血随气上，越出上窍。法当补阴抑阳，气降则血归经，岂可以轻扬飞窜之脑麝，佐之以燥悍之金石乎？又曰：治皮肤燥痒。《经》曰：诸痒为虚，血不荣肌腠，所以痒也。当与滋补药以养阴血，血和肌润，痒自不作，岂可以一十七两重之金石，佐以五两重之脑麝、香桂？而欲以一两重之当归和血，一升之童便活血，一升之生地黄汁生血。夫枯槁之血，果能和而生乎？果能润泽肌肉之干瘦乎？又曰：治难产死胎，血脉不行，此血气滞病也。又曰：治神昏恍惚，久在床枕，此血气虚弱也。夫治血以血药，治虚以补药，彼燥悍香窜之剂，固可以劫滞气，果可以治血而补虚乎？润体丸等三十余方，皆曰治诸风，治一切风，治一应风，治男子三十六种风。其为主治甚为浩博，且寒热虚实，判然迥别，一方通治，果合经意乎？果能去病乎？龙虎丹、排风汤俱系治五脏风，而排风又曰风发，又似有内出之意。夫病既在五脏，道远而所感深，一则用麻黄三两，以发其表；一则用脑麝六两，以泻其卫，而谓可以治脏病乎？借④曰：在龙虎则有寒水石一斤以为镇坠；在排风则有白术、当归以为补养，此殆与古人辅佐因用之意合。吁！脏病属里，而用发表泻卫之药，宁不犯诛伐无过之戒乎？宁不助病邪而伐根本乎？骨碎补丸治肝肾风虚，乳香宣经丸治体虚，换腿丸治足三阴经虚，或因感风而虚，或因虚而感风。既曰体虚、肝肾虚、足三阴经虚，病非轻小，理宜补

---

① 《风论》：即《素问·风论》。

② 运：通"晕"。下同。

③ 禁：通"噤"。

④ 借：即使。

养，而自然铜、半夏、威灵仙、荆芥、地龙、川练①、乌药、防风、牵牛、灵脂、草乌、羌活、石南、天麻、南星、槟榔等疏通燥疾之药，居补剂之太半，果可以补虚乎？七圣散之治风湿流注，活血应痛丸之治风湿客肾经，卫②汗以散风，导水以行湿，仲景法也。观其用药，何者为散风？何者谓行湿？吾不得而知也。三生饮之治外感风寒，内伤喜怒，或六脉沉伏，或指下浮盛及痰厥气虚，大有神效。治外感以发散，仲景法也；治内伤以补养，东垣法也；谁能易之？脉之沉伏浮盛，其寒热、表里、虚实之相远，若水火然，似难同药。痰厥因于寒或能成功，血气虚者何以收救？已③上诸疑，特举其显者耳！若毫分缕析，更仆未可尽也，姑用置之忘言。

或曰：吾子谓《内经·风论》主于外感，其用麻黄、桂枝、乌附辈将以解风寒也，其用脑麝、威灵仙、黑牵牛辈将以行凝滞也。子之言过矣！

予应之曰：风病外感，善行数变，其病多实少虚，发表行滞，有何不可？治风之外，何为又历述神魂恍惚，起便须人，手足不随，神志昏愦，瘫痪䐴曳④，手足筋衰，眩运倒仆，半身不遂，脚膝缓弱，四肢无力，颤掉拘挛，不语，语涩，诸痿等证，悉皆治之。考诸《痿论》⑤，肺热叶焦，五脏因而受之，发为痿躄。心气热生脉痿，故胫纵不任地。肝气热生筋痿，故宗筋弛纵。脾气热生肉痿，故痹而不仁。肾气热生骨痿，故足不任身。又曰诸痿皆属于上。谓之上者，指病之本在肺也。又曰昏惑，曰瘛疭，曰瞀闷，曰瞀昧，曰暴病，曰郁冒，曰矇昧，曰暴喑⑥，曰瞀瘈，皆属于火。又曰四肢不举，曰舌本强，曰足痿不收，曰痰涎有声，皆属于土。又《礼记》注曰：鱼、肉天产也，以养阳作阳德，以为倦怠，悉是湿热内伤之病，当作诸痿治之。何《局方》治风之方，兼治痿者十居其九？不思诸痿皆起于肺热，传入五脏，散为诸证，大抵只宜补养，若以外感风邪治之，宁免实实虚虚之祸乎？

或曰：《经》曰：诸风掉眩，皆属于肝；诸暴强直，皆属于风。至于掉振不

---

① 练：据文义当作"楝"。
② 卫：四库本作"微"。
③ 已：同"以"。
④ 䐴曳：(duǒyè 朵夜)肢体筋脉弛缓无力之中风病证。
⑤《痿论》：即《素问·痿论》。
⑥ 喑(yīn 音)：声哑不能说话。

能久立，善暴僵仆，皆以为木病。肝属木，风者木之气，曰掉、曰掉振，非颤掉乎？曰眩，非眩运乎？曰不能久立，非筋衰乎？非缓弱无力乎？曰诸暴强直，非不随乎？曰善暴僵仆，非倒仆乎？又曰瞀闷，曰瞀昧，曰暴病，曰郁冒、矇昧、暴喑，曰瞀瘛，与上文所谓属肝、属风、属木之病相似，何为皆属于火？曰舌本强，曰痰涎有声，何为皆属于土？《痿论》俱未尝言及。而吾子合火土二家之病，而又与倦怠并言，总作诸痿治之，其将有说以通之乎？

予应之曰：按《原病式》①曰，风病多因热甚。俗云风者，言末而忘其本也。所以中风而有瘫痪诸证者，非谓肝木之风实甚而卒中之也，亦非外中于风，良由将息失宜，肾水虚甚，则心火暴盛，水不制火也。火热之气怫郁，神明昏冒，筋骨不用，而卒倒无所知也。亦有因喜、怒、思、悲、恐五志过极而卒中者，五志过热甚故也。又《原病②》曰：脾之脉，连舌本，散舌下。今脾脏受邪故舌强。又河间曰：谓膈热甚，火气炎上，传化失常，故津液涌而为痰涎潮上；因其稠粘难出，故作声也。一以属脾，一以为胃热，谓之属火与土，不亦宜乎？虽然岐伯、仲景、孙思邈之言风，大意似指外邪之感，刘河间之言风，明指内伤热证，实与《痿论》所言诸痿生于热相合。外感之邪，有寒、热、虚、实，而挟寒者多；内伤之热，皆是虚证，无寒可散，无实可泻。《局方》本为外感立方，而以内伤热证混同出③治，其为害也，似非细故。

或曰：风分内外，痿病因热，既得闻命矣。手阳明大肠经，肺之腑也；足阳明胃经，脾之腑也。治痿之法，取阳明一经，此引而未发之言，愿明以告我。

予曰：诸痿生于肺热，只此一句，便见治法大意。《经》曰：东方实西方虚，泻南方补北方。此固是就生克言补泻，而大经大法不外于此。东方，木，肝也；西方，金，肺也；南方，火，心也；北方，水，肾也。五行之中，惟火有二，肾虽有二，水居其一，阳常有余，阴常不足。故《经》曰：一水不胜二火，理之必然。肺金体燥而居上，主气畏火者也。脾土性湿而居中，主四肢畏木者也。火性炎上，若嗜欲无节，则水失所养，火寡于畏而侮所胜，肺得火邪而热

---

① 《原病式》：即《素问玄机原病式》的简称。金代刘完素撰。

② 原病：据文义，此下疑脱"式"一字。

③ 出：据文义当作"论"。

矣。木性刚急，肺受热则金失所养，木寡于畏而侮所胜，脾得木邪而伤矣。肺热则不能管摄一身，脾伤则四肢不能为用，而诸痿之病作。泻南方则肺金清，而东方不实，何肺①伤之有？补北方则心火降，而西方不虚，何肺热之有？故阳明实则宗筋润，能束骨而利机关矣。治痿之法，无出于此。骆隆吉②亦曰：风火既炽，当滋肾水。东垣先生取黄柏为君，黄芪等补药之辅佐以治诸痿，而无一定之方。有兼痰积者，有湿多者，有热多者，有湿热相半者，有挟气者，临病制方，其善于治痿者乎！虽然药中肯綮③矣。若将理失宜，圣医不治也。天产作阳，厚味发热，先哲格言。但是患痿之人，若不淡薄食味，吾知其必不能安全也。

或曰：小续命汤与《要略》④相表里，非外感之药乎？地仙丹治劳伤肾惫，非内伤之药乎？其将何以议之？

予曰：小续命汤比《要略》少当归、石膏，多附子、防风、防己，果与仲景意合否也？仲景谓汗出则止药，《局方》则曰久服差⑤，又曰久病风，阴晦时更宜与，又曰治诸风，似皆非仲景意。然麻黄、防己可久服乎？诸风可通治乎？

地仙丹既曰补肾，而滋补之药与僭⑥燥走窜之药相半用之，肾恶燥，而谓可以补肾乎？借曰：足少阴经，非附子辈不能自达。八味丸，仲景肾经药也，八两地黄以一两附子佐之，观此则是非可得而定矣，非吾之过论也。

又观治气一门，有曰治一切气，冷气、滞气、逆气、上气，用安息香丸、丁沉丸、大沉香丸、苏子丸⑦、匀气散、如神丸、集香丸、白沉香丸⑧、煨姜丸、盐煎散、七气汤、九痛⑨、温白丸、生姜汤⑩；其治呕吐、膈噎也，用五膈丸、五膈宽中

---

① 肺：四库本作"脾"。

② 骆隆吉：当作"骆龙吉"，宋代医家，著《内经拾遗方论》等。

③ 肯綮：指骨肉相连的地方。比喻要害或事物的关键。

④《要略》：即《金匮要略》。

⑤ 差：通"瘥"，病愈。

⑥ 僭：过分。

⑦ 苏子丸：《太平惠民和剂局方》作"紫苏子圆"。

⑧ 白沉香丸：《太平惠民和剂局方》作"白沉香散"。

⑨ 九痛：此下《太平惠民和剂局方》有"圆"字。

⑩ 生姜汤：《太平惠民和剂局方》作"生气汤"。

散、膈气散、酒症丸、草豆蔻丸①、撞气丸②、人参丁香散；其治吞酸也，用丁沉煎丸、小理中丸；其治痰饮也，用倍术丸、消饮丸、温中化痰丸、五套丸③。且于各方条下，或曰口苦失味，曰噫酸，曰舌涩，曰吐清水④，曰痞满，曰气急，曰胁下急痛，曰五心中热，口烂生疮，皆是明著热证，何为率用热药？夫周流于人之一身以为生者气也。阳往则阴来，阴往则阳来，一升一降，无有穷已。苟内不伤于七情，外不感于六淫，其为气也，何病之有？今曰冷气、滞气、逆气、上气，皆是肺受火邪，气得炎上之化，有升无降，熏蒸清道，甚而至于上焦不纳，中焦不化，下焦不渗，展转传变，为呕为吐，为膈为噎，为痰为饮，为翻胃，为吞酸。夫治寒以热，治热以寒，此正治之法也；治热用热，治寒用寒，此反佐之法也。详味前方，既非正治，又非反佐，此愚之所以不能无疑也。谨按：《原病式》曰：诸呕吐酸，皆属于热；诸积饮痞膈中满，皆属于湿；诸气逆冲上，呕涌溢，食不下，皆属于火；诸坚痞，腹满急痛，吐腥秽，皆属于寒，深契仲景之意。《金匮要略》曰：胸痹病，胸背痛，栝蒌薤白汤主之；胸痹，心痛彻背，栝蒌薤白半夏汤主之；心下痞气，气结在胸胁下，上逆抢心者，枳实薤白栝蒌桂枝汤主之；呕而心下痞者，半夏泻心汤主之；干呕而利者，黄芩加半夏生姜汤主之；诸呕吐，谷不得入者，小半夏汤主之；呕吐，病在膈上者，猪苓汤主之；胃反呕吐者，半夏参蜜汤主之；食已即吐者，大黄甘草汤主之；胃反吐而渴者，茯苓泽泻汤主之；吐后欲饮者，文蛤汤主之；病似呕不呕，似哕不哕，心中无奈者，姜汁半夏汤主之；干呕，手足冷者，陈皮汤主之；哕逆者，陈皮竹茹汤主之；干呕下痢者，黄芩汤主之；气冲上者，皂荚丸主之；上气脉浮者，厚朴麻黄汤主之；上气脉沉者，泽漆汤主之；大逆上气者，麦门冬汤主之；心下有痰饮，胸胁支满，目眩，茯苓桂枝汤主之；短气有微饮，当从小便出之，宜茯苓桂枝术甘汤，肾气丸亦主之；病者脉伏，其人欲自利，利者反快，虽利，心下续坚满者，此为流饮⑤欲去故也，甘遂半夏汤主之；病悬饮者，十枣

---

① 草豆蔻丸：《太平惠民和剂局方》作"草豆蔻散"。
② 撞气丸：《太平惠民和剂局方》作"撞气阿魏圆"。
③ 五套丸：《太平惠民和剂局方》作"丁香五套圆"。
④ 清水：四库本作"涎沫"。
⑤ 流饮：《金匮要略·痰饮咳嗽病脉证并治》作"留饮"。

汤主之；病溢饮者，当发其汗，宜大青龙汤，又宜用小青龙汤；心下有支饮，其人若①冒眩，泽泻汤主之；支饮胸满者，厚朴大黄汤主之；支饮不得息，葶苈大枣泻肺汤主之；呕家本渴，今反不渴，心中②有支饮故也，小半夏汤主之；卒呕吐，心下痞，膈间有水，眩悸者，小半夏加茯苓汤主之；假令瘦人，脐下有悸者，吐涎沫而头眩，水也，五苓散主之；心胸有停痰宿水，自吐水后，心胸间虚，气满不能食，消痰气令能食，茯苓饮主之；先渴后呕，为水停心下，此属饮家，半夏加茯苓汤主之。观其微意，可表者汗之，可下者利之，滞者导之，郁者扬之，热者清之，寒者温之，偏寒偏热者反佐而行之，挟湿者淡以渗之，挟虚者补而养之，何尝例用辛香燥热之剂，以火济之火，实实虚虚，咎将谁执？

或曰：《脉诀》谓热则生风，冷生气，寒主收引。今冷气上冲矣，气逆矣，气滞矣，非冷而何？吾子引仲景之言而斥其非，然则诸气诸饮，呕吐反胃，吞酸等病，将无寒证耶？

予曰：五脏各有火，五志激之，其火随起。若诸寒为病，必须身犯寒气，口得寒物，乃为病寒，非若诸火病自内作，所以气之病寒者，十无一二。

或曰：其余痰气，呕吐吞酸，噎膈反胃，作热作火论治，于理可通。若病人自言冷气从下而上者，非冷而何？

予曰：上升之气，自肝而出，中挟相火，自下而出，其热为甚，自觉其冷。非真冷也，火极似水，积热之甚，阳亢阴微，故见此证。冷生气者，出高阳生之谬言也。若病果因感寒，当以去寒之剂治之，何至例用辛香燥热为方，不知权变，宁不误人？

或曰：气上升者，皆用黑锡丹、养正丹、养气丹等药，以为镇坠，然服之者随手得效，吾子以为热甚之病，亦将有误耶？

予曰：相火之外，又有脏腑厥阳之火，五志之动，各有火起。相火者，此《经》所谓一水不胜二火之火，出于天造。厥阳者，此《经》所谓一水不胜五火之火，出于人欲。气之升也，随火炎上，升而不降，孰能御之？今人欲借丹剂之重坠而降之，气郁为湿痰，丹性热燥，湿痰被劫，亦为暂开，所以清快。丹药

---

① 若：《金匮要略·痰饮咳嗽病脉证并治》作"苦"。

② 中：《金匮要略·痰饮咳嗽病脉证并治》作"下"。

之法，偏助狂火，阴血愈耗，其升愈甚，俗人喜温，迷而不返，被此祸者，滔滔皆是。

或曰：丹药之坠，欲降而升，然则，如之何则可？

予曰：投以辛凉，行以辛温，制伏肝邪；治以咸寒，佐以甘温，收以苦甘，和以甘淡，补养阴血，阳自相附，阴阳比和，何升之有，先哲格言，其则不远，吾不赘及。

或曰：吐酸，《素问》明以为热，东垣又言为寒，何也？

予曰：吐酸与吞酸不同，吐酸是吐出酸水如醋，平时津液随上升之气郁积而成。郁积之久，湿中生热，故从火化，遂作酸味，非热而何？其有积之于久，不能自涌而出，伏于肺胃之间，咯不得上，咽不得下；肌表得风寒，则内热愈郁，而酸味刺心；肌表温暖，腠理开发，或得香热汤丸，津液得行，亦得暂解，非寒而何？《素问》言热者，言其本也；东垣言寒者，言其末也。但东垣不言外得风寒，而作收气立说，欲泻肺金之实；又谓寒药不可治酸，而用安胃汤、加减二陈汤，俱犯丁香，且无治热湿郁积之法，为未合经意。予尝治吞酸，用黄连、茱萸各制炒，随时令迭为佐使，苍术、茯苓等为主病①，汤浸炊饼为小丸吞之，仍教以粗食蔬菜自养，则病易安。

或曰：苏合香丸虽是类聚香药，其治骨蒸、殗殜②、月闭、狐狸③等病，吾子以为然乎？

予曰：古人制方，用药群队者，必是攻补兼施，彼此相制，气味相次，孰为主病，孰为引经，或用正治，或用反佐，各有意义。今方中用药一十五味，除白术、朱砂、诃子共六两，其余一十二味共二十一两，皆是性急轻窜之剂，往往用之于气病与暴仆昏昧之人，其冲突经络，漂荡气血，若摧枯拉朽然，不特此也。至如草豆蔻散，教人于夏月浓煎，以代热水。夫草豆蔻，性大热，去寒邪，夏月有何寒气而欲多服？缩脾饮用草果，亦是此意。且夏食寒，所以养阳也。草豆蔻、草果其食寒之意乎？不特此也，抑又有甚者焉。接气丹曰，阳气暴绝，当是阴先亏，阴先亏则阳气无所依附，遂致飞越而暴绝也。上文乃曰，阴气独

---

① 病：据文义当作"药"。

② 殗殜（yèdié 液蝶）：病名，劳瘵之属。

③ 狐狸：据文义疑作"狐惑"，病名。

盛。阴气若盛,阳气焉有暴绝之理?假令阳气暴绝,宜以滋补之剂保养而镇静之,庶乎其有合夏食寒以为养阳之本,何至又服辛香燥热之剂乎?且此丹下咽,暴绝之阳果能接乎?孰为是否,君其算之。

或曰:《局方》言阴胜,阴邪盛也。阴邪既盛,阳有暴绝之理;子之所言,与阳气相对待之阴也。果有阴亏而阳绝者,吾子其能救之乎?

予曰:"阴阳"二字,固以对待而言,所指无定在,或言寒热,或言血气,或言脏腑,或言表里,或言动静,或言虚实,或言清浊,或言奇偶,或言上下,或言正邪,或言生杀,或言左右。求其立言之意,当是阴鬼之邪耳!阴鬼为邪,自当作邪鬼治之。若阴先亏而阳暴绝者,尝治一人矣。浦江郑兄年近六十,奉养受用之人也。仲夏久患滞下,而又犯房劳。忽一晚正走厕间,两手舒撒,两眼开而无光,尿自出,汗如雨,喉如拽锯,呼吸甚微,其脉大而无伦次,无部位,可畏之甚。余适在彼,急令煎人参膏,且与灸气海穴,艾灶如小指大,至十八壮,右手能动,又三壮,唇微动;参膏亦成,遂与一盏,至半夜后尽三盏,眼能动;尽二斤方能言而索粥;尽五斤而利止;十斤而安。

或曰:诸气、诸饮与呕吐、吞酸、膈噎、反胃等证,《局方》未中肯綮,我知之矣。然则《要略》之方,果足用乎?抑犹有未发者乎?

予曰:天地气化无穷,人身之病亦变化无穷。仲景之书,载道者也。医之良者,引例推类,可谓无穷之应用,借令略有加减修合,终难逾越矩度。夫气之初病也,其端甚微,或因些少饮食不谨,或外冒风雨,或内感七情,或食味过厚,偏助阳气,积成膈热,或资禀充实,表密无汗;或性急易怒,火炎上,以至津液不行,清浊相干。气为之病,或痞或痛,不思食,或噫腐气,或吞酸,或嘈杂,或膨满。不求原本,便认为寒,遽以辛香燥热之剂投之,数帖时暂得快,以为神方。厚味仍前不节,七情反复相仍,旧病被劫暂开,浊液易于攒聚,或半月、或一月,前证复作。如此延蔓,自气成积,自积成痰,此为痰、为饮、为吞酸之由也。良工未遇,缪①药又行,痰挟瘀血,遂成窠囊,此为痞、为痛、呕吐、为噫膈、反胃之次第也。饮食汤液滞泥不行,渗道塞涩,大便或秘或溏,下失传化,中焦愈停。医者不察,犹执为冷,翻思前药,随手得快。至此宾主皆恨

---

① 缪:通"谬",错误的,不合情理的。下同。

药欠燥热,颙伺①久服,可以温脾壮胃,消积行气,以冀一旦豁然之效。不思胃为水谷之海,多血多气,清和则能受,脾为消化之气②,清和则能运。今久得香热之偏助,气血沸腾,其始也,胃液凝聚,无所容受;其久也,脾气耗散,传化渐迟。其有胃热易饥,急于得食,脾伤不磨,郁积成痛;医者犹曰虚而积寒,非寻常草木可疗,径以乌附助佐丹剂,专意服饵。积而久也,血液俱耗,胃脘干槁。其槁在上,近咽之下,水饮可行,食物难入,间或可人亦不多,名之曰噎。其槁在下,与胃为近,食虽可入,难尽入胃,良久复出,名之曰膈,亦曰反胃,大便秘少,若羊矢③然。名虽不同,病出一体。《要略》论饮有六,曰痰饮、悬饮、溢饮、支饮、留饮、伏饮,分别五脏诸证,治法至矣尽矣。第恨医者不善处治,病者不守禁忌,遂使药助病邪,展转深瘤,去生渐远,深可哀悯。

或曰:《千金》诸方,治噎膈、反胃,未尝废姜桂等剂,何吾子之多言也?

予曰:气之郁滞,久留清道,非借香热不足以行。然悉有大黄、石膏、竹茹、芒硝、泽泻、前胡、朴硝、茯苓、黄芩、芦根、栝蒌等药为之佐使。其始则同,其终则异,病邪易伏,其病自安。

或曰:胃脘干槁者,古方果可治乎?将他有要捷之法者,或可补前人之未发者乎?

予曰:古方用人参以补肺,御米④以解毒,竹沥以消痰,干姜以养血,粟米以实胃,蜜水以润燥,姜以去秽,正是此意。张鸡峰⑤亦曰:噎当是神思间病,惟内观自养,可以治之。此言深中病情,而施治之法,亦为近理。夫噎病,生于血干。夫血,阴气也。阴主静,内外两静,则脏腑之火不起,而金水二气有养阴血自生,肠胃津润,传化合宜,何噎之有?因触类而长,曾制一方,治中年妇人,以四物汤加和白陈皮、留尖桃仁、生甘草、酒红花,浓煎,入驴尿饮,以防其或生虫也。与数十帖而安。又台州治一匠者,年近三十,勤于工作,而有艾妻⑥,且喜酒。其面白,其脉涩,重则大而无力。乃令谢去工作,卧

---

① 颙伺:盼望,期待。

② 气:据文义似作“器”

③ 矢:通“屎”

④ 御米:婴粟壳之别名。

⑤ 张鸡峰:即张锐,字子刚,宋代医学家,著《鸡峰普济方》等。

⑥ 艾妻:美好的妻子。

于牛家，取新温牛乳细饮之，每顿进一杯，一昼夜可饮五七次，尽却食物，以渐而至八九次，半月大便润，月余而安。然或口干，盖酒毒未解，间饮甘蔗汁少许。

或者又曰：古方之治噎膈反胃，未有不言寒者，子何不思之甚？

予曰：古人著方，必为当时抱病者设也。其人实因于寒，故用之而得效，后人遂录以为今式①，不比《局方》泛编成书，使天下后世之人凡有此证者，率遵守以为之定法，而专以香热为用也。虽然挟寒者亦或有之，但今人之染此病，率因痰气，久得医药传变而成，其为无寒也明矣。

或曰：治脾肾以温补药，岂非《局方》之良法耶？吾子其将何以议之？

予曰：众言淆乱，必折诸圣。切②恐脾肾有病，未必皆寒。观其养脾丸治脾胃虚冷，体倦不食；嘉禾散治脾胃不和，不能多食；消食丸治脾胃俱虚，饮食不下；小独圣丸治脾胃不和，不思饮食；大七香丸治脾冷胃虚，不思饮食；连翘丸治脾胃不和，饮食不下；分气紫苏饮治脾胃不和；木香饼子治脾胃虚寒；温中良姜丸曰温脾胃；夺命抽刀散曰脾胃冷；烧脾散曰脾胃虚；进食散曰脾胃虚冷，不思饮食；丁香煮散曰脾冷胃寒；二姜丸曰养脾温胃；姜合丸曰脾胃久虚；蓬煎丸曰脾胃虚弱；守金丸③曰脾胃虚冷；集香丸曰脾胃不和；蟠葱散曰脾胃虚冷；壮脾丸④曰脾胃虚弱；人参丁香散曰脾胃虚弱；人参煮散曰脾胃不和；丁香透膈汤曰脾胃不和；丁香五夺丸曰脾胃虚弱；膃肭脐丸之壮气暖肾；菟丝子丸之治肾虚；金钗石斛丸之治气不足；茴香丸之治脏虚冷；玉霜丸之治气虚；安肾丸之治肾积寒；麝香鹿茸丸之益气；养正丹之治诸虚；朴附丸之治脾胃虚弱；接气丹之治真气虚；四神丹之治五脏；沉香鹿茸丸之治气不足；椒附丸之温五脏；苁蓉大补丸之治元脏⑤元气虚；钟乳白泽丸之治诸虚；三建汤之治气不足；甚者类聚丹剂，悉曰补脾胃，温脾胃，补肾，补五脏，补真气。而各方条下，曰舌苦，曰面黄，曰舌苦无味，曰中酒、吐酒，曰酒积，曰酒癖，曰饮酒多，曰酒过伤，曰气促喘急，曰口淡，曰舌涩，曰噫醋，曰舌干，曰溺数，曰水道涩

---

① 今式：十书本作"矜式"。效法、取法。

② 切：四库本作"窃"。

③ 守金丸：《太平惠民和剂局方》作"守中金圆"。

④ 壮脾丸：《太平惠民和剂局方》作"参苓壮脾圆"。

⑤ 元脏：四库本作"五脏"。

痛，曰小便出血，曰口苦，曰咽干，曰气促，曰盗汗，曰失精，曰津液内燥，曰气上冲，曰外肾痒，曰枯槁失血，曰口唇干燥，曰喘满，曰肢体烦疼，曰衄血，曰小便淋沥，悉是明俱热证，如何类聚燥热，而谓可以健脾温胃而滋肾补气乎？《经》曰：热伤脾。常服燥热，宁不伤脾乎？又曰：肾恶燥。多服燥热，宁不伤肾乎？又曰：热伤元气。久服燥热，宁不伤气乎？又曰：用热远热。又曰：有热者，寒而行之。此教人用热药之法。盖以热药治寒病，苟无寒药为之向导佐使，则病拒药而扞格不入，谓之远热者，行之以寒也。两句同一意，恐后人不识此理，故重言以明之。今《局方》辛香燥热，以类而聚之，未尝见其所谓远热也。用热而不远热，非惟不能中病，抑且正气先伤，医云乎哉！夫良医之治病也，必先求其得病之因，其虚邪也，当治其母；实邪也，当治其子；微邪也，当治其所胜；贼邪也，当治其所不胜；正邪也，当治其本经。索矩[①]又谓：杂合受邪，病者所受非止一端，又须察其有无杂合之邪，轻重较量，视标本之缓急，以为施治之先后。今乃一切认为寒冷，吾不知脾胃与肾，一向只是寒冷为病耶！论方至此，虽至愚昧，不能不致疑也。吾又考之《要略》矣，诸呕吐，谷不得入者，小半夏汤主之；疸病，寒热不食，食则头眩，心胸不安者，茵陈汤[②]主之；身肿而冷，胸窒不能食，病在骨节，发汗则安；心胸停痰吐水，虚满不能食者，茯苓汤主之；中风，手足拘急，恶寒，不欲饮食者，三黄汤主之；下利，不欲饮食者，大承气汤主之；五劳虚极，羸瘦，不能食者，大黄䗪虫丸主之；虚劳不足，汗出而闷，脉结心悸者，炙甘草汤主之；虚劳腰痛，小腹拘急者，八味丸主之；虚劳不足，大薯蓣丸主之；虚劳虚烦不得眠者，酸枣仁汤主之。夫呕者，胸满者，吐水者，下利者，恶寒者，肿而冷者，不能饮食者，虚劳羸瘦者，虚劳汗而悸者，虚劳而腰痛者，虚劳不足者，虚劳烦而不眠者，自《局方》之法观之，宁不认为寒冷而以热药行之乎？仲景施治则不然也。痰者导之，热者清之，积者化之，湿者渗之，中气清和，自然安裕。虚者补之，血凝者散之，躁者宁之，热者和之，阴气清宁，何虚劳之有也？

或曰：伤寒一门，虽取杂方，仲景之法亦摘取之矣，吾子其忘言乎？

予曰：伤寒之法，仲景而下，发明殆尽，《局方》是否，愚不必赘。虽然仲

[①] 索矩：寻找标准法度。

[②] 茵陈汤：《金匮要略·中风历节病脉证并治》作"茵陈蒿汤"。

景论伤寒矣,而未及乎中寒。先哲治冒^①大寒而昏中者,用附子理中汤而安,其议药则得之矣。曰伤曰中,未闻有议其异同之者。予俯而思之,伤寒有即病,有不即病,必大发热,病邪循经而入,以渐而深;中寒则仓卒感受,其病即发而暴。伤寒之人,因其旧有郁热,风寒外束,肌腠自密,郁发为热。其初也,用麻黄、桂枝辈微表而安,以病体不甚虚也。中寒之人,乘其腠理疏豁,一身受邪,难分经络,无热可发,温补自解,此谓气之大虚也。伤寒热虽甚,不死;中寒若不急治,去生甚远,其虚实盖可见矣。

或曰:脾胃一门,子以《局方》用药太热,未合《经》意。若平胃散之温和,可以补养胃气,吾子以为何如?

予曰:苍术性燥气烈,行湿解表,甚为有力。厚朴性温散气,非胀满实急者不用,承气用之可见矣。虽有陈皮、甘草之甘缓甘辛,亦是决裂耗散之剂,实无补土之和。《经》谓土气大过曰敦阜^②,亦能为病。况胃为水谷之海,多气多血,故因其病也,用之以泻有余之气,使之平尔。又虽察其挟寒得寒物者投之,胃气和平,便须却药。谓之平者,非补之之谓,其可常服乎?

或曰:谓胃承气亦治胃病。谓之调者,似与平胃散之平,意义相近,何用药之相远也?

予曰:调胃承气治热,中下二焦药也。《经》曰:热淫于内,治以咸寒,佐以苦甘。功在乎导利而行之以缓。平胃散止治湿,上焦之药也。《经》曰:湿上甚而热,治以苦温,佐以甘辛,以汗为效^③而止。

或曰:治湿不利小便,非治也,非仲景法耶,何子言之悖也?

予曰:淡渗治湿,以其湿在中下二焦。今湿在上,宜以微汗而解,不欲汗多,故不用麻黄、干葛辈。

或曰:《局方》用药多是温补,或以为未合中道,积热、痼冷二门,其制作,其取用,吾子其无以议之矣?

予曰:张仲景言一百八病,五劳六极七伤,与妇人共三十六病,孙真人言四百四病,凡遇一病,须分寒热,果寒耶,则热之;果热耶,则寒之;寒热甚耶,

---

① 冒:据文义疑为"胃"。

② 敦阜(dūnfù 蹲付):土的别称。指土运太过。

③ 效:《素问·至真要大论》作"故"。

则反佐而制之。今列病之目，仅十有余，而分积热、痼冷两门，何不思之甚也？《要略》中风，脉紧为寒，浮为虚。肺痿吐涎，不能咳，不渴，必遗溺，此为肺中冷，甘草干姜汤温之。腹满痛，时减如故，此为寒，宜温之。下利，欲嚏不能，此腹中寒也。胁下偏痛，脉弦紧，此寒也，宜大黄附子细辛汤①温之。痰饮，脉双弦者，寒也。黄疸，发热烦喘，胸满口燥，又被火劫其汗，病从湿得，身尽热而黄，此热在内，宜下之。下利，脉数而渴，设不差，则清②脓血，以其有热也。妇人能食，病七八日而更发热者，此为胃实气热，宜大承气下之。产后七八日，若③太阳证，小便④坚满，此恶露不尽，不大便四五日，发热晡时烦燥⑤，食则妄言，此热在里，结在膀胱，宜大承气利之安。妇人或中风，或伤寒，经水适来适断，有寒热，皆为热入血室。今《局方》不曾言病，而所谓寒与热者，其因何在？其病何名？果无⑥杂合所受邪？果无时令资禀之当择耶？据外证之寒热而遂用之，果无认假为真耶？果以是为非耶？

或曰：以寒热为篇目，固未合《经》意，若其诸方，果有合乎？

予曰：有积热为篇目，固有可议，若诸方之制作取用，尽有妙理。吾其为子发明前人之意，恐可为用方者涓埃之助⑦。夫紫雪者，心、脾、肝、肾、胃经之药也；通中散⑧、洗心散，表里血气之药也；凉膈散，心、肺、脾、胃之药也；龙脑饮子、胜冰丹、真珠散、灵液丹，上中二焦之药也；碧雷鸡苏丸、三黄丸、八正散，三焦药也；甘露丸，心、脾、肝之药也；凉膈丸⑨，心、脾、胃之药也；抱龙丸、麦门冬散，心、肺、肝之药也；妙香丸，疏快肠胃、制伏木火药也；甘露饮，心、肺、胃药也；五淋散，血而里药也；消毒饮，气而表药也；麻仁丸，气而里药也；导赤丸，气与血而里药也；导赤散，心、小肠药也。有升有降，有散有补，有渗导，有驱逐，有因用，有引经。或缓之以甘，或收之以酸，或行之以香，或因之

---

① 大黄附子细辛汤：《金匮要略·呕吐哕下利病脉证治》作"大黄附子汤"。

② 清：通"圊"。便也

③ 若：《金匮要略·妇人产后病脉证治》作"无"。

④ 小便：《金匮要略·妇人产后病脉证治》作"少腹"。

⑤ 燥：通"躁"。下同。

⑥ 无：四库本作"然"。

⑦ 涓埃之助：微小的帮助。涓，细流；埃，轻尘。

⑧ 通中散：《太平惠民和剂局方》作"红雪通中散"。

⑨ 凉膈丸：《太平惠民和剂局方》作"牛黄凉膈圆"。

以蜡,或燥之以苦,观其立方,各有所主,用方之人,宜求其意。若夫痼冷门,尤有可议者。冷即寒也,《内经》以寒为杀厉之气,今加"痼"于"冷"之上,岂非指身恶寒而口①喜热之病耶?若以此外证,便认为痼冷,宜乎?夏英公之常饵乌附,常御绵帐,不知湿痰积中,抑遏阳气,不得外泄,身必恶寒。《经》曰:亢则害,承乃制。又刘河间曰:火极似水。故见此证,当治以咸寒,佐以甘温,视标本之先后,正邪之虚实,孰缓孰急,为之治法,何至类用乌附丹剂僭燥之药,抱薪救火,屠剑何异?古人治战栗,有以大承气汤下之而愈者。恶寒战栗,明是热证,亦有因久服热药而得之者,但有虚实之分耳!进士周本道,年近四十,得恶寒证,服附子数日而病甚。求余治,诊其脉弦而似缓,遂以江茶入姜汁、香油些少,吐痰一升许,减绵大半;又与通圣散去麻黄、大黄、芒硝,加当归、地黄,百余帖而安。又一色目妇人,年近六十,六月内常觉恶寒战栗,喜痰②热御绵,多汗如雨,其形肥肌厚。已得附子三十③余,但浑身痒甚,两手脉沉涩,重取稍大,知其热甚而血虚也。以四物汤去川芎,倍地黄,加白术、黄芪、炒柏、生甘草、人参,每帖二两重。方与一帖,腹大泄,目无视,口无言。予知其病热深而药无反佐之过也,仍取前药熟炒与之,盖借火力为向导。一帖利止,四帖精神回,十帖病全安。又蒋氏妇,年五十余,形瘦面黑,六月喜热恶寒,两手脉沉而涩,重取似数。以三黄丸下以姜汁,每三十粒,三十帖微汗而安。彼以积热、痼冷为叙方之篇目,其得失可知矣。

泄痢一门,其用钟乳健脾丸、朝真丸④、驻车丸、诃黎勒丸、大温脾丸、黄连阿胶丸、胡粉丸⑤、桃花丸、诃黎勒散、木香散、七枣汤、赤石脂散、养脏汤⑥、御米汤、金粟汤、狗头骨丸、豆蔻丸、肉豆蔻散、三神丸、丁香豆蔻散、止泻丸⑦,皆用热药为主治,以涩药为佐使,当为肠虚感寒而成滑痢者设也。彼泻痢者,将无热证耶?将无积滞耶?《内经》曰:春伤于风,夏为脓血,多属滞下。夫泻痢

---

① 口:四库本作"且"。

② 痰:四库本作"咳"。

③ 三十:四库本作"二十"。

④ 朝真丸:《太平惠民和剂局方》作"朝真丹"。

⑤ 胡粉丸:《太平惠民和剂局方》作"神效胡粉圆"。

⑥ 养脏汤:《太平惠民和剂局方》作"纯阳真人养脏汤"。

⑦ 止泻丸:《太平惠民和剂局方》作"如神止泻圆"。

证，其类尤多。先贤曰湿多成泻，此确论也。曰风、曰湿，固不可得而通治矣。况风与湿之外，又有杂合受邪，似难例用涩热之剂。今方中书证，有兼治里急者，有兼治后重者，有兼治里急后重者，此岂非滞下之病乎？今泻痢与滞下，混同论治，实实虚虚之患，将不俟终日矣。

或曰：然则泻痢与滞下，为病不同，治法亦别。吾子其能通之乎？

予曰：《经》曰，暴注下迫，皆属于热；又曰：暴注属于火，又下痢清白，属于寒。热，君火之气；火，相火之气；寒，寒水之气。属火热者二，属水寒者一。泻痢一证，似乎属热者多，属寒者少。详玩《局方》，专以热涩为用，若用之于下痢清白而属于寒者，斯可矣。《经》所谓下迫者，即里急后重之谓也。其病属火，相火所为，其毒甚于热也，投以涩热，非杀之而何？谨按：仲景之法，谓下痢脉滑而数者，有宿食，当下之。下痢脉迟而滑者，实也，痢为未止，急下之；下痢脉反滑，当有所去，下之安。下痢不欲食，有宿食者，当下之；痢腹满痛，为寒为实，当下之。下痢腹坚实，当下之；下痢谵语，有燥矢，当下之。下痢二①部皆平，按之心下坚，急下之；下痢已差，至其时复发者，此为下未尽，更下之安。下利脉大浮弦，下之当自愈。风寒下者，不可下，下后心下坚痛，脉迟，此为寒，宜温之。脉浮大，此为虚，强下之故也，设脉浮革者，因而肠鸣，当温之；下痢脉迟紧，痛未欲止，当温之；下痢心痛，急当救里，可与理中、四逆、附子辈；下痢大孔痛，宜温之。观仲景可下者十法，可温者五法。谓之下者，率用承气加减，何尝以砒、丹、巴、硇决烈燥热重毒之剂？谓之温者，率用姜附为主，何尝用钟乳、龙骨、石脂、粟壳紧涩燥毒之剂。

或曰：可下者，岂非肠胃有积滞乎？不用砒丹巴硇，恐积滞未易行也。吾子以为未然，幸发明承气之意可乎？

予曰：大黄之寒，其性善走；佐以厚朴之温，善行滞气；缓以甘草之甘，饮以汤液，灌涤肠胃，滋润轻快，无所留滞，积行即止。砒、丹、巴、硇，毒热类聚，剂成丸药，其气凶暴，其体重滞，积垢虽行，毒气未过。譬如强暴贪贼，手持兵刃，其可使之徘徊顾瞻于堂奥间乎？借使有愈病之功，其肠胃清淳之气，能免旁损暗伤之患乎？

仲景治痢，可温者温，可下者下，或解表，或利小便，或待其自已。区别易

---

① 二：《金匮要略·呕吐哕下利病脉证治》作"三"。

治、难治、不治之证，至为详密。然犹与滞下混同立方命论。其后，刘河间分别在表在里，挟风挟湿，挟热挟寒，挟虚，明著经络，堤防传变，大概发明滞下证治，元①为切要。有行②血则便③自安④，调气则后重自除。此实盲者之日月，聋者之雷霆也。

或曰：《局方》治法，将终不能仿佛仲景之方耶？

予曰：圆机活法，《内经》具举，与《经》意合者，仲景之书也。仲景因病以制方，《局方》制药以俟病，若之何其能仿佛也？宋命近臣雠校方书，彼近臣者术业素异，居养不同，焉知为医之事哉？虽然知尊仲景矣，亦未尝不欲效之也，徒以捧心效西施尔。观桃花丸一方可见矣，即《要略》桃花汤也。仲景以治便脓血，用赤石脂完⑤者，干姜、粳米同煮作汤，一饮病安，便止后药。意谓病属下焦，血虚且寒，非干姜之温、石脂之涩且重，不能止血；粳米味甘，引入肠胃，不使重涩之体，少有凝滞，故煮成汤液，药行易散，余毒亦无。《局方》不知深意，不造妙理，但取易于应用，喜其性味温补，借为止泻良方，改为丸药，剂以面糊，日与三服，其果能与仲景之意合也？

或曰：河间之言滞下，似无挟虚挟寒者，然乎？否乎？幸明以告我。

予曰：泄痢之病，水谷或化或不化，并无努责，惟觉困倦。若滞下则不然，或脓或血，或脓血相杂，或肠垢，或无糟粕，或糟粕相混，虽有痛、不痛、大痛之异，然皆里急后重，逼迫恼人。考之于《经》，察之于证，似乎皆热证实证也。余近年涉历，亦有大虚大寒者，不可不知。敢笔其略，以备采览。余从叔年逾五十，夏间患滞下病。微腹痛，所下褐色，后重频并，谷食大减，时有微热，察其脉皆弦而涩，似数而稍长，却喜不甚浮大，两手相等，视其神气大减。余曰：此非滞下，忧虑所致，心血亏脾气弱耳！遂与参、术为君，当归身、陈皮为臣，川芎、炒白芍药、茯苓为佐使。时暄热甚，加少黄连，与两日而安。梅长官年三十余，奉养厚者。夏秋间患滞下，腹大痛。有人教服单煮干姜，与一帖痛定，少倾又作，又与又定，由是服干姜至三斤。八日后，予视之，左脉弦而稍大

---

① 元：四库本作"尤"。

② 行：四库本作"和"。

③ 便：此下四库本有"脓"一字。

④ 安：四库本作"愈"。

⑤ 赤石脂完：《金匮要略》作"乌头赤石脂丸"。

似数，右脉弦而稍大减亦似数，重取之似紧。余曰：此必醉饱后吃寒冷太过，当作虚寒治之。因其多服干姜，遂教四物汤去地黄，加人参、白术、陈皮、酒红花、茯苓、桃仁煎，入生姜汁饮之，至一月而安。金氏妇年近四十，秋初尚热患滞下，腹但隐痛，夜重于昼，全不得睡，食亦稍减，口干不饮，已得治痢灵砂二帖矣。余视之，两手脉皆涩，且不匀，神思倦甚，饮食全减，因与四物汤倍加白术为君，以陈皮佐之，与十数帖而安。此三病者，若因其逼迫而用峻剂，岂不误人！

或曰：《局方》诸汤，可以清痰，可以消积，可以快气，可以化食，口鼻既宜，胸膈亦纾，平居无事，思患预防，非方之良者乎？

予曰：清香美味，诚足快意，揆①之造化，恐未必然。《经》曰：阴平阳秘，精神乃治。气为阳宜降，血为阴宜升，一升一降，无有偏胜，是谓平人。今观诸汤，非豆蔻、缩砂、干姜、良姜之辛宜于口，非丁香、沉、檀、苏、桂之香宜于鼻，和以酸咸甘淡，其将何以悦人？奉养之家，闲俟之际，主者以此为礼，宾朋以此取快。不思香辛升气，渐至于散；积温成热，渐至郁火；甘味恋膈，渐成中满。脾主中州，本经自病，传化失职，清浊不分，阳亢于上，阴微于下，谓之阴平可乎？谓之阳秘可乎？将求无病，适足生病；将求取乐，反成受苦。《经》曰：久而增气，物化之常；气增而久，夭之由也。其病可胜言哉！

或曰：舍利别②，非诸汤之类乎？其香辛甘酸，殆有甚焉。何言论弗之及也？

予曰：谓之舍利别者，皆取时果之液，煎熬如饧③而饮之，稠之甚者，调以沸汤，南人因名之口煎。味虽甘美，性非中和。且如金樱煎之缩小便，杏煎、杨梅煎、蒲桃煎、樱桃煎之发胃火，积而至久，湿热之祸有不可胜言者。仅有桑椹煎无毒，可以解渴。其余味之美者，并是嬉笑作罪。然乎？否乎？

或曰：妇人一门，无非经候、胎产、带下，用药温暖，于理颇通，吾子其无忘言乎？

予曰：妇人以血为主。血属阴，易于亏欠，非善调摄者，不能保全也。余

---

① 揆（kuí 葵）：度量，揣度。
② 舍利别：消夏解暑的一种饮料。元代非常风行。
③ 饧（xíng 型）：糖稀。

方是否，姑用置之，若神仙聚宝丹，则有不能忘言者。其方治血海虚寒、虚热盗汗，理宜补养，琥珀之燥、麝香之散，可以用乎？面色萎黄、肢体浮肿，理宜导湿，乳香、没药固可治血，可以用乎？胎前产后，虚实不同，逐败养新，攻补难并。积块坚癥，赤白崩漏，宜于彼者，必防于此，而欲以一方通治乎，世人以其贵细温平，又喜其常服可以安神去邪，令人有子。殊不知积温成热，香窜散气，服者无不被祸，自非五脏能言，医者终不知觉。及至变生他病，何曾归咎此丹。余侄女形色俱实，以得子之迟，服此药，背上发痈，证候甚危。余诊其脉，散大而涩，急以加减四物汤百余帖，补其阴血。幸其质厚，易于收救，质之薄者，悔将何及！若五积散之治产后余血作痛，则又有不能忘言者。以苍术为君，麻黄为臣，厚朴、枳壳为佐，虽有芍药、当归之补血，仅及苍术三分之一，且其方中言妇人血气不调，心腹撮痛，闭而不行，并宜服之，何不思产后之妇有何寒邪？血气未充，似难发汗，借曰推陈致新，药性温和，岂可借用麻黄之散，附以苍术、积、朴，虚而又虚，祸不旋踵，率尔用药，不思之甚！

或曰：初产之妇，好血已亏，瘀血尚留，黑神散非要药欤？

予曰：至哉坤元，万物资生，理之常也。初产之妇，好血未必亏，污血未必积，脏腑未必寒，何以药为？饮食起居，勤加调护，何病之有？诚有污血，体怯而寒，与之数帖，亦自简便。或有他病，当求病起何因，病在何经，气病治气，血病治血，寒者温之，热者清之，凝者行之，虚者补之，血多者止之。何用海制此方，不恤无病生病。彼黑神散者，用干姜、当归之温热，黑豆之甘，熟地黄之微寒，以补血之虚；佐以炒蒲黄之甘，以防出血之多；芍药之酸寒，有收有散，以为四药之助；官桂之大辛热，以行滞气、推凝血；和以甘草之缓。其为取用，似乎精密，然驱逐与补益似难同方施治。设有性急者，形瘦者，本有怒火者，夏月坐蓐者，时有火令，姜桂皆为禁药。《论语》未达之戒，不知谁执其咎？至于将护之法，尤为悖理。肉汁发阴经之火，易成内伤之病，先哲具有训戒，胡为以羊鸡浓汁作糜，而又常服当归丸、当归建中汤、四顺理中丸，虽是滋补，悉犯桂、附、干姜僭热之剂，脏腑无寒，何处消受？若夫儿之初生，母腹顿宽，便啖鸡子，且吃火盐，不思鸡子难化，火盐发热，展转为病，医者不识，每指他证，率尔用药，宁不误人！余每见产妇之无疾者，必教以却去黑神散，与夫鸡子、火盐诸般肉食,且与白粥将理,间以些少石首鲞①,煮令甘淡食之。至半月以后,方与少肉,若鸡子亦须豁开淡煮,大能养胃却疾。彼富贵之家,骄态之妇,卒有白带、头风、气痛膈满、痰逆口干、经水不调、发脱、体热,皆是阳胜阴虚之病。天生血气,本自和平,曰胜曰虚,又焉知非此等缪妄有以启之耶?

---

① 石首鲞(xiǎng 响):即鳓(lè 乐)鱼。为石首鱼科动物大黄鱼或小黄鱼等的干制品。

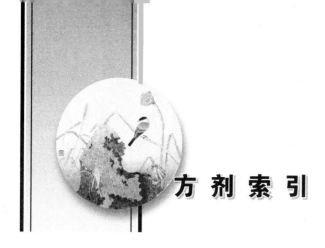

方 剂 索 引

九画